全国中医药行业高等教育"十三五"创新教材

U0324941

临床护理专科技术与实践

（供护理学专业用）

主　编　梁伍今　吕　静

全国百佳图书出版单位

中国中医药出版社

· 北　京 ·

图书在版编目（CIP）数据

临床护理专科技术与实践 / 梁伍今，吕静主编 . —北京：中国中医药出版社，2022.4

全国中医药行业高等教育"十三五"创新教材

ISBN 978 – 7 – 5132 – 7359 – 6

Ⅰ . ①临…　Ⅱ . ①梁…②吕…　Ⅲ . ①护理学—高等学校—教材　Ⅳ . ① R47

中国版本图书馆 CIP 数据核字（2021）第 268758 号

中国中医药出版社出版

北京经济技术开发区科创十三街 31 号院二区 8 号楼
邮政编码　100176
传真　010-64405721
河北新华第二印刷有限责任公司印刷
各地新华书店经销

开本 787×1092　1/16　印张 17.5　字数 388 千字
2022 年 4 月第 1 版　2022 年 4 月第 1 次印刷
书号　ISBN 978 – 7 – 5132 – 7359 – 6

定价　75.00 元
网址　www.cptcm.com

服 务 热 线　010-64405510
购 书 热 线　010-89535836
维 权 打 假　010-64405753

微信服务号　zgzyycbs
微商城网址　https://kdt.im/LIdUGr
官 方 微 博　http://e.weibo.com/cptcm
天猫旗舰店网址　https://zgzyycbs.tmall.com

如有印装质量问题请与本社出版部联系（010-64405510）

全国中医药行业高等教育"十三五"创新教材

《临床护理专科技术与实践》编委会

编写说明

为了提高护理学专业学生的临床思维能力和临床适应能力，根据出版社教材编写工作的原则和要求，在编写教材中注重科学性、先进性、实用性相结合，体现"早接触、早临床、早实践"原则和专业知识、执业素质、业务能力培养并重的原则，突出"以患者为中心"，以整体护理观为指导，以护理程序为框架，我们编写了《临床护理专科技术与实践》。本教材符合教育部高等学校护理学专业教学指导委员会制定的《护理学本科专业规范》和高等中医院校护理学本科专业的人才培养目标，符合护士执业资格考试大纲的要求，目的是通过早接触临床，早接触社会，早接触实践，使学生进一步加深对专业知识的理解，并将所学知识在实践中得到运用，提高学生的临床思维能力和临床适应能力。

本教材在借鉴其他教材经验的基础上，对内容和结构进行了调整。在编写常用临床护理技术或方法的同时，增加了不同疾病的病案分析，使学生能更全面、系统地掌握临床护理技能，提高临床观察、分析、判断和解决问题的能力。本教材力求做到在内容和形式上有所突破，更符合临床专业课程的教学规律，达到提高学生综合能力的目的及适应学科发展的需要。

本教材在编写过程中，每位编者全力以赴，认真负责，付出了很大努力，在此表示衷心的感谢。

本教材经过了多次认真修改和审校，但由于水平有限，书中若存在不足之处，恳请各院校师生、临床护理工作者提出宝贵意见和建议，以便再版时修订提高。

《临床护理专科技术与实践》编委会

2021 年 10 月

目 录

第一章　内科护理学……………… 1
　第一节　呼吸功能锻炼技术 ……… 1
　　一、腹式呼吸和缩唇呼吸 ……… 1
　　二、徒手操 ……………………… 6
　　三、棒操 ………………………… 9
　　四、哑铃操 ……………………… 12
　第二节　促进有效排痰技术………14
　　一、有效咳嗽 …………………… 14
　　二、胸部叩击 …………………… 16
　　三、体位引流 …………………… 19
　第三节　腹腔穿刺技术 …………22
　第四节　血糖监测技术与胰岛素笔
　　　　　使用技术 …………………26
　　一、血糖监测技术 ……………… 26
　　二、胰岛素笔使用技术 …………28
　第五节　十二指肠引流技术 ………32
　第六节　血液透析与腹膜透析技术…35
　　一、血液透析技术 ……………… 35
　　二、腹膜透析技术 ……………… 41
　第七节　心电图使用技术 ………46

第二章　外科护理学常用技术………49
　第一节　手术室无菌准备技术 ……49
　　一、外科洗手法 ………………… 49
　　二、穿脱手术衣 …………………52
　第二节　皮肤准备技术 ………55

　第三节　外科换药术 …………………57
　第四节　胃肠减压术 …………………61
　第五节　胸膜腔穿刺术 ………………64
　第六节　胸腔闭式引流术 ……………68
　第七节　造口护理技术 ………………72
　第八节　"T"管引流术 ………………75
　第九节　膀胱冲洗术 …………………78
　第十节　脑室引流术 …………………81
　第十一节　腰椎穿刺术 ………………84
　第十二节　常用骨科护理技术 ………88
　　一、石膏绷带固定术 …………… 88
　　二、小夹板固定术 ……………… 91
　　三、牵引术 ……………………… 94
　　四、支具应用技术 …………… 105
　　五、关节穿刺术 ……………… 108

第三章　妇产科护理学………………111
　第一节　产前检查 ……………… 111
　第二节　妇科检查 ……………… 114
　第三节　计划生育技术 ………… 118
　第四节　妇产科常用护理技术 … 121
　　一、会阴擦洗/冲洗 …………… 121
　　二、阴道灌洗/冲洗…………… 125
　　三、会阴湿热敷 ……………… 128
　　四、阴道或宫颈上药 ………… 131

第四章　儿科护理学………………… 135

第一节　婴儿抚触 …………………… 135
第二节　新生儿脐部护理 …………… 138
第三节　婴儿沐浴 …………………… 140
第四节　更换尿布技术 ……………… 144
第五节　婴儿生长发育测量技术 … 147
第六节　小儿心肺复苏术 …………… 149
第七节　新生儿暖箱使用技术 … 153
第八节　新生儿光照疗法 …………… 156
第九节　婴儿喂养技术 ……………… 160
第十节　头皮静脉穿刺技术 ……… 162

第五章　急救护理学………………… 166
第一节　院外止血技术 ……………… 166
第二节　包扎技术 …………………… 169
第三节　院外骨折固定技术 ……… 174
第四节　院外搬运技术 ……………… 177
第五节　心肺复苏技术 ……………… 180
第六节　气道梗阻急救技术 ……… 184
第七节　PICC 技术 ………………… 187
第八节　多功能监护仪的使用 … 191
第九节　人工气道建立 ……………… 194
　一、通气管应用技术 ……………… 194
　二、环甲膜穿刺技术 ……………… 199
　三、气管插管技术 ………………… 201
　四、气管切开技术 ………………… 205
　五、呼吸机应用技术 ……………… 209

第六章　常见病症案例分析……… 214
第一节　呼吸系统疾病综合护理… 214
　一、慢性阻塞性肺疾病（COPD）… 214
　二、支气管哮喘 …………………… 216
　三、血气胸 ………………………… 218

第二节　循环系统疾病综合护理… 221
　一、心肌梗死 ……………………… 221
　二、高血压 ………………………… 223
　三、院内心脏骤停 ………………… 226
第三节　消化系统疾病综合护理… 230
　一、消化性溃疡 …………………… 230
　二、肝硬化 ………………………… 233
　三、急腹症（急性胰腺炎）……… 236
第四节　泌尿系统疾病综合护理… 237
　一、肾病综合征 …………………… 237
　二、慢性肾衰竭 …………………… 239
　三、前列腺增生症 ………………… 241
第五节　血液系统疾病综合护理… 243
　缺铁性贫血 ………………………… 243
第六节　内分泌系统疾病综合
　　　　护理 ………………………… 247
　一、甲状腺功能亢进 ……………… 247
　二、糖尿病 ………………………… 250
第七节　神经系统疾病综合护理… 253
　一、脑梗死 ………………………… 253
　二、脑出血 ………………………… 255
　三、脑外伤 ………………………… 257
第八节　风湿免疫系统疾病综合
　　　　护理 ………………………… 262
　一、系统性红斑狼疮 ……………… 262
　二、类风湿关节炎 ………………… 264
第九节　传染病患者的综合护理… 266
　病毒性肝炎 ………………………… 266

参考书目 …………………………… 270

第一章　内科护理学

第一节　呼吸功能锻炼技术

一、腹式呼吸和缩唇呼吸

【导学】

腹式呼吸是通过腹肌的主动收缩和舒张，以加强膈肌的肌力和耐力，使呼吸阻力降低，增加肺通气量，减少功能残气量，有效改善呼吸功能的一种锻炼方法。缩唇呼吸是通过缩唇形成的微弱阻力来延长呼气时间，增加气道压力，防止呼气时小气道过早陷闭，以利肺泡气体排出的一种锻炼方法。

【学习重点】

操作流程、注意事项。

【概述】

1. 实训学时　1 学时。
2. 实训类型　操作性实训。
3. 实训目的　使学生掌握腹式呼吸和缩唇呼吸。

【实训流程】

1. 核对、评估　查看医嘱，核对患者床号、姓名及腕带。评估患者病情及呼吸情况。

2. 操作流程
（1）用物准备　小枕头、一本杂志或书、蜡烛、打火机。
（2）操作前准备　核对医嘱，备齐用物，携用物至床旁，解释操作目的、意义及注意事项，取得患者合作，协助患者取适合体位。
（3）操作过程中　随时观察患者的反应及呼吸情况。
（4）操作结束后　整理床单位，患者取舒适体位，记录时间，护士签名。
呼吸功能锻炼技术——腹式呼吸和缩唇呼吸见表 1–1。

表 1-1　呼吸功能锻炼技术 – 腹式呼吸和缩唇呼吸

腹式呼吸	体位：根据病情选择立位、坐位或平卧位，初学者以半卧位最适合
	步骤： 1. 两膝半屈（或在膝下垫一个小枕头），使腹肌放松 2. 双手分别放在前胸部和上腹部 3. 嘱患者用鼻缓慢吸气，放在腹部的手有向上抬起的感觉，而放在胸部的手原位不动 4. 嘱患者经口呼气，腹肌收缩，放在腹部的手有下降感
缩唇呼吸	体位：同腹式呼吸
	步骤： 1. 闭嘴经鼻吸气 2. 口唇缩成吹口哨状，收腹、胸部前倾，缓慢呼气 3. 吸气与呼气的时间比为 1∶2 或 1∶3 4. 呼气流量：能使距口唇 15～20cm 处、与口唇处于同一水平位的蜡烛火焰倾斜又不至于熄灭为宜

附：腹式呼吸和缩唇呼吸操作流程图，见图 1-1。

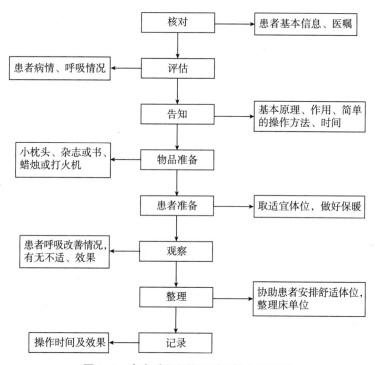

图 1-1　腹式呼吸和缩唇呼吸操作流程图

3. 操作流程思维图

呼吸功能锻炼 – 腹式呼吸和缩唇呼吸操作流程思维图，见图 1-2。

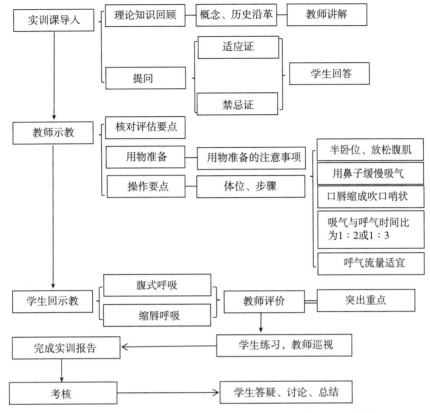

图 1-2 呼吸功能锻炼——腹式呼吸和缩唇呼吸操作思维流程图

【注意事项】

1. 适应证：COPD 及其他肺通气障碍的患者。

2. 腹式呼吸的禁忌证：胸片提示膈肌已降至最低限度，呈平坦而无弧形存在者。

3. 每天可进行 3～4 次，每次重复 8～10 次，腹式呼吸只能在疾病恢复期或出院前进行。

4. 呼吸应做到缓慢而均匀，勿用力呼气。

5. 告知患者腹式呼吸和缩唇呼吸的重要性，锻炼需要每天坚持。

【实训报告】

实 训 报 告

课程名称   指导教师
学生姓名   年级   班级   学号   组别
实训时间   成绩

【实训名称】

【适应证】

【禁忌证】

【操作前准备】

【操作步骤】

【评分标准】

表 1-2 呼吸功能锻炼（腹式呼吸和缩唇呼吸）评分标准

项目	操作技术标准	应得分	实得分	扣分	说明
素质要求	服装、鞋帽整洁	3			
	仪表端庄，语言得体，动作规范	2			
操作前准备	可准备小枕头、杂志或书、蜡烛	5			
	核对患者	2			
	了解患者病情和呼吸情况	5			
	解释操作的目的、意义	3			
	洗手，戴口罩	5			
	采取合理体位，寒冷季节注意保暖	5			
操作流程	再次有效核对患者	5			
	腹式呼吸 体位：根据病情选择立位、坐位或平卧位，初学者以半卧位最适合	2			
	步骤： 1. 两膝半屈（或在膝下垫一个小枕头），使腹肌放松	2			
	2. 双手分别放在前胸部和上腹部	2			
	3. 吸气：用鼻子缓慢吸气，使膈肌松弛，放在腹部的手有向上抬起的感觉，而放在胸部的手原位不动	5			
	4. 呼气：用口呼出（缩唇状），腹肌收缩，放在腹部的手有下降感	4			
	缩唇呼吸 步骤： 1. 吸气：闭嘴经鼻吸气	2			
	2. 呼气：口唇缩成吹口哨状，收腹、胸部前倾，缓慢呼气	3			
	3. 吸气与呼气的时间比为 1 : 2 或 1 : 3	2			
	4. 呼气流量：能使距口唇 15～20cm 处的蜡烛火焰倾斜又不至于熄灭	5			
	注意事项：（口述） 1. 每天可进行 3～4 次，5～15 分钟 / 次，每次重复 8～10 次，逐渐养成平稳而缓慢的腹式呼吸习惯 2. 呼吸要深长而缓慢，吸气时尽量要用鼻，呼气时要缩唇	5			
	观察患者的呼吸情况，询问患者有无不适	5			
	协助患者安排合理、舒适的体位	5			
	清理用物，洗手，记录	3			

续表

项目	操作技术标准	应得分	实得分	扣分	说明
技能熟练	正确指导患者，动作熟练，操作规范	10			
理论提问	理论回答全面正确	10			
合计		100			

二、徒手操

【导学】

徒手操是通过提肩、扩胸等运动加强背肌、胸肌、肋间肌的肌力和耐力，以增加肺通气量，减少功能残气量，有效改善呼吸功能的一种锻炼方法。

【学习重点】

操作流程、注意事项。

【概述】

1. 实训学时　1 学时。
2. 实训类型　操作性实训。
3. 实训目的　使学生掌握徒手操的要领。

【实训流程】

1. 核对、评估　查看医嘱，核对患者床号、姓名及腕带。评估患者病情及呼吸情况。

2. 操作流程

（1）操作前准备　核对医嘱，解释操作目的、意义及过程，取得患者合作。

（2）操作过程中　随时观察患者的呼吸改善情况。

（3）操作结束后　置患者于舒适体位，记录时间，护士签名。

表 1-3　呼吸功能锻炼技术 - 徒手操

提肩运动	体位：站立
	步骤： 1. 双手自然下垂站立 2. 吸气的同时提双肩 3. 呼气的同时下降双肩

续表

胸肌锻炼 I	体位：站立
	步骤： 1. 双手交叉放在胸前，吸气 2. 双手压住胸部呼气，同时头往后仰 3. 吸气不动，呼气时头部回原位
胸肌锻炼 II	体位：站立
	步骤： 1. 双手交叉放在枕后部，吸气 2. 呼气的同时双手上扬 3. 吸气末头稍前倾 4. 呼气的同时双手回到枕后部
背肌锻炼	体位：站立
	步骤： 1. 双手互扣放在胸前，吸气 2. 呼气的同时充分伸展双手，再吸气 3. 呼气的同时双手回原位
肋间肌锻炼	体位：站立
	步骤： 1. 一只手放在颞部，另一只手放在对侧腰部，吸气 2. 呼气的同时，身体倒向一侧 3. 吸气不动，呼气再回原位 4. 换方向再做同样的动作

附：徒手操操作流程图，见图 1-3。

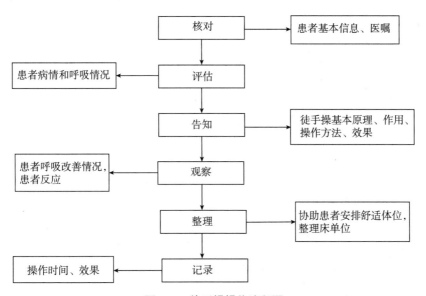

图 1-3　徒手操操作流程图

【注意事项】

1. 练习时按自己的节律进行。
2. 进行徒手操时，呼吸均为腹式呼吸和缩唇呼吸。
3. 每天可进行 1 ～ 3 次，每次重复所有动作 4 轮。
4. 最后再做 4 次提肩运动结束。

【评分标准】

表 1-4　呼吸功能锻炼（徒手操）评分标准

项目	操作技术标准	应得分	实得分	扣分	说明
素质要求	服装、鞋帽整洁	3			
	仪表端庄、语言得体、动作规范	2			
操作前准备	核对患者	2			
	了解患者病情和呼吸情况	5			
	解释操作的目的、意义	3			
	洗手、戴口罩	5			
	采取合理体位，寒冷季节注意保暖	5			
操作流程	再次有效核对患者	5			
	1. 提肩运动 （1）双手自然下垂站立 （2）吸气的同时提双肩 （3）呼气的同时下降双肩	10			
	2. 胸肌锻炼 I （1）双手交叉放在胸前，吸气 （2）双手压住胸部呼气，同时头往后仰 （3）吸气不动，呼气时头部回原位	10			
	3. 胸肌锻炼 II （1）双手交叉放在头枕部，吸气 （2）呼气的同时双手上扬 （3）吸气末头稍前倾 （4）呼气的同时双手回到头枕部	10			
	4. 背肌锻炼 （1）双手互扣放在胸前，吸气 （2）呼气的同时充分伸展双手，再吸气 （3）呼气的同时双手回原位	10			
	5. 肋间肌锻炼 （1）一只手放在颞部，另一只手放在对侧腰部，吸气 （2）呼气的同时，身体倒向一侧 （3）吸气不动，呼气再回原位 （4）换方向再做同样的动作	10			

项目	操作技术标准	应得分	实得分	扣分	说明
操作流程	注意事项： 1. 练习时按自己的节律进行 2. 所有呼吸均为腹式呼吸和缩唇呼吸 3. 每天可进行 1～3 次，每次做 4 回 4. 最后再做 4 次提肩运动结束	10			
评估	观察患者呼吸情况，询问患者有无不适	5			
技能熟练	正确指导患者，动作熟练，操作规范	10			
理论提问	理论回答全面正确	10			
合计		100			

三、棒操

【导学】

棒操是利用长棒加强呼吸肌的肌力和耐力，增加肺通气量，减少功能残气量，有效改善呼吸功能的一种锻炼方法。

【学习重点】

操作流程、注意事项。

【概述】

1. 实训学时　1 学时。

2. 实训类型　操作性实训。

3. 实训目的　使学生掌握棒操的要领。

【实训流程】

1. 核对、评估　查看医嘱，核对患者床号、姓名及腕带。评估患者病情及呼吸情况。

2. 操作流程

（1）用物准备　长度 1.2m，直径 3cm 的长棒。

（2）操作前准备　核对医嘱，准备用物，解释操作目的、过程及注意事项，取得患者合作。

（3）操作过程中　随时观察患者的呼吸改善情况及效果。

（4）操作结束后　置患者于舒适体位，记录时间，护士签名。

表 1-5 呼吸功能锻炼技术 - 棒操

扩胸运动	体位：站立
	步骤： 1. 腋下夹住体操棒 2. 充分扩胸、吸气的同时上抬体操棒 3. 呼气的同时下降体操棒 4. 如此反复几次
转体运动	体位：站立
	步骤： 1. 腋下夹住体操棒，吸气 2. 呼气的同时左转身，再吸气 3. 呼气的同时转到正面 4. 同样的方法做右侧转体
体侧运动	体位：站立
	步骤： 1. 举体操棒，吸气 2. 呼气的同时充分左侧身，再吸气 3. 呼气的同时回复到正面 4. 同样的方法做右侧身

附：棒操操作流程图，见图 1-4。

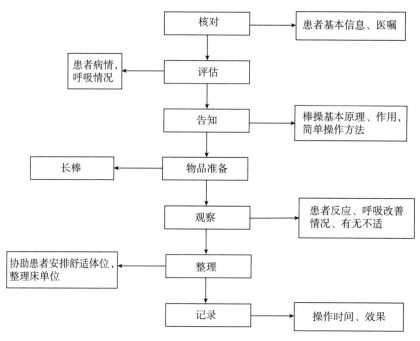

图 1-4 棒操操作流程图

【注意事项】

1. 练习时按自己的节律进行。
2. 进行操作时，均做腹式呼吸和缩唇呼吸。
3. 根据情况每天可进行 3 ～ 5 次。
4. 如有呼吸急促等不适症状，停止操作，休息片刻。

【评分标准】

表 1–6　呼吸功能锻炼（棒操）评分标准

项目	操作技术标准	应得分	实得分	扣分	说明
素质要求	服装、鞋帽整洁	3			
	仪表端庄，语言得体，动作规范	2			
操作前准备	准备木棒	5			
	核对患者	2			
	了解患者病情和呼吸情况	5			
	解释操作的目的、意义	3			
	洗手、戴口罩	5			
	采取合理体位，寒冷季节注意保暖	5			
操作流程	再次有效核对患者	2			
	患者取站立位 1. 扩胸运动 （1）腋下夹住体操棒 （2）充分扩胸、吸气的同时，上抬体操棒 （3）呼气的同时下降体操棒 （4）如此反复几次	15			
	2. 转体运动 （1）腋下夹住体操棒，吸气 （2）呼气的同时左转身，再吸气 （3）呼气的同时转到正面 （4）同样的方法做右侧转体	15			
	3. 体侧运动 （1）举体操棒，吸气 （2）呼气的同时充分左侧身，再吸气 （3）呼气的同时回复到正面 （4）同样的方法做右侧身	15			
	清理用物，洗手，记录	3			
技能熟练	正确指导患者，动作熟练，操作规范	10			
理论提问	理论回答全面正确	10			
合计		100			

四、哑铃操

【导学】

哑铃操是利用哑铃来锻炼呼吸肌的肌力和耐力，使呼吸阻力降低，增加肺通气量，减少功能残气量，有效改善呼吸功能的一种锻炼方法。

【学习重点】

操作流程、注意事项。

【概述】

1. 实训学时 1 学时。

2. 实训类型 操作性实训。

3. 实训目的 使学生掌握哑铃操的要领。

【实训流程】

1. 核对、评估 查看医嘱，核对患者床号、姓名及腕带。评估患者病情及呼吸情况。

2. 操作流程

（1）用物准备 0.5kg 哑铃 1 对。

（2）操作前准备 核对医嘱，备齐用物，解释操作目的及意义，取得患者合作。

（3）操作过程中 随时观察患者的呼吸情况。

（4）操作结束后 患者取舒适体位，记录时间，护士签名。

表 1-7　呼吸功能锻炼技术 – 哑铃操

哑铃操	体位：坐位
	步骤： 1.采取坐位，握住哑铃 2.吸气的同时双手提到与肩部平行的位置 3.呼气的同时回到原位 4.吸气的同时双手伸向前方 5.呼气时回到原位

附：哑铃操操作流程图，见图 1-5。

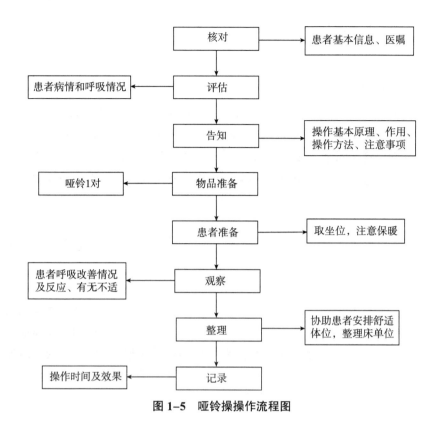

图 1-5 哑铃操操作流程图

【注意事项】

1. 练习时按自己的节律进行。

2. 进行操作时，均为腹式呼吸和缩唇呼吸。

3. 每天可进行 3～5 次。

4. 如有不适，暂停操作。

【评分标准】

表 1-8 呼吸功能锻炼（哑铃操）评分标准

项目	操作技术标准	应得分	实得分	扣分	说明
素质要求	服装、鞋帽整洁	3			
	仪表端庄，语言得体，动作规范	2			
操作前准备	准备 0.5kg 哑铃 1 对	5			
	核对患者	2			
	了解患者病情和呼吸情况	5			
	解释操作的目的、意义	3			
	洗手、戴口罩	5			
	采取合理体位，寒冷季节注意保暖	5			

项目	操作技术标准	应得分	实得分	扣分	说明
操作流程	再次有效核对患者	2			
	患者取坐位	5			
	1. 握住哑铃	8			
	2. 吸气的同时双手提到与肩部平行的位置	8			
	3. 呼气的同时回到原位	8			
	4. 吸气的同时双手伸向前方	8			
	5. 呼气时回到原位	8			
	清理用物，洗手，记录	3			
技能熟练	正确指导患者，动作熟练，操作规范	10			
理论提问	理论回答全面正确	10			
合计		100			

第二节　促进有效排痰技术

一、有效咳嗽

【导学】

有效咳嗽的作用在于加大呼气压力，增强呼气流速以提高咳嗽效率，使咳嗽所产生的高速气流有效排出位于咽喉部、气管及大支气管内的病理性分泌物或异物，保持呼吸道的通畅。

【学习重点】

操作流程、注意事项。

【概述】

1. 实训学时　1学时。
2. 实训类型　操作性实训。
3. 实训目的　使学生掌握有效咳嗽的技术。

【实训流程】

1. 核对、评估　查看医嘱，核对患者床号、姓名及腕带。评估患者病情及排痰情况。
2. 操作流程
（1）用物准备　纸巾、痰盂、枕头。
（2）操作前准备　核对医嘱，备齐用物，携用物至床旁，解释操作目的及意义，取得患者合作，协助患者取适合体位。

（3）操作过程中 随时观察患者的咳嗽、咳痰情况。

（4）操作结束后 整理病床，置患者于舒适体位，记录时间，护士签名。

表 1-9 促进有效排痰技术 - 有效咳嗽

有效咳嗽	体位：取坐位，双脚着地，身体稍向前倾
	步骤： 1. 双手环抱一个枕头 2. 深而慢的腹式呼吸 5～6 次 3. 深吸气未屏气，然后缩唇缓慢呼气 4. 再深吸一口气，屏气 3～5 秒，身体前倾，从胸腔进行 2～3 次短促有力的咳嗽 5. 张口咳出痰液，咳嗽时收缩腹肌，或用自己的手按压上腹部，帮助咳嗽

附：有效咳嗽操作流程图，见图 1-6。

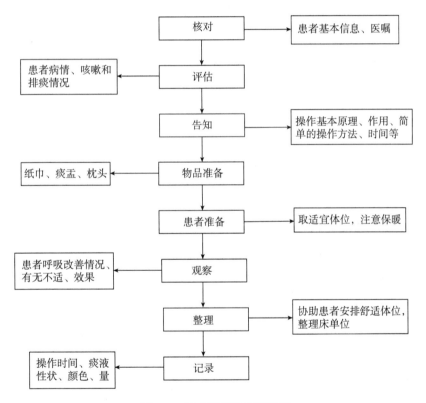

图 1-6 有效咳嗽操作流程图

【注意事项】

1. 适应证为神志清醒，一般状况良好，能够配合的有大量痰液排出不畅者。

2. 观察患者咳嗽、咳痰情况，听诊肺部呼吸音及啰音。

3. 于餐前及就寝前 30～60 分钟进行操作，每次 15 分钟，每日 2～4 次。

4. 对胸部有伤口的患者，咳嗽时用双手或枕头轻压伤口两侧，避免咳嗽时加重疼痛。

5. 有效咳嗽排痰后，患者取舒适体位休息片刻。

【评分标准】

表 1–10 促进有效排痰技术（有效咳嗽）评分标准

项目	操作技术标准	应得分	实得分	扣分	说明
素质要求	服装、鞋帽整洁	3			
	仪表端庄、语言得体、动作规范	2			
操作前准备	准备纸巾、痰盂、枕头	5			
	核对患者	2			
	了解患者病情和呼吸情况	5			
	解释操作的目的、意义	3			
	洗手、戴口罩	5			
	采取合理体位，寒冷季节注意保暖	5			
操作流程	再次有效核对患者	2			
	体位：取坐位，双脚着地，身体稍向前倾	5			
	1. 双手环抱 1 个枕头	8			
	2. 深而慢的腹式呼吸 5～6 次	8			
	3. 深吸气未屏气，然后缩唇缓慢呼气	8			
	4. 再深吸一口气，屏气 3～5 秒，身体前倾，从胸腔进行 2～3 次短促有力的咳嗽	8			
	5. 张口咳出痰液，咳嗽时收缩腹肌，或用自己的手按压上腹部，帮助咳嗽	8			
	清理用物，洗手，记录	3			
技能熟练	正确指导患者，动作熟练，操作规范	10			
理论提问	理论回答全面正确	10			
合计		100			

二、胸部叩击

【导学】

胸部叩击是借助叩击所产生的振动和重力作用，使滞留在气道内的分泌物松动，并移行到中心气道，最后通过咳嗽排出体外的胸部物理治疗方法。

【学习重点】

操作流程、注意事项。

【概述】

1. 实训学时　1 学时。

2.实训类型　操作性实训。

3.实训目的　使学生掌握胸部叩击的技术。

【实训流程】

1.核对、评估　查看医嘱，核对患者床号、姓名及腕带。评估患者病情及排痰情况。

2.操作流程

（1）操作前准备　核对医嘱，备齐用物，携用物至床旁，解释操作目的及意义，取得合作，协助患者取适合体位。

（2）操作过程中　随时观察患者的呼吸改善情况。

（3）操作结束后　置患者于舒适体位，记录时间，护士签名。

表 1–11　促进有效排痰技术 – 胸部叩击

胸部叩击	体位：根据病情选择侧卧位或坐位
	步骤： 1.患者根据病情选择侧卧位或坐位 2.叩击者通过检查确定病变部位 3.叩击者双手指弯曲并拢，使手掌呈杯状 4.以手腕的力量从肺底由下向上、由外向内，迅速而有节奏的叩击胸壁 5.每一肺叶叩击 1～3 分钟，叩击频率为 120～180 次 / 分

附：胸部叩击操作流程图，见图 1-7。

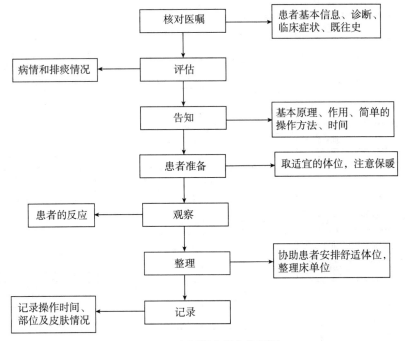

图 1-7　胸部叩击操作流程图

【注意事项】

1. 禁忌证为未经引流的气胸、肋骨骨折、病理性骨折史、咯血及低血压、肺水肿。
2. 保证摄入足够的水分。
3. 定期翻身。
4. 保护胸廓，避开不能叩击的部位。
5. 叩击前后做到：雾化吸入→叩背→咳痰→进食→饮水→睡眠。这种顺序既能取得最大的治疗效果，还不影响休息和生活。

【评分标准】

表 1-12 促进有效排痰（胸部叩击）评分标准

项目	操作技术标准	应得分	实得分	扣分	说明
素质要求	服装、鞋帽整洁	3			
	仪表端庄、语言得体、动作规范	2			
操作前准备	核对患者	3			
	了解患者呼吸情况和病情	5			
	解释操作意义	5			
	洗手、戴口罩	2			
	采取合理体位，寒冷季节注意保暖	5			
操作流程	再次有效核对患者	5			
	胸（背）部叩击 定位：通过检查确定部位	2			
	体位：侧卧位或坐位	2			
	时间：进食、饮水前30分钟，或在进食后两小时，饮水后30分钟进行	3			
	正确手形：杯状	2			
	叩击方向：由外向内，由下向上	3			
	叩击力度：以不引起疼痛为宜	2			
	叩击持续时间：每一肺叶 1～3 分钟	3			
	叩击频率：120～180次/分	3			
	衣服：病号服或棉制单薄衣物 叩击后嘱患者咳嗽、咳痰	5			

续表

项目	操作技术标准	应得分	实得分	扣分	说明
操作流程	注意事项： 1.禁忌证：未经引流的气胸、肋骨骨折、病理性骨折史、咯血及低血压、肺水肿 2.保证摄入足够的水分 3.定期翻身 4.保护胸廓，避开不能叩击的部位 5.叩击前后做到：雾化吸入→叩背→咳痰→进食→饮水→睡眠。这种顺序既能取得最大的治疗效果，还不影响休息和生活	10			
	观察患者情况，询问患者有无不适	7			
	协助患者安排合理、舒适的体位	5			
	清理用物，洗手，记录	3			
技能熟练	正确指导患者，动作熟练，操作规范	10			
理论提问	理论回答全面正确	10			
合计		100			

三、体位引流

【导学】

体位引流是利用患者的特殊体位，使任一病变侧肺的某叶或某段支气管处于高位，利用重力的作用，促使呼吸道分泌物流入气管、支气管从而排出体外的过程。

【学习重点】

操作流程、注意事项。

【概述】

1.实训学时　1学时。

2.实训类型　操作性实训。

3.实训目的　使学生掌握体位引流的技术。

【实训流程】

1. 核对、评估　查看医嘱，核对患者床号、姓名及腕带。评估患者病情及排痰情况。

2.操作流程

（1）操作前准备　核对医嘱，备齐用物，携用物至床旁，做好核对、解释工作，取得合作，协助患者取适合体位。

（2）操作过程中　随时观察患者的呼吸改善情况。

（3）操作结束后　置患者于舒适体位，记录时间，护士签名。

表 1-13　促进有效排痰技术 - 体位引流

体位引流	体位：原则上使病变部位处于高处，引流支气管开口向下
	步骤： 1. 通过检查确定部位 2. 协助患者采取引流体位 3. 观察患者有咯血、发绀、头晕、出汗、疲劳等症状，应随时终止体位引流 4. 体位引流结束后，协助患者采取舒适体位，清洁口腔，减少感染机会

附：体位引流操作流程图，见图 1-8。

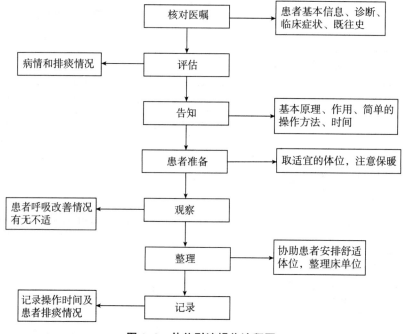

图 1-8　体位引流操作流程图

【注意事项】

1. 引流应在饭前进行，一般在早晚进行。

2. 说服患者配合引流，引流时鼓励患者适当咳嗽。

3. 如有咯血、发绀、头晕、出汗、疲劳等症状，应随时终止体位引流。

4. 引流体位不宜刻板执行，采用患者既能接受又易于排痰的体位。

5. 注意适应证和禁忌证。

6. 引流后应清洁口腔，减少感染机会。

【评分标准】

表 1-14　促进有效排痰（体位引流）评分标准

操作要点	评分标准	应得分	实得分	扣分	说明
素质要求	服装、鞋帽整洁	3			
	仪表端庄、语言得体、动作规范	2			
操作前准备	核对患者	3			
	了解患者呼吸情况和病情	5			
	解释操作意义	5			
	洗手、戴口罩	2			
	采取合理体位，寒冷季节注意保暖	5			
操作流程	再次有效核对患者	5			
	体位引流： 定位：通过检查确定部位	5			
	体位：原则上使病变部位处于高处，引流支气管开口向下。如病变在下叶或中叶者，取头低足高健侧卧位；如病变在上叶，则采取坐位或其他适当姿势，以利引流	10			
	时间：每次持续15分钟左右	5			
	辅助措施：引流前给予超声雾化吸入，引流时辅以胸部叩击，定期翻身	5			
	注意事项： 1. 引流应在饭前进行，一般在早晚进行 2. 说服患者配合引流，引流时鼓励患者适当咳嗽 3. 如有咯血、发绀、头晕、出汗、疲劳等症状，应随时终止体位引流 4. 引流体位不宜刻板执行，采用患者既能接受，又易于排痰的体位 5. 注意适应证和禁忌证 6. 引流后应清洁口腔，减少感染机会	10			
	观察患者情况，询问患者有无不适	7			
	协助患者安排合理、舒适的体位	5			
	清理用物，洗手，记录	3			
技能熟练	正确指导患者，动作熟练，操作规范	10			
理论提问	理论回答全面正确	10			
合计		100			

第三节 腹腔穿刺技术

【导学】

腹腔穿刺技术是运用穿刺技术抽取腹腔积液，以明确腹水的性质、协助确定病因、减低腹腔压力或向腹腔内注射药物，进行局部治疗的方法。

【学习重点】

操作流程、注意事项。

【概述】

1. 目的 明确腹腔积液的性质，协助诊断；穿刺抽液，放出适量的腹水，减轻患者腹腔内压力，缓解腹胀、胸闷、呼吸困难等症状，减少静脉回流阻力，改善血液循环；腹膜腔内穿刺给药；注入一定量的空气增加腹压，形成人工气腹从而达到止血目的。

2. 实训学时 2学时。

3. 实训类型 操作性实训。

4. 实训目的 使学生掌握腹腔穿刺的操作流程。

【实训流程】

1. 核对、评估 查看医嘱，核对患者床号、姓名及腕带。了解患者目前疾病状况，向患者解释目的、操作方法及可能产生的不适，测量腹围、脉搏、血压，注意腹部体征。

2. 操作流程

（1）用物准备 血压计、听诊器、皮尺、一次性使用腹腔穿刺包、棉签、碘伏、2%利多卡因、胶布、盛器、量杯、弯盘、记号笔、卵圆钳、镊子、纱布罐、砂轮、多头腹带等。

（2）环境准备 病室环境安静、整洁，关闭门窗，屏风遮挡，注意保暖。

（3）患者准备 嘱患者排尿，避免穿刺时损伤膀胱。

（4）护士准备 衣帽整齐、洗手、戴口罩。

（5）操作过程中 安置合适的体位，整个操作过程手法熟练、正确，动作轻柔、连贯，密切观察患者的病情变化，操作中体现出人文关怀，有效沟通，嘱患者若有不适立即告知。

（6）操作结束后 测量腹围、脉搏、血压，密切观察穿刺部位有无渗液、渗血，有无腹部压痛、反跳痛和腹肌紧张等腹膜炎征象，整理好衣被，安置舒适体位，记录时间、放腹水的量。

表 1-15 腹腔穿刺技术

操作前准备	1. 用物准备：血压计、听诊器、皮尺、一次性使用腹腔穿刺包、棉签、碘伏、2%利多卡因、胶布、盛器、量杯、弯盘、记号笔、卵圆钳、镊子、纱布罐、砂轮、多头腹带等 2. 环境准备：病室环境安静、整洁，关闭门窗，屏风遮挡，注意保暖 3. 患者准备：嘱患者排尿，避免穿刺时损伤膀胱 4. 护士准备：衣帽整齐、洗手、戴口罩

续表

操作过程中	体位：协助患者取合适体位（坐位、半卧位、平卧位），使患者舒适
	定位： 1.脐与耻骨联合上缘连线的中点上方 1cm，偏左或右 1.5cm 处 2.左下腹部穿刺点：脐与左髂前上棘连线的中外 1/3 交界处 3.侧卧位穿刺点：脐平面与腋前线或腋中线交点处 4.对于少量或包裹性腹水，须在 B 超定位下穿刺
	消毒：用碘伏自内向外进行皮肤消毒，消毒范围直径约 15cm，待碘伏晾干后，再重复消毒 1 次，铺无菌孔巾
	麻醉：核对麻药名称及浓度，用 5mL 注射器抽取 2% 利多卡因 2mL，作局部麻醉。麻醉皮肤局部进行皮内注射，自皮肤至腹膜壁层，逐层做局部浸润麻醉，注药前应回抽，观察无血液、腹水后，方可推注麻醉药
	穿刺： 1.左手绷紧穿刺部皮肤，右手持针经麻醉处逐步刺入腹壁，待针尖抵抗感突然消失时，提示针尖已穿过腹膜壁层，用消毒血管钳固定针头，可行抽取和引流腹水，并置腹水于试管中留样送检 2.诊断性穿刺：可直接用 20mL 或 50mL 注射器抽取
	放液：大量放液可用带有乳胶管的腹腔穿刺针尾连接橡皮管，以输液夹子调整速度，将腹水引入容器中计量
	拔针：抽放液结束后拔出穿刺针，穿刺部用无菌纱布稍用力压迫数分钟，撤孔巾，穿刺点用碘伏消毒后，覆盖无菌纱布，用胶布固定
操作结束后	1.测量腹围、脉搏、血压，密切观察穿刺部位有无渗液、渗血，有无腹部压痛、反跳痛和腹肌紧张等腹膜炎征象，并用多头绷带束缚腹部 2.整理好衣被，安置舒适体位，记录时间、放腹水的量

附：腹腔穿刺技术操作流程图，见图 1-9。

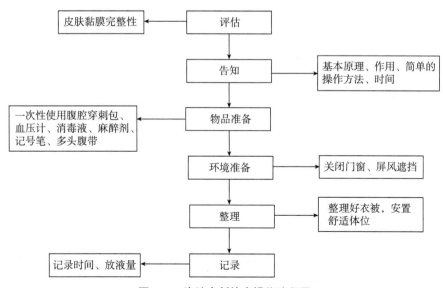

图 1-9 腹腔穿刺技术操作流程图

【注意事项】

1. 术中密切观察患者，如有头晕、心悸、恶心、气短、脉搏增快及面色苍白等，应立即停止操作，并进行处理。

2. 放液速度不宜过快、过多，肝硬化患者一次放液一般不超过 3000mL，放液过程中要注意腹水的颜色变化。

3. 放腹水时若流出不畅，可将穿刺针稍作移动或稍变换体位。

4. 术后嘱患者平卧，并使穿刺孔位于上方以免腹水继续漏出。

5. 如遇穿刺孔有腹水渗漏时，可用蝶形胶布或火棉胶粘贴。

6. 大量放液后，需束以多头腹带，以防腹压骤降。

7. 注意无菌操作，以防腹腔感染。

【评分标准】

表 1-16　腹腔穿刺技术评分标准

项目	操作技术标准	应得分	实得分	扣分	说明
素质要求	服装、鞋帽整洁	2			
	仪表端庄、语言得体、动作规范	2			
操作前准备	核对医嘱、评估患者、核对腕带	2			
	向患者解释操作目的、方法及可能产生的不适	2			
	嘱患者排尿，避免刺伤膀胱	2			
	洗手、戴口罩	2			
	准备用物：血压计、听诊器、皮尺、一次性使用腹腔穿刺包、棉签、碘伏、2% 利多卡因、胶布、盛器、量杯、弯盘、记号笔、卵圆钳、镊子、纱布罐、砂轮、多头腹带等	2			
术前准备	携用物至病室，核对患者、腕带	2			
	病室环境安静、整洁，关闭门窗，屏风遮挡，注意保暖	2			
	测血压、脉搏、腹部体征、量腹围	2			
操作流程	体位：协助患者取合适体位（坐位、半卧位、平卧位），使患者舒适，铺橡胶单，放弯盘	3			
	定位： 1. 脐与耻骨联合上缘连线的中点上方 1cm，偏左或右 1.5cm 处 2. 左下腹部穿刺点：脐与左髂前上棘连线的中外 1/3 交界处 3. 侧卧位穿刺点：脐平面与腋前线或腋中线交点处 4. 对于少量或包裹性腹水，须在 B 超定位下穿刺	5			
	打开腹穿包，戴无菌手套（方法正确）	5			
	检查腹腔穿刺包物品是否齐全：带有乳胶管的腹腔穿刺针、小镊子、纱布、孔巾、试管数个、消毒棉球、注射器 20mL、注射器 5mL	2			
	消毒：用碘伏自内向外进行皮肤消毒，消毒范围直径约 15cm，待碘伏晾干后，再重复消毒一次，铺无菌孔巾	4			

续表

项目	操作技术标准	应得分	实得分	扣分	说明
操作流程	麻醉：核对麻药名称及浓度，用 5mL 注射器抽取 2% 利多卡因 2mL，作局部麻醉。麻醉皮肤局部进行皮内注射，自皮肤至腹膜壁层，逐层做局部浸润麻醉，注药前应回抽，观察无血液、腹水后，方可推注麻醉药	6			
	穿刺： 1. 左手绷紧穿刺部皮肤，右手持针经麻醉处逐步刺入腹壁，待针尖抵抗感突然消失时，提示针尖已穿过腹膜壁层，用消毒血管钳固定针头，可行抽取和引流腹水，并置腹水于试管中留样送检 2. 诊断性穿刺：可直接用 20mL 或 50mL 注射器抽取 3. 大量放液：可用带有乳胶管的腹腔穿刺针尾连接橡皮管，以输液夹子调整速度，将腹水引入容器中计量	10			
	抽放液结束后拔出穿刺针，穿刺部位用无菌纱布稍用力压迫数分钟，撤孔巾，穿刺点用碘伏消毒后，覆盖无菌纱布，用胶布固定，撤弯盘和橡胶单	5			
术后处理	测量腹围、脉搏、血压，检查腹部体征，观察病情变化，并用多头腹带束缚腹部	3			
	观察术后反应，书写穿刺记录	2			
注意事项口述	术中密切观察患者，如有头晕、心悸、恶心、气短、脉搏增快及面色苍白等，应立即停止操作，并进行处理	2			
	放液速度不宜过快、过多，肝硬化患者一次放液一般不超过 3000mL，放液过程中要注意腹水的颜色变化	2			
	放腹水时若流出不畅，可将穿刺针稍作移动或稍变换体位	2			
	术后嘱患者平卧，并使穿刺孔位于上方，以免腹水继续漏出	2			
	如遇穿刺孔有腹水渗漏时，可用蝶形胶布或火棉胶粘贴	2			
	大量放液后，需束以多头腹带，以防腹压骤降	2			
	注意无菌操作，以防腹腔感染	2			
综合素质	正确指导患者	2			
	操作方法正确，动作要柔缓、熟练	2			
	沟通有效，操作中体现出对患者的人文关怀	2			
理论提问	理论回答全面正确	10			
整理	整理衣服，盖好被子，安置好合适体位	3			
	清理用物，洗手	2			
合计		100			

第四节　血糖监测技术与胰岛素笔使用技术

一、血糖监测技术

【导学】

血糖监测是糖尿病综合治疗中的重要组成部分，其结果有助于评估糖尿病患者血糖变化的程度与特点，为制定合理的降糖方案提供依据，反馈降糖方案的治疗效果，协助评价护理效果，帮助患者调整饮食、运动和用药。医者可以更好地掌握糖尿病患者的血糖变化，帮助患者随时发现问题，及时就医。

【学习重点】

操作流程、注意事项。

【概述】

1. 实训学时　1 学时。

2. 实训类型　操作性实训。

3. 实训目的　使学生掌握血糖仪的使用，正确有效地采血。

【实训流程】

1. 核对、评估　查看医嘱，核对患者床号、姓名及腕带。评估患者的进食和饮水情况；患者的双手指皮肤的颜色、温度、污染及感染情况；患者对血糖监测的认知和配合程度。

2. 操作流程

（1）用物准备　治疗盘、75% 酒精、无菌棉签、弯盘、血糖仪、采血器、同型号血糖试纸、记录本、笔、锐气桶、污物桶。

（2）操作前准备　核对医嘱，做好解释工作，取得患者的配合，备齐用物，携用物至床旁。

（3）操作过程中　随时观察患者的反应。

（4）操作结束后　记录时间和血糖值，护士签名。

表 1-17　血糖监测技术

血糖监测	1. 采血前准备：①按摩并消毒患者手指：选择采血手指，一般选择无名指，由指根部向尖端按摩，按摩后手指下垂，以促进末梢血液循环；用 75% 酒精消毒手指指腹并待干。②血糖仪准备：由试纸瓶中取出一片新试纸，将瓶盖扣紧；将试纸插入血糖仪试纸槽中，血糖仪自动开启，见到显示屏出现闪烁的滴血符号后，表示试纸已安装完毕 2. 采血：将采血器上的塑料帽取下，前端贴近患者手指，根据手指皮肤厚度选择穿测时向下的力度，刺破手指。将试纸前面贴在血滴上，利于虹吸作用吸入血液 3. 用无菌棉签按压穿刺部位 1～2 分钟，将采血器放入锐气桶内 4. 血糖仪自动显示测得的血糖值，记录血糖值和监测时间

附：血糖监测操作流程图，见图1-10。

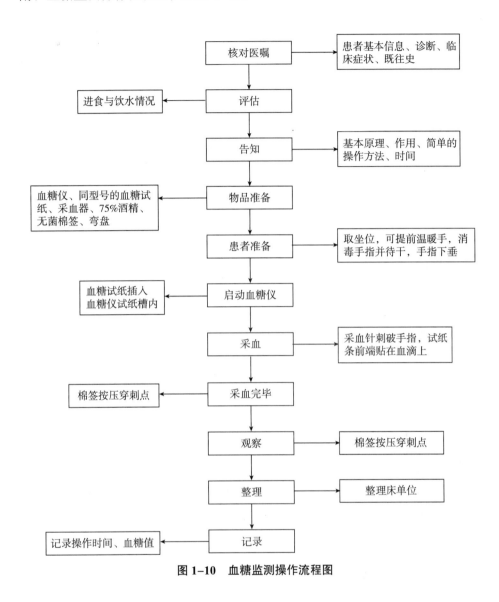

图1-10 血糖监测操作流程图

【注意事项】

1.采血部位每次都要更换，避免长期穿刺一个部位形成瘢痕。

2.应用酒精进行消毒，消毒后确认干燥才可以进行采血。

3.不要挤压手指取血，血糖试纸必须一次吸入足够的血液。

【评分标准】

表 1-18　血糖监测评分标准

项目	操作技术标准	应得分	实得分	扣分	说明
素质要求	服装、鞋帽整洁	3			
	仪表端庄、语言得体、动作规范	2			
操作前准备	核对患者	2			
	解释操作的目的、意义，取得患者配合	3			
	询问患者饮食、饮水情况，是否按照要求准备	5			
	洗手、戴口罩	5			
	物品准备：治疗盘、75% 酒精、无菌棉签、弯盘、血糖仪、采血器、同型号血糖试纸、记录本、笔、锐气桶、污物桶	5			
操作流程	再次有效核对患者	5			
	采血前准备： 1. 按摩并消毒患者手指：选择采血手指，一般选择无名指，由指根部向尖端按摩，按摩后手指下垂，以促进末梢血液循环；用 75% 酒精消毒手指指腹并待干 2. 血糖仪准备：由试纸瓶中取出一张新试纸，将瓶盖扣紧；将试纸插入血糖仪试纸槽中，血糖仪自动开启，见到显示屏出现闪烁的滴血符号后，表示试纸已安装完毕	20			
	采血：将采血器上的塑料帽取下，前端贴近患者手指，根据手指皮肤厚度选择穿测时向下的力度，刺破手指。将试纸前面贴在血滴上，利于虹吸作用吸入血液	10			
	用无菌棉签按压穿刺部位 1～2 分钟，将采血器放入锐气桶内	5			
	血糖仪自动显示测得的血糖值，记录血糖值和监测时间	5			
	整理床单位，交代注意事项，离开病房	5			
	清理用物，洗手，记录	5			
技能熟练	正确指导患者，动作熟练，操作规范	10			
理论提问	理论回答全面正确	10			
合计		100			

二、胰岛素笔使用技术

【导学】

胰岛素的注射常用的有胰岛素专用注射器、胰岛素笔和胰岛素泵，其中胰岛素笔注射是目前应用较为普遍的方式。应选择皮肤疏松的部位进行注射，常用的有腹部、上臂外侧、大腿外侧和臀部外上侧。

【学习重点】

操作流程、注意事项。

【概述】

1. 实训学时 1 学时。

2. 实训类型 操作性实训。

3. 实训目的 使学生掌握胰岛素笔的使用方法，正确注射胰岛素。

【实训流程】

1. 核对、评估 查看医嘱，核对患者床号、姓名及腕带。评估患者注射部位皮肤的颜色、温度、感染情况；患者对胰岛素注射的了解情况及合作程度。

2. 操作流程

（1）用物准备 胰岛素制剂（与胰岛素笔匹配）、胰岛素笔、针头、75%酒精、无菌棉签、污物桶、锐器盒。

（2）操作前准备 核对医嘱，做好解释工作，取得患者的配合，备齐用物，携用物至床旁。

（3）操作过程中 随时观察患者的反应。

（4）操作结束后 记录时间和血糖值，护士签名。

表 1–19 胰岛素笔使用技术

胰岛素笔使用	1.胰岛素笔的安装：①检查胰岛素制剂的种类、有效日期及瓶口是否密封无损。②旋下笔帽，扭开笔芯架，将推杆归位，放入胰岛素制剂，旋回笔芯架。③消毒笔芯前端橡皮膜，取出针头，打开包装，顺时针旋紧针头
	2.协助患者选取舒适体位，选择注射部位
	3.消毒注射部位的皮肤，待干
	4.排气：取下针头保护帽，旋转剂量选择环，调到两个单位，将胰岛素笔直立竖起，用手指轻轻弹笔芯架数次，推下注推键，当有一滴胰岛素出现在针头时，即表示排气成功。若没有出现上述情况，则重复上述步骤，直至排气成功
	5.根据医嘱确定剂量选择环的位置，旋转剂量选择环，选择所需注射单位数
	6.胰岛素注射：左手捏起注射部位皮肤，右手握笔按45°角（瘦人）或垂直（胖人）快速进针，进针深度为针头的2/3。右手拇指按压推键，推注药液，注射后针头应留在皮下6秒钟以上，并继续按住推键，直至针头完全拔出。拔出针头，用棉签按压针眼处1分钟
	7.注射完毕后套上内针帽，旋下针头，弃于锐气盒内
	8.再次查对后，在治疗单上签时间和全名

附：胰岛素笔使用技术操作流程图，见图1–11。

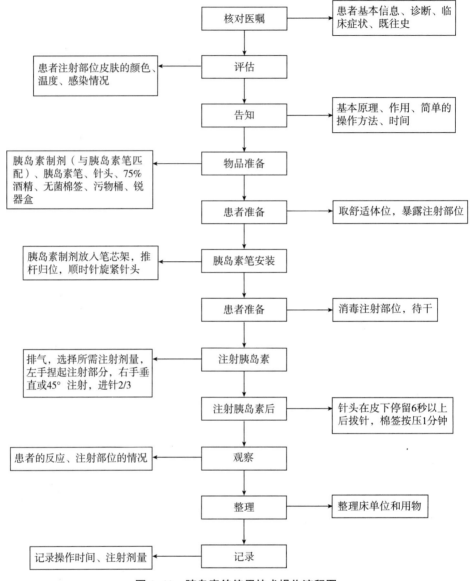

图1-11 胰岛素笔使用技术操作流程图

【注意事项】

1. 注射胰岛素前，确定胰岛素的种类和就餐时间，一般速效胰岛素就餐前 10 ～ 15 分钟注射，短效胰岛素就餐前 15 ～ 30 分钟注射。

2. 每次注射前，必须检查是否有足够剂量的胰岛素。

3. 每次注射前都应排尽空气。

4. 需要长期注射胰岛素的患者，要注意注射部位的交替，每日注射 2 次以上时，最好选择对称的两个区域交替进行注射。

【评分标准】

表 1-20 胰岛素笔使用技术评分标准

项目	操作技术标准	应得分	实得分	扣分	说明
素质要求	服装、鞋帽整洁	3			
	仪表端庄、语言得体、动作规范	2			
操作前准备	核对患者	2			
	解释操作的目的、意义，取得患者配合	3			
	询问患者就餐时间，检查注射部位的皮肤情况	5			
	洗手、戴口罩	5			
	物品准备：胰岛素制剂（与胰岛素笔匹配）、胰岛素笔、针头、75% 酒精、无菌棉签、污物桶、锐器盒	5			
操作流程	再次有效核对患者	5			
	胰岛素笔的安装： 1. 检查胰岛素制剂的种类、有效日期及瓶口是否密封无损 2. 旋下笔帽，扭开笔芯架，将推杆归位，放入胰岛素制剂，旋回笔芯架 3. 消毒笔芯前端橡皮膜，取出针头，打开包装，顺时针旋紧针头	10			
	协助患者选取舒适体位，选择注射部位	3			
	消毒注射部位的皮肤，待干	2			
	排气：取下针头保护帽，旋转剂量选择环，调到两个单位，将胰岛素笔直立竖起，用手指轻轻弹笔芯架数次，推下注推键，当有一滴胰岛素出现在针头时，即表示排气成功。若没有出现上述情况，则重复上述步骤，直至排气成功	10			
	根据医嘱确定剂量选择环的位置，旋转剂量选择环，选择所需注射单位数	5			
	胰岛素注射：左手捏起注射部位的皮肤，右手握笔按45°角（瘦人）或垂直（胖人）快速进针，进针深度为针头的2/3。右手拇指按压推键，推注药液，注射后针头应留在皮下 6 秒钟以上，并继续按住推键，直至针头完全拔出。拔出针头，用棉签按压针眼处 1 分钟	10			
	注射完毕后套上内针帽，旋下针头，弃于锐气盒内	3			
	再次查对后，在治疗单上签时间和全名	2			
	整理床单位，交代注意事项，离开病房	3			
	清理用物，洗手，记录	2			
技能熟练	正确指导患者，动作熟练，操作规范	10			
理论提问	理论回答全面正确	10			
合计		100			

第五节　十二指肠引流技术

【导学】

在空腹时，应用十二指肠引流管将十二指肠液引出后，注入硫酸镁，可以促进胆囊收缩，Oddi 括约肌松弛，之后依次引流出胆总管液、胆囊液和肝胆管液，用以辅助诊断及治疗肝、胆、胰腺系统疾病。

【学习重点】

操作流程、注意事项。

【概述】

1. 实训学时　2 学时。

2. 实训类型　操作性实训。

3. 实训目的　使学生掌握十二指肠引流技术，正确引流并留取标本。

【实训流程】

1. 核对、评估　查看医嘱，核对患者床号、姓名及腕带。评估患者的生命体征和意识状态；患者对十二指肠引流术的认知和配合程度；引流前需禁食 12 小时，禁水 6 小时。

2. 操作流程

（1）用物准备　治疗车、十二指肠引流包（治疗碗、治疗巾、镊子、十二指肠引流管、无菌手套、弯盘、无菌液体石蜡）、50mL 注射器、止血钳、消毒液（3% 过氧化氢）、试纸、33% 硫酸镁 30～50mL、无菌纱布、漱口液、火柴、酒精灯、试管架、无菌瓶 4 个（标记 A、B、C、D）、培养管 3 个（标记 A、B、C）、污物桶。

（2）操作前准备　核对医嘱，做好解释工作，取得患者的配合，核对患者是否按照要求饮食，备齐用物，携用物至床旁。

（3）操作过程中　随时观察患者的反应，观察引流液的颜色、性状等情况。

（4）操作结束后　记录时间，护士签名。

表 1-21　十二指肠引流技术

十二指肠引流	1. 患者用 3% 过氧化氢溶液漱口，胸前铺橡胶单和治疗巾 2. 引流管前端用石蜡油润滑，左手用无菌纱布托住引流管，右手将引流管经口腔缓慢插入，插至 15cm 处，嘱患者做吞咽动作，随着患者吞咽慢慢插入引流管 50～55cm，到达胃内。证实胃管在胃内后，抽出全部胃内容物，注入温生理盐水 50mL，使弯曲的引流管伸直 3. 协助患者取右侧卧位，臀部垫高 15～20cm，每分钟将引流管送下约 1cm，直至插至 75cm 处，抽吸引流液，用试纸测试呈红色，表示管端已进入十二指肠内，用止血钳夹住引流管末端。不可送入太快，以免引流管前端在胃内迂回

续表

十二指肠引流	4. 用胶布将引流管固定于患者面颊部，引流管外端置于床面水平以下10cm，打开止血钳，液体自然流出，即十二指肠液。将十二指肠液引流入"D"瓶内，注意将十二指肠液全部引流出，以免残存的胰酶分解、破坏之后采集的胆汁内容物
	5. 十二指肠液引流尽后，将50mL预温的33%硫酸镁溶液缓慢注入引流管，用止血钳夹闭引流管外口5～10分钟
	6. 松开止血钳，用注射器轻抽，后因虹吸作用，液体可自行缓慢流出。弃去硫酸镁溶液，当橙黄色或淡黄色的胆总管液流出时装入"A"瓶；当棕褐色、棕色的胆汁液流出时装入"B"瓶；最后流出的是金黄色、稀薄的肝胆管液，留标本，标记为"C"瓶，将3瓶标本及时送检
	7. 需做细菌培养时，分别用无菌试管留取以上三种液体各1mL，分别标注为A、B、C，用酒精灯烘烤培养管口后，盖无菌管塞
	8. 引流完毕，嘱患者深呼吸屏气，轻轻拔出引流管

附：十二指肠引流技术操作流程图，见图1-12。

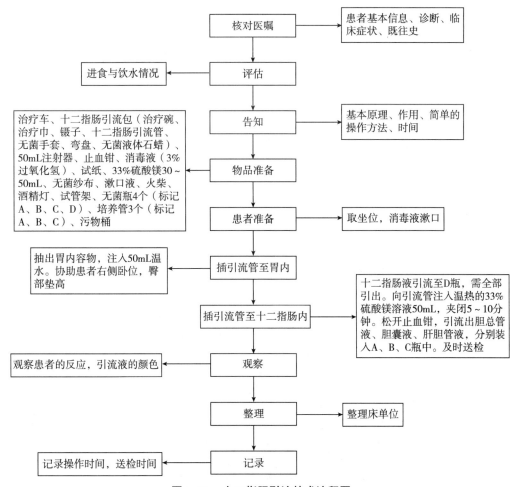

图1-12 十二指肠引流技术流程图

【注意事项】

1. 检查前禁食 12 小时，检查前 3 天应进食低脂肪饮食，以免引起胆汁量不足或浓度差而影响检查结果。

2. 引流过程中，注意观察引流液的颜色，及时更换留取液体的瓶子。

3. 拔管后，若有不适应暂时禁食，待不适缓解后再进食。

【评分标准】

表 1-22 十二指肠引流术评分标准

项目	操作技术标准	应得分	实得分	扣分	说明
素质要求	服装、鞋帽整洁	3			
	仪表端庄、语言得体、动作规范	2			
操作前准备	核对患者	2			
	解释操作的目的、意义，取得患者配合	3			
	询问患者饮食、饮水情况，是否按照要求准备	3			
	洗手、戴口罩	2			
操作前准备	物品准备：治疗车、十二指肠引流包（治疗碗、治疗巾、镊子、十二指肠引流管、无菌手套、弯盘、无菌液体石蜡）、50mL 注射器、止血钳、消毒液（3% 过氧化氢）、试纸、33% 硫酸镁 30 ~ 50mL、无菌纱布、漱口液、火柴、酒精灯、试管架、无菌瓶 4 个（标记 A、B、C、D）、培养管 3 个（标记 A、B、C）、污物桶	5			
操作流程	再次有效核对患者	5			
	协助患者取坐位，用 3% 过氧化氢溶液漱口，胸前铺橡胶单和治疗巾	5			
	检查十二指肠引流包的消毒日期，在床头桌上打开	5			
	戴手套，铺治疗巾于患者颌下，摆放弯盘	5			
	检查引流管是否通畅，前端涂石蜡油	5			
	左手用无菌纱布托住引流管，右手将引流管经口腔缓慢插入，插至 15cm 处，嘱患者做吞咽动作，随着患者吞咽慢慢插入引流管 50 ~ 55cm，到达胃内。证实胃管在胃内后，抽出全部胃内容物，注入温生理盐水 50mL，使弯曲的引流管伸直	10			
	协助患者取右侧卧位，臀部垫高 15 ~ 20cm，每分钟将引流管送下约 1cm，直至插至 75cm 处，抽吸引流液，用试纸测试呈红色，表示管端已进入十二指肠内，用止血钳夹住引流管末端	10			
	用胶布将引流管固定于患者面颊部，引流管外端置于床面水平以下 10cm，打开止血钳，液体自然流出，即十二指肠液。将十二指肠液引流入 "D" 瓶内，需将十二指肠液全部引流出	5			
	十二指肠液引流尽后，将 50mL 预温的 33% 硫酸镁溶液缓慢注入引流管，用止血钳夹闭引流管外口 5 ~ 10min	5			

续表

项目	操作技术标准	应得分	实得分	扣分	说明
操作流程	松开止血钳，用注射器轻抽，后因虹吸作用，液体可自行缓慢流出。弃去硫酸镁溶液，当橙黄色或淡黄色的胆总管液流出时，装入"A"瓶；当棕褐色、棕色的胆汁液流出时，装入"B"瓶；最后流出的是金黄色、稀薄的肝胆管液，留标本，标记为"C"瓶	5			
	需做细菌培养时，分别用无菌试管留取以上三种液体各 1mL，分别标注为 A、B、C，用酒精灯烘烤培养管口后，盖无菌管塞	4			
	引流完毕，嘱患者深呼吸屏气，轻轻拔管	2			
	协助患者漱口，取舒适体位，整理床单位	2			
	整理用物，洗手，记录	2			
护理评价	操作中注意与患者的沟通	2			
	遵循查对制度	2			
	标本留取符合要求，及时送检	2			
	操作中体现出对患者的人文关怀	2			
	操作熟练，动作轻柔	2			
合计		100			

第六节　血液透析与腹膜透析技术

一、血液透析技术

【导学】

血液透析简称血透，是最常用的血液净化方法之一，是将患者血液与一定化学成分的透析液分别引入透析器内半透明膜的两侧，根据膜平衡原理，经弥散、对流等作用，达到清除代谢废物及过多的液体，纠正水、电解质及酸碱平衡紊乱的一种治疗方法。

【学习重点】

操作流程、注意事项。

【概述】

1. 实训学时　2 学时。

2. 实训类型　操作性实训。

3. 实训目的　使学生掌握血液透析技术。

【实训流程】

1. 核对、评估　查看医嘱，核对患者床号、姓名及腕带。评估内瘘是否有颤音，局部有无红肿、硬结、渗血，静脉情况，意识状态，体重，抗凝剂使用情况，有无活动性出血疾病，症状、体征，肾功能，血电解质（血钾、血钙、血磷等），酸碱平衡情况（血 HCO_3^- 或 CO_2CP、动脉血气等），血红蛋白，凝血功能等指标。

2. 操作流程

（1）物品准备　血液透析器、血液透析管路、穿刺针、无菌治疗巾、生理盐水、碘伏和棉签等消毒物品、止血带、一次性手套、透析液等。

（2）操作前准备　核对医嘱，备齐用物，携用物至床旁，做好核对解释工作，取得患者的合作，协助患者取适合体位。

（3）操作过程中　严密观察患者的生命体征及各项透析监测指标。

（4）操作结束后　嘱患者平卧 10～20 分钟，监测生命体征平稳、穿刺点无无出血、听诊内瘘杂音良好后，向患者交代注意事项，送患者离开血净中心。

表 1-23　血液透析技术

开机自检	1. 检查透析机电源线连接是否正常 2. 打开机器电源总开关 3. 按照要求进行机器自检
血液透析器和管路安装	1. 检查血液透析器及透析管路有无破损，外包装是否完好 2. 查看有效日期、型号 3. 按照无菌原则进行操作 4. 安装管路的顺序：按照体外循环的血流方向依次安装
密闭式预冲	1. 启动透析机血泵 80～100mL/min，用生理盐水先排净透析管路和透析器血室（膜内）气体。生理盐水流向为：动脉端→透析器→静脉端。不得逆向预冲 2. 将泵速调至 200～300mL/min，连接透析液接头与透析器旁路，排净透析器透析液室（膜外）气体 3. 生理盐水预冲量应严格按照透析器说明书中的要求；若需要进行闭式循环或肝素生理盐水预冲，应在生理盐水预冲量达到后再进行 4. 推荐将预冲生理盐水直接流入废液收集袋中，并且废液收集袋放于机器液体架上，不得低于操作者腰部以下；不建议将预冲生理盐水直接流入开放式废液桶中 5. 冲洗完毕后，根据医嘱设置治疗参数
建立体外循环（上机）	1. 动静脉内瘘穿刺 （1）检查血管通路 （2）选择穿刺点后，用碘伏消毒穿刺部位 （3）根据血管粗细和血流量要求等选择穿刺针 （4）采用阶梯式、纽扣式等方法，以合适的角度穿刺血管。先穿刺静脉，再穿刺动脉，动脉端穿刺点距动静脉内瘘口 3cm 以上、动静脉穿刺点的距离 10cm 以上为宜，固定穿刺针。根据医嘱推注首剂量肝素（使用低分子肝素作为抗凝剂，应按医嘱上机前静脉一次性注射） 2. 中心静脉留置导管连接 （1）打开静脉导管外层敷料 （2）患者头偏向对侧，将无菌治疗巾垫于静脉导管下 （3）取下静脉导管内层敷料，将导管放于无菌治疗巾上 （4）分别消毒导管和导管夹子，放于无菌治疗巾内 （5）先检查导管夹子处于夹闭状态，再取下导管肝素帽 （6）分别消毒导管接头 （7）用注射器回抽导管内封管肝素，推注在纱布上检查是否有凝血块，回抽量为动、静脉管各 2mL 左右。如果导管内血流不畅，认真查找原因，严禁使用注射器用力推注导管腔

续表

建立体外循环（上机）	（8）根据医嘱从导管静脉端推注首剂量肝素（使用低分子肝素作为抗凝剂，应根据医嘱上机前静脉一次性注射），连接体外循环
回血下机	1. 调整血液流量至 50 ~ 100mL/min 2. 打开动脉端预冲侧管，用生理盐水将残留在动脉侧管内的血液回输动脉壶 3. 关闭血泵，靠重力将动脉侧管近心侧的血液回输入患者体内 4. 夹闭动脉管路夹子和动脉穿刺针处夹子 5. 打开血泵，用生理盐水全程回血。回血过程中，可使用双手揉搓滤器，但不得用手挤压静脉端管路，当生理盐水回输至静脉壶、安全夹自动关闭后，停止继续回血。不宜将管路从安全夹中强制取出，将管路液体完全回输至患者体内（否则易发生凝血块入血或空气栓塞） 6. 夹闭静脉管路夹子和静脉穿刺针处夹子 7. 先拔出动脉内瘘针，再拔出静脉内瘘针，压迫穿刺部位 2 ~ 3 分钟，用弹力绷带或胶布加压包扎、静脉穿刺部位 10 ~ 20 分钟后，检查动、静脉穿刺针部位无出血或渗血后松开包扎带
监测、观察	1. 体外循环建立后，立即测量血压、脉搏，询问患者自我感觉，详细记录在血液透析记录单上 2. 自我查对 （1）按照体外循环管路走向的顺序，依次查对体外循环管路系统各连接处和管路开口处，未使用的管路开口处处于加帽密封和夹闭管夹的双保险状态 （2）根据医嘱查对机器治疗参数 3. 双人查对自我查对后，与另一名护士同时再次查对上述内容，并在治疗记录单上签字 4. 血液透析治疗过程中，每小时 1 次仔细询问患者的自我感觉，测量血压、脉搏，观察穿刺部位有无渗血、穿刺针有无脱出移位，并准确记录 5. 如果患者血压、脉搏等生命体征出现明显变化，应随时监测，必要时给予心电监护

附：血液透析技术操作流程图，见图 1-13。

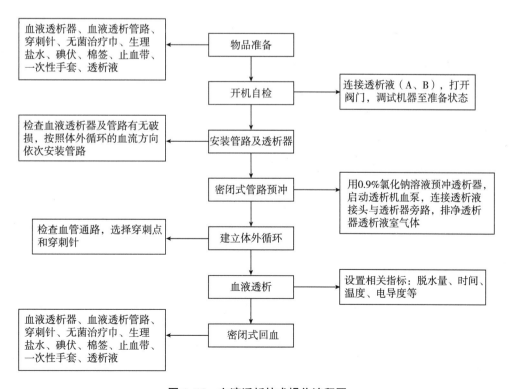

图 1-13　血液透析技术操作流程图

【注意事项】

1. 严格执行无菌操作、"五查十二对"制度。

2. 加强巡视，严密观察患者意识、血压、脉搏、体温等变化，注意有无低血压、发热、高血压、心律失常及肌肉抽搐等情况。

3. 进行预冲管路时，排尽膜内、膜外及管路中的贴壁小气泡，做到充分预冲。

4. 透析过程中，严密观察透析器及管路中有无凝血、漏血，穿刺部位有无渗血、脱针。

5. 无肝素透析患者，每30分钟用0.9%氯化钠溶液100～200mL冲洗管路，观察管路及动、静脉壶凝血状态，同时做好记录，如冲管时发现管路凝血严重，须告知医生，并立即停止透析。

6. 在透析过程中，除特殊治疗外，尽量不输注血液制品或黏稠度较高的液体，防止阻塞透析器，造成凝血。

7. 核对过程中旋紧管路各个环节的肝素帽，以免引起渗血或漏血。

8. 透析结束时，用0.9%氯化钠溶液回血，禁止撤下空气监测夹子，严防空气进入体内。

9. 治疗结束后，嘱患者平卧10～20分钟，若生命体征平稳、穿刺点无出血、听诊内瘘杂音良好，患者方可离开血净中心。

【评分标准】

表1-24　血液透析技术评分标准

项目	操作技术标准	应得分	实得分	扣分	说明
素质要求	服装、鞋帽整洁	3			
	仪表端庄、语言得体、动作规范	2			
操作前准备	核对患者	2			
	解释操作的目的、意义，取得患者配合	3			
	询问患者饮食、饮水情况，是否按照要求准备	3			
	洗手、戴口罩	2			
	物品准备：血液透析器、血液透析管路、穿刺针、无菌治疗巾、生理盐水、碘伏和棉签等消毒物品、止血带、一次性手套、透析液等	5			
操作流程	1. 五查：物品准备时、预冲前、上机前、上机后、透析结束时 2. 十二对：患者姓名、年龄、床号、透析模式、透析器类型、透析时间、透析日期、血管通路、抗凝药物名称（剂量、用法）、超滤量、血流量、透析液（电导度、温度、流量） 3. 向患者解释操作目的，以取得患者的配合，上机前测体重、血压	5			

续表

项目	操作技术标准	应得分	实得分	扣分	说明
操作流程	开机自检： 1.检查透析机电源线连接是否正常 2.打开机器电源总开关 3.按照要求进行机器自检	5			
	血液透析器和管路安装： 1.检查血液透析器及透析管路有无破损，外包装是否完好 2.查看有效日期、型号 3.按照无菌原则进行操作 4.安装管路的顺序：按照体外循环的血流方向依次安装	5			
	密闭式预冲： 1.启动透析机血泵 80～100mL/分，用生理盐水先排净透析管路和透析器血室（膜内）气体。生理盐水流向为：动脉端→透析器→静脉端。不得逆向预冲 2.将泵速调至 200～300mL/分，连接透析液接头与透析器旁路，排净透析器透析液室（膜外）气体 3.生理盐水预冲量应严格按照透析器说明书中的要求；若需要进行闭式循环或肝素生理盐水预冲，应在生理盐水预冲量达到后再进行 4.推荐预冲生理盐水直接流入废液收集袋中，并且废液收集袋放于机器液体架上，不得低于操作者腰部以下；不建议预冲生理盐水直接流入开放式废液桶中 5.冲洗完毕后，根据医嘱设置治疗参数	10			
	建立体外循环（上机）： 1.动静脉内瘘穿刺 （1）检查血管通路 （2）选择穿刺点后，用碘伏消毒穿刺部位 （3）根据血管粗细和血流量要求等选择穿刺针 （4）采用阶梯式、纽扣式等方法，以合适的角度穿刺血管。先穿刺静脉，再穿刺动脉，动脉端穿刺点距动静脉内瘘口 3cm 以上、动静脉穿刺点的距离 10cm 以上为宜，固定穿刺针。根据医嘱推注首剂量肝素（使用低分子肝素作为抗凝剂，应按医嘱上机前静脉一次性注射）	10			
	2.中心静脉留置导管连接 （1）打开静脉导管外层敷料 （2）患者头偏向对侧，将无菌治疗巾垫于静脉导管下 （3）取下静脉导管内层敷料，将导管放于无菌治疗巾上 （4）分别消毒导管和导管夹子，放于无菌治疗巾内 （5）先检查导管夹子处于夹闭状态，再取下导管肝素帽 （6）分别消毒导管接头 （7）用注射器回抽导管内封管肝素，推注在纱布上，检查是否有凝血块，回抽量为动、静脉管各 2mL 左右。如果导管内回流不畅，认真查找原因，严禁使用注射器用力推注导管腔 （8）根据医嘱从导管静脉端推注首剂量肝素（使用低分子肝素作为抗凝剂，应根据医嘱上机前静脉一次性注射），连接体外循环	10			

项目	操作技术标准	应得分	实得分	扣分	说明
操作流程	回血下机： 1. 调整血液流量至 50 ～ 100mL/min 2. 打开动脉端预冲侧管，用生理盐水将残留在动脉侧管内的血液回输到动脉壶 3. 关闭血泵，靠重力将动脉侧管近心侧的血液回输入患者体内 4. 夹闭动脉管路夹子和动脉穿刺针处夹子 5. 打开血泵，用生理盐水全程回血。回血过程中，可使用双手揉搓滤器，但不得用手挤压静脉端管路，当生理盐水回输至静脉壶、安全夹自动关闭后，停止继续回血。不宜将管路从安全夹中强制取出，将管路液体完全回输至患者体内（否则易发生凝血块入血或空气栓塞） 6. 夹闭静脉管路夹子和静脉穿刺针处夹子 7. 先拔出动脉内瘘针，再拔出静脉内瘘针，压迫穿刺部位 2 ～ 3 分钟，用弹力绷带或胶布加压包扎动、静脉穿刺部位 10 ～ 20 分钟后，检查动、静脉穿刺针部位无出血或渗血后松开包扎带	10			
	监测、观察： 1. 体外循环建立后，立即测量血压、脉搏，询问患者自我感觉，详细记录在血液透析记录单上 2. 自我查对 （1）按照体外循环管路走向的顺序，依次查对体外循环管路系统各连接处和管路开口处，未使用的管路开口应处于加帽密封和夹闭管夹的双保险状态 （2）根据医嘱查对机器治疗参数 3. 双人查对自我查对后，与另一名护士同时再次查对上述内容，并在治疗记录单上签字 4. 血液透析治疗过程中，每小时 1 次仔细询问患者自我感觉，测量血压、脉搏，观察穿刺部位有无渗血、穿刺针有无脱出移位，并准确记录 5. 如果患者血压、脉搏等生命体征出现明显变化，应随时监测，必要时给予心电监护	10			
	协助患者取舒适体位，整理床单位	3			
	整理用物，洗手，记录	2			
护理评价	操作中注意与患者沟通	2			
	遵循查对制度	2			
	标本留取符合要求，及时送检	2			
	操作中体现出对患者的人文关怀	2			
	操作熟练，动作轻柔	2			
合计		100			

二、腹膜透析技术

【导学】

腹膜透析简称腹透，是慢性肾衰竭患者最常用的替代性疗法之一，指利用腹膜的半透膜特性，将适量的透析液引入腹腔并停留一段时间，借助腹膜毛细血管内血液及腹腔内透析液中的溶质浓度梯度和渗透梯度进行水和溶质交换，以清除蓄积的代谢废物，纠正水、电解质、酸碱平衡紊乱。

【学习重点】

操作流程、注意事项。

【概述】

1. 实训学时　2 学时。

2. 实训类型　操作性实训。

3. 实训目的　使学生掌握腹膜透析技术。

【实训流程】

1. 核对、评估　查看医嘱，核对患者床号、姓名及腕带。评估患者症状、体征、肾功能、血电解质（血钾、血钙、血磷等）、酸碱平衡情况（血 HCO_3^- 或 CO_2CP、动脉血气等）、血红蛋白、凝血功能等指标。

2. 操作流程

（1）物品准备　口罩、腹透液、管路夹子、碘帽。

（2）操作前准备　核对与检查；戴口罩、洗手；协助患者取合适体位；取出患者身上的导管，检查管道系统。

（3）操作过程中　密切观察患者的生命体征；引流是否通畅；冲洗、灌注是否有效；分离是否成功。

（4）操作结束后　称重透出液量并记录，整理床单位，用物分类处理。

表 1-25　腹膜透析技术

准备 （查对与检查）	1. 清洁工作台
	2. 查对医嘱及透析单
	3. 准备物品：口罩、腹透液、管路夹子、碘帽
	4. 戴口罩、洗手
	5. 核对并检查透析液体、双联系统
	6. 打开外袋，取出双联系统，再次核对和检查透析液体、双联系统
	7. 如需添加药物，按医嘱将其加入透析液中
	8. 患者取合适体位
	9. 取出患者身上的导管并检查管道系统

连接	五步接管法： 1. 一"抓"：拇指与食指抓住短管，管口略向下倾斜，手放平，固定不动 2. 二"夹"：将双联系统接口处夹在小指与无名指之间，双联系统管道（直上弯下）置于短管下方 3. 三"拉"：将食指伸入接口拉环内用力向外拉开，注意不要用手指去抠 4. 四"拧"：将短管上的碘帽拧开并弃去 5. 五"接"：要点是"绕"字。另一只手从下方绕过，抓住双联系统管道接口，再绕回将双联系统与短管连接起来（连接时短管口应稍朝下），旋拧双联系统接口至与短管完全密合
引流	1. 用夹子夹闭入液管道 2. 将透析液袋口的绿色出口塞折断 3. 悬挂透析液袋于输液架上，并将引流液袋放在低位，置于地面清洁的盆内 4. 打开短管旋钮开关开始引流，引流过程中注意观察引流液的颜色、引流量及清亮度 5. 引流完毕后关闭短管的开关，并用夹子夹住入液管路
冲洗	1. 松开入液管道的夹子 2. 观察透析液流入引流袋 3. 慢数 5 秒后再用夹子夹住出液管道
灌注	1. 打开短管旋钮开关，开始灌注 2. 灌注结束后关闭短管开关 3. 用夹子夹闭入液管路
分离	1. 确保入液管道及出液管道已用夹子夹闭，短管开关已关上 2. 撕开碘伏帽的外包装并检查帽内海绵是否浸润碘伏 3. 将短管与双联系统分离 4. 将短管口朝下，旋拧碘伏帽盖至完全密合 5. 将拉环套在引流液的双联系统上，并卸下夹子
称重记录	1. 将液体放在盘秤上称重 2. 根据称重的重量，再减去双联系统的袋子及管道的重量（0.2kg），将得出的数值填写在腹膜透析记录本上

附：腹膜透析技术操作流程图，见图 1-14。

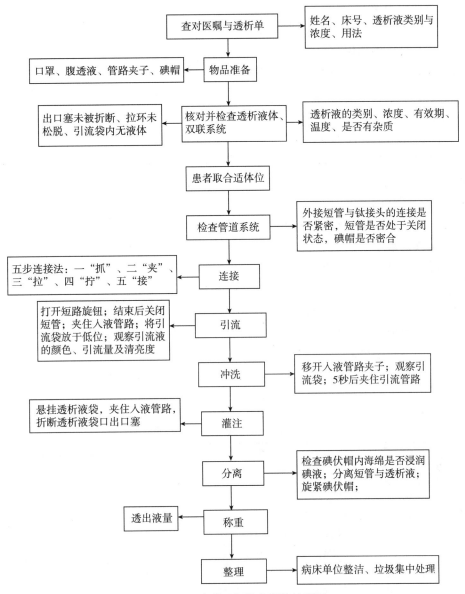

图 1-14 腹膜透析技术操作流程图

【注意事项】

1. 连接管注意事项

（1）分离短管时不能污染碘伏帽。

（2）双联系统与短管相连时不能被污染。

（3）接管过程中，抓住短管的手不能动，接管旋拧时由另一只手向上旋拧，以免掉管。

（4）连接过程中患者不能动。

2. 引流注意事项

（1）使用夹子夹闭管道的位置要准确。

（2）出口塞折断的位置要准确。

（3）注意透析液袋与引流液袋的位置。

（4）输液架的高度要适当，并要固定好管道，以防换液过程中牵拉透析导管。

3. 冲洗注意事项

（1）注意松开和夹闭夹子的顺序。

（2）预冲量要足，以免将空气引流入腹腔，影响虹吸效果。

4. 灌注注意事项

（1）注意灌注的速度、压力。

（2）避免漏关短管，不能夹错出入液管路。

5. 分离注意事项

（1）撕开包装要注意正反面。

（2）分离短管与双联系统时不能被污染。

（3）连接碘伏帽时注意不被污染。

（4）分离时抓住短管的手不能动，另一只手旋拧分离，以免掉管。

（5）分离过程中患者不能动。

【评分标准】

表 1-26　腹膜透析技术评分标准

项目	操作技术标准	应得分	实得分	扣分	说明
素质要求	服装、鞋帽整洁	3			
	仪表端庄、语言得体、动作规范	2			
操作前准备	查对医嘱及透析单、核对患者	2			
	解释操作的目的、意义，取得患者配合	3			
	询问患者饮食、饮水情况，是否按照要求准备	3			
	洗手、戴口罩	2			
	物品准备：口罩、腹透液、管路夹子、碘帽等	5			
操作流程	1. 清洁工作台 2. 查对医嘱及透析单 3. 核对并检查透析液体、双联系统 4. 打开外袋，取出双联系统，再次核对和检查透析液体、双联系统 5. 如需添加药物，按医嘱将其加入透析液中 6. 患者取合适体位 7. 取出患者身上的导管并检查管道系统	5			
	五步接管法： 1. 一"抓"：拇指与食指抓住短管，管口略向下倾斜，手放平，固定不动	5			

项目	操作技术标准	应得分	实得分	扣分	说明
操作流程	2.二"夹"：将双联系统接口处夹在小指与无名指之间，双联系统管道（直上弯下）置于短管下方	5			
	3.三"拉"：将食指伸入接口拉环内用力向外拉开，注意不要用手指去抠	5			
	4.四"拧"：将短管上的碘帽拧开并弃去	5			
	5.五"接"：要点是"绕"字。另一只手从下方绕过，抓住双联系统管道接口，再绕回将双联系统与短管连接起来（连接时短管口应稍朝下），旋拧双联系统接口至与短管完全密合	5			
	引流： 1.用夹子夹闭入液管道 2.将透析液袋口的绿色出口塞折断 3.悬挂透析液袋于输液架上，并将引流液袋放在低位，置于地面清洁的盆内 4.打开短管旋钮开关开始引流，引流过程中注意观察引流液的颜色、引流量及清亮度 5.引流完毕后关闭短管的开关，并用夹子夹住入液管路	15			
	冲洗： 1.松开入液管道的夹子 2.观察透析液流入引流袋 3.慢数5秒后再用夹子夹住出液管道	5			
	灌注： 1.打开短管旋钮开关，开始灌注 2.灌注结束后关闭短管开关 3.用夹子夹闭入液管路	5			
	分离： 1.确保入液管道及出液管道已用夹子夹闭，短管开关已关上 2.撕开碘伏帽的外包装，检查帽内海绵是否浸润碘伏 3.将短管与双联系统分离 4.将短管口朝下，旋拧碘伏帽盖至完全密合 5.将拉环套在引流液的双联系统上，并卸下夹子	5			
	称重、记录： 1.将液体放在盘秤上称重 2.根据称重的重量，再减去双联系统的袋子及管道的重量（0.2kg），将得出的数值填写在腹膜透析记录本上	5			
	患者取舒适卧位或坐位，将管道用纸胶布妥善固定并放好	3			
	整理用物，洗手，记录	2			
护理评价	操作中注意与患者沟通	2			
	遵循查对制度	2			
	标本留取符合要求，及时送检	2			
	操作中体现出对患者的人文关怀	2			
	操作熟练，动作轻柔	2			
合计		100			

第七节 心电图使用技术

【导学】

心电图使用技术可记录心脏的电活动变化，反映心脏的情况，可辅助临床诊断。

【学习重点】

操作流程、注意事项。

【概述】

1. 实训学时 2 学时。

2. 实训类型 操作性实训。

3. 实训目的 使学生掌握心电图的使用技术。

【实训流程】

1. 核对、评估 查看医嘱，核对患者床号、姓名及腕带。评估患者病情。

2. 操作流程

（1）用物准备 心电图机一套（导联线、电源线、地线、心电图记录纸）、导电膏或 75% 酒精、治疗碗（内放棉球若干、镊子）、弯盘。

（2）操作前准备 核对医嘱，备齐用物，携用物至床旁，解释操作的目的及意义，取得患者合作，协助患者取适合体位。

（3）操作过程中 随时观察患者的心电情况。

（4）操作结束后 置患者于舒适体位，记录时间，护士签名。

表 1-27 心电图使用技术

心电图使用技术	体位：平卧位
	步骤： 1. 连接、设置心电图机 2. 屏风遮挡，解开上衣，暴露胸部、手腕、脚踝处皮肤 3. 连接肢体导联 4. 连接胸导联 5. 检查安放位置是否正确，描记心电图 6. 去除导联线，协助患者穿好衣服，取舒适体位，整理床单位 7. 洗手，记录

附：心电图使用技术操作流程图，见图 1-15。

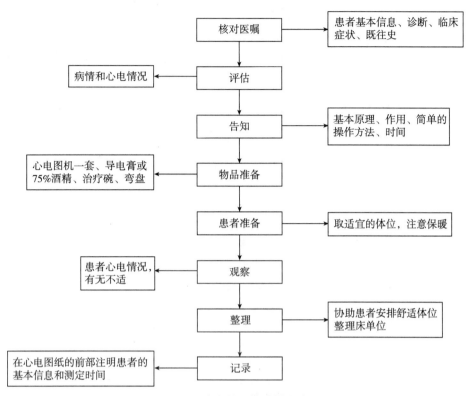

图 1-15 心电图使用技术操作流程图

【注意事项】

1. 记录心电图前，患者不应剧烈运动、饱餐、饮茶、喝酒、吃冷饮或吸烟。

2. 放置导联电极片时，应避开伤口、瘢痕等部位。

3. 注意减少或消除伪差，产生汇差的常见原因有：①周围环境有交流电或用电设备或仪器。②肌肉震颤。③在描记心电图时，患者移动身体或呼吸不平稳。④导联线连接错误、松脱或断离。⑤电极板生锈不清洁或皮肤准备不当，导致电极板与皮肤接触不良。⑥地线接触不良。⑦心电图仪器陈旧老化。

【评分标准】

表 1-28 心电图使用技术评分标准

项目	操作技术标准	应得分	实得分	扣分	说明
素质要求	服装、鞋帽整洁	3			
	仪表端庄、语言得体、动作规范	2			

续表

项目	操作技术标准	应得分	实得分	扣分	说明
操作前准备	有效核对患者	3			
	了解患者病情	2			
	解释操作意义	2			
	洗手、戴口罩	2			
	物品准备：心电图机一套（导联线、电源线、地线、心电图记录纸）、导电膏或75%酒精、治疗碗（内放棉球若干、镊子）、弯盘	3			
操作前准备	环境准备：室内保持温暖，以免因寒冷引起肌电紧张；检查床的宽度不宜过窄，以免机体紧张而引起肌电干扰；心电图机旁不要摆放其他电器用具	3			
操作流程	再次有效核对患者，摆好体位（平卧位）	2			
	接通心电图电源，正确安装心电图纸，机器处于备用状态	3			
	定好标准：走纸速度25mm/s，校对标准电压1mv=10mm	5			
	屏风遮挡，解开上衣，暴露胸部、手腕、脚踝处皮肤	2			
	正确连接肢体导联：患者双手掌侧腕关节上方3cm处及两内踝上部约7cm处，涂抹导电膏或75%酒精，将导联电极按规定连接肢体。红色电极接右上肢，黄色电极接左上肢，黑色电极接右下肢，绿色电极接左下肢	15			
	正确连接胸导联：在胸前按规定位置涂抹导电膏或75%酒精，固定吸引电极。胸导联的导线末端接电极处的颜色排列依次为红、黄、绿、褐、黑、紫，分别代表$V_1 \sim V_6$导联。V_1：胸骨右缘第四肋间；V_2：胸骨左缘第四肋间；V_3：V_2与V_4连线中点；V_4：左锁骨中线第五肋间；V_5：左腋前线平V_4水平；V_6：左腋中线平V_4水平	15			
	检查安放位置是否正确	3			
	描记心电图：观察心电图机屏幕上所显示的心电图，若基线平稳，即可开始描记心电图。按下开始键后，心电图机即可自动记录12导联心电图	5			
	去除导联线，协助患者穿好衣服，取舒适体位，整理床单位，收屏风，关机	5			
	撕下心电图纸，在心电图单上标记患者姓名、性别、年龄、测定时间、病区及床号，标记各导联	5			
	用物处理：将电极板等擦拭干净	2			
	洗手，记录，向医生汇报	3			
总体评价	正确指导患者，动作熟练，操作规范，沟通恰当，保护患者的隐私	5			
理论提问	理论回答全面正确	10			
合计		100			

第二章 外科护理学常用技术

第一节 手术室无菌准备技术

一、外科洗手法

【导学】

手术室护理工作的目的是保证患者的安全，严格无菌操作和恰当的配合，以确保手术的顺利完成。外科手消毒是指医务人员在外科手术前用肥皂（液）或抗菌洗手液洗手，再用含有乙醇和正丙醇的免洗手消毒凝胶杀灭肠道致病菌、化脓性球菌、致病性酵母菌和医院感染常见细菌的过程。

【学习重点】

操作流程、注意事项。

【概述】

1. 实训学时 1学时。

2. 实训类型 操作性实训。

3. 实训目的 使学生掌握术前洗手及手消毒的方法。

【实训流程】

1. 评估 环境情况。

2. 操作流程

（1）用物准备 流动水洗手设备，洗手液，无菌手刷，免洗手消毒液，无菌毛巾。

（2）操作前准备 修剪指甲，去除一切首饰和手表，更换手术室专用的洗手衣裤、鞋、帽子，戴口罩。

表 2-1 外科洗手法

洗手	润湿双手，取适量洗手液于掌心，按"六步洗手法"彻底清洁双手、前臂和肘上 10cm 的部位，注意将指尖、指缝、拇指、指关节等处清洗干净；用流动水冲净
刷手	取无菌手刷蘸取洗手液，自手指开始向上刷至肘关节上 10cm；顺序是从指间至手腕、从手腕至肘部、从肘部至肘上部依次刷洗，左右手部交替进行，时间约 3 分钟；刷手时要注意甲缘、甲沟、指缝、腕关节及肘关节等处的刷洗，并以屈肘、指尖朝上的姿势，用流动水冲净双手、前臂和肘上 10cm 的泡沫
擦手	取无菌小毛巾擦手，顺序是手、一侧前臂、上臂，毛巾换面擦另一手、前臂和上臂，用过的方巾从上臂外侧扔掉
消毒	取适量的免洗手消毒液揉搓双手的每个部位、前臂和上臂下 1/3，认真揉搓直至消毒剂干燥；再取免洗手消毒液按"六步洗手法"揉搓双手和腕部，至消毒剂干燥

附：外科洗手法操作流程图，见图 2-1。

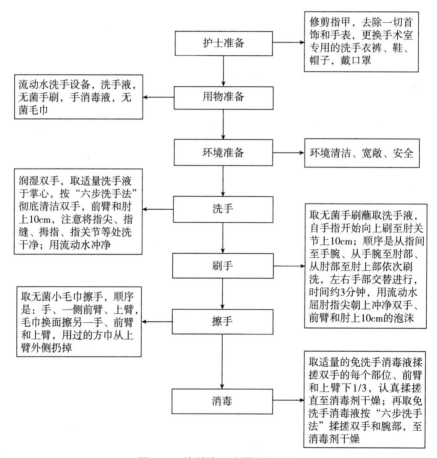

图 2-1 外科洗手法操作流程图

【注意事项】

1. 不应戴假指甲和首饰，保持指甲和指甲周围组织的清洁。

2. 在整个手消毒过程中应保持双手位于胸前并高于肘部，使水由手部流向肘部，使双手保持无菌状态。

3. 洗手与消毒可使用海绵、手刷、其他揉搓用品或双手相互揉搓。

4. 术后摘除外科手套后，应用肥皂（皂液）清洁双手。

5. 使用后的清洁指甲用具、揉搓用品如海绵、手刷等，应放到指定的容器中，揉搓用品应每人使用后消毒或者一次性使用；清洁指甲用品应每日清洁与消毒。

【评分标准】

表 2-2　外科洗手法评分标准

项目	操作技术标准	应得分	实得分	扣分	说明
护士准备	修剪指甲（双手指甲长度小于 1mm），不得佩戴任何饰物，更换手术室专用的洗手衣裤、鞋、帽子，戴口罩	10			
用物准备	流动水洗手设备，洗手液，无菌手刷，免洗手消毒液，无菌毛巾	5			
操作环境	环境清洁，光线充足	5			
洗手	先润湿双手	5			
	取适量洗手液于掌心，按"六步洗手法"彻底清洁双手（双手依次掌心搓掌心；双手手指交叉，掌心搓手背，交换进行；双手手指交叉，掌心相对沿指缝相互搓擦，双手互握互搓指背；在掌中转动拇指和手腕，交换进行；指尖摩擦手掌，交换进行；每处至少揉搓持续 15 秒），以及前臂和肘上 10cm 的部位，注意将指尖、指缝、拇指、指关节等处洗干净	20			
	用流水冲净	5			
刷手	取无菌手刷蘸取洗手液，自手指开始向上刷至肘关节上 10cm；顺序是从指间至手腕、从手腕至肘部、从肘部至肘上部依次刷洗，左右手部交替进行，时间约 3 分钟；刷手时要注意甲缘、甲沟、指缝、腕关节及肘关节等处的刷洗	20			
	保持屈肘、指尖朝上的姿势，用流动水冲净双手、前臂和肘上 10cm 的泡沫	5			
擦手	取无菌小毛巾擦手，顺序是手、一侧前臂、上臂，毛巾换面擦另一手、前臂和上臂，用过的方巾从上臂外侧扔掉	5			
消毒	取适量的免洗手消毒液揉搓双手的每个部位、前臂和上臂下 1/3，认真揉搓直至消毒剂干燥	5			
	再取免洗手消毒液按"六步洗手法"揉搓双手和腕部，至消毒剂干燥	5			
总体评价	操作程序清晰规范，熟练有序，举止端庄，仪表大方	5			
	认真清洗指甲、指尖、指缝、关节等易污染部位	5			
合计		100			

二、穿脱手术衣

【导学】

手术室护理工作的目的是保证患者的安全，严格无菌操作和恰当的配合，以确保手术的顺利完成。穿脱手术衣的操作目的是保护工作人员和患者，避免交叉感染及自身感染，防止病原体的传播。

【学习重点】

操作流程、注意事项。

【概述】

1. 实训学时　1 学时。

2. 实训类型　操作性实训。

3. 实训目的　使学生掌握穿脱手术衣的方法、操作流程和注意事项。

【实训流程】

1. 评估　环境情况，应清洁、宽敞、安全。

2. 操作流程

（1）用物准备　无菌手术衣，无菌手套。

（2）操作前准备　修剪指甲，去除一切首饰和手表，更换手术室专用的洗手衣裤、鞋、帽子，戴口罩。

表 2–3　穿脱手术衣

	在外科术前洗手后穿无菌手术衣
穿无菌手术衣法	1. 术者用右手将手术衣抓取在手中 2. 在较宽敞的地方，手持衣领抖开，使手术衣下端下垂 3. 双手提衣领展开手术衣，使内面朝向自己 4. 将手术衣向上轻轻抛起，双手顺势插入袖中，两臂前伸等待；注意两臂不可高举过肩，也不可伸向左右两侧 5. 巡回护士协助穿好手术衣，系带子 6. 穿半遮式手术衣时，术者双手交叉提拉腰带向后递与巡回护士，巡回护士协助系上，再按照戴无菌手套的操作流程戴好手套 7. 穿全遮式手术衣时，术者按照戴无菌手套的操作流程戴好手套，解开胸前的腰带递给巡回护士，巡回护士用无菌持物钳夹住末端，自术者身后绕至身前，传递给术者系好 8. 穿好手术衣后将腋部放下，双手保持在腰部以上、肩部以下、胸前视线范围内。双手半伸置于胸前，避免触碰周围的人或物
脱手术衣法	1. 自己脱手术衣：巡回护士协助解开系带，术者用左手抓右侧肩部手术衣外面，自上而下外翻衣袖、下拉至肘部，同法脱左侧，左右交替脱下手术衣及手套 2. 巡回护士协助脱手术衣：术者双手抱肘，由巡回护士解开系带，从术者身后将手术衣向前外翻转搭在肩上，在身前抓手术衣内侧，从肩部向肘部翻转，向下拉扯脱下手术衣，再脱下手套，扔于污物桶内

附：穿脱手术衣操作流程图，见图 2-2；自己穿脱手术衣操作流程图，见图 2-3；巡回护士协助脱手术衣操作流程图，见图 2-4。

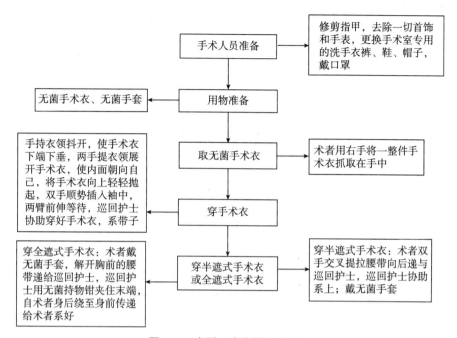

图 2-2 穿脱手术衣操作流程图

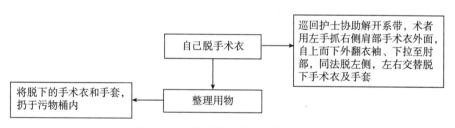

图 2-3 自己穿脱手术衣操作流程图

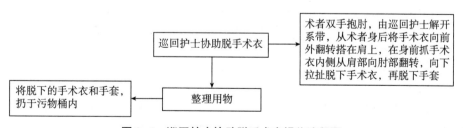

图 2-4 巡回护士协助脱手术衣操作流程图

【注意事项】

1.手术衣的长短要合适，须全部遮盖工作服，有破损时则不可使用。

2. 手术衣应整件拿取，选择在宽敞处抖开，注意避免触碰到其他物品或地面。

3. 手穿入袖子后，注意两臂不可高举过肩，也不可伸向左右两侧。

4. 穿好手术衣后，双手保持在腰平面以上、肩平面以下的胸前视线范围内，注意双手不能触摸其他物品。

【评分标准】

表 2-4　穿脱无菌手术衣的评分标准

项目	操作技术标准	应得分	实得分	扣分	说明
护士准备	修剪指甲，去除一切首饰和手表，更换手术室专用的洗手衣裤、鞋、帽子，戴口罩，完成外科洗手	10			
用物准备	无菌手术衣、无菌手套	5			
操作环境	环境清洁、宽敞、明亮	5			
穿无菌手术衣	术者用右手将一整件手术衣抓取在手中，在较宽敞的地方，手持衣领抖开，使手术衣下端下垂	5			
	双手提衣领展开手术衣，使内面朝向自己，将手术衣向上轻轻抛起，双手顺势插入袖中，两臂前伸等待；注意两臂不可高举过肩，也不可伸向左右两侧；巡回护士协助穿好手术衣，系带子	10			
穿无菌手术衣	穿半遮式手术衣时，术者双手交叉提拉腰带向后递与巡回护士，巡回护士协助系上，再按照戴无菌手套的操作流程戴好手套	10			
	穿全遮式手术衣时，术者按照戴无菌手套的操作流程戴好手套，解开胸前的腰带递给巡回护士，巡回护士用无菌持物钳夹住末端，自术者身后绕至身前，传递给术者系好	10			
	穿好手术衣后将腋部放下，双手保持在腰部以上、肩部以下、胸前视线范围内。双手半伸置于胸前，避免触碰周围的人或物	10			
戴无菌手套	正确戴无菌手套	10			
脱手术衣	术者脱手术衣：巡回护士协助解开系带，术者用左手抓右侧肩部手术衣外面，自上而下外翻衣袖、下拉至肘部，同法脱左侧，左右交替脱下手术衣及手套	5			
	巡回护士协助脱手术衣：术者双手抱肘，由巡回护士解开系带，从术者身后将手术衣向前外翻转搭于肩上，在身前抓手术衣内侧，从肩部向肘部翻转，向下拉扯脱下手术衣，再脱下手套	5			
整理用物	将脱下的手术衣和手套，扔于污物桶内	5			
总体评价	操作程序清晰规范，熟练有序，举止端庄，仪表大方	5			
	避免污染手术衣	5			
合计		100			

第二节　皮肤准备技术

【导学】

皮肤准备是通过剃除手术相应部位的毛发并进行体表清洁，以达到去除手术部位皮肤的毛发和污垢、预防切口感染的目的，是外科护理工作中最常用的护理技术之一。

【学习重点】

操作流程、注意事项。

【概述】

1. 实训学时　2 学时。

2. 实训类型　操作性实训。

3. 实训目的　通过学习本节的内容，使学生了解皮肤准备的目的和意义，熟悉常见手术的备皮范围，能独立完成备皮用物的准备，学会正确的备皮方法。

【实训流程】

1. 核对、评估　查看医嘱，核对患者床号、姓名及腕带。查看患者的皮肤情况，检查备皮区域的皮肤有无毛囊炎等感染病灶。

2. 操作流程

（1）用物准备　托盘、弯盘、备皮刀具、肥皂水、棉球及镊子（或肥皂水和软毛刷）、橡胶单、治疗巾、纱布、棉签、松节油（或 75% 乙醇）、手电筒、脸盆（盛热水）、毛巾等。

（2）操作前准备　环境清洁，光线充足，关闭门窗，屏风遮挡，注意保暖。护士衣帽整洁，洗手、戴口罩，解释备皮的临床意义和基本方法，检查皮肤，备齐用物，携用物至床旁，协助患者取适合体位。

（3）操作过程中　随时检查毛发是否剃净，皮肤有无割痕、割伤。

（4）操作结束后　置患者于舒适体位，整理用物、洗手、记录。

表 2–5　皮肤准备技术

暴露与铺巾	解开衣服，暴露备皮区域，其下垫橡胶单和中单，放置弯盘，用肥皂水涂局部皮肤
剔除毛发	取一块纱布放在左手，右手拿起备皮刀在自己左手背上以 45°角试刮一下，然后左手绷紧患者皮肤，右手拿备皮刀给患者备皮
清洗和检查皮肤	全部操作完成后，用湿热毛巾洗净备皮区域的皮肤。检查毛发是否剃净，皮肤有无割痕、割伤
整理	撤除弯盘、橡胶单和治疗巾，整理患者衣被

附：皮肤准备技术操作流程图，见图 2–5。

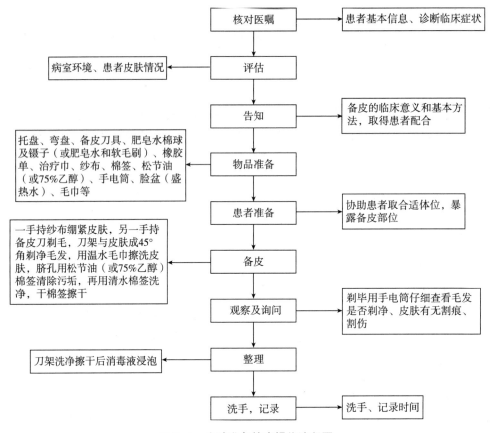

图 2-5　皮肤准备技术操作流程图

【注意事项】

1. 备皮前要仔细检查备皮区域的皮肤有无毛囊炎等感染病灶，如果有感染病灶要立即通知医生酌情处理。

2. 给患者备皮前要先用备皮刀在自己手背上以 45°角试刮。

3. 腹部及腹腔镜手术的患者应注意脐部的清洁。

4. 若皮肤上有油脂或胶布粘贴的痕迹，用松节油或 75% 乙醇擦净。

5. 备皮后要检查毛发是否剃净，皮肤有无割痕、割伤。光线不好时可用手电筒照射。

【评分标准】

表 2-6　皮肤准备技术操作评分标准

项目	操作技术标准	应得分	实得分	扣分	说明
素质要求	护士着装整齐，仪表端庄	5			
核对医嘱	核对医嘱	5			

项目	操作技术标准	应得分	实得分	扣分	说明
评估患者	核对患者床号、姓名	2			
	询问、了解患者的身心状况	2			
	评估患者备皮区的皮肤情况	3			
	向患者说明备皮的目的、方法及效果	3			
用物准备	托盘、弯盘、备皮刀具、肥皂水、棉球及镊子（或肥皂水和软毛刷）、橡胶单、治疗巾、纱布、棉签、松节油（或75%乙醇）、手电筒、脸盆（盛热水）、毛巾等	10			
洗手戴口罩	洗手、戴口罩	5			
核对患者	携用物到患者床旁，再次进行有效核对	5			
安置体位	患者取合适体位	5			
备皮	暴露与铺巾：解开衣服，暴露备皮区域，其下垫橡胶单和中单，放置弯盘，用肥皂水涂局部皮肤	5			
	剔除毛发：取一块纱布放在左手，右手拿起备皮刀在自己左手背上以45°角试刮一下，然后左手绷紧患者皮肤，右手拿备皮刀给患者备皮	10			
	清洗和检查皮肤：全部操作完成后，用湿热毛巾洗净备皮区域的皮肤。随时检查毛发是否剃净，皮肤有无割痕、割伤	15			
整理	撤除床上的治疗巾、弯盘	5			
	协助患者穿好衣裤，取舒适体位	3			
	整理用物和床单位	2			
洗手记录	洗手并做记录	5			
总体评价	正确指导患者	2			
	严格遵守查对制度	2			
	操作规范，熟练有序	3			
	与患者沟通合理有效，体现出对患者的人文关怀	3			
合计		100			

注：皮肤破损影响手术者不及格。

第三节　外科换药术

【导学】

换药又称更换敷料，包括检查伤口、除去脓液和分泌物、清洁伤口及覆盖敷料，是预防和控制创面感染，消除妨碍伤口愈合因素，促进伤口愈合的一项重要外科操作。

【学习重点】

操作流程、注意事项。

【概述】

1. 实训学时 2 学时。
2. 实训类型 操作性实训。
3. 实训目的 使学生掌握外科换药技术。

【实训流程】

1. 核对、评估 查看医嘱，核对患者床号、姓名、腕带及换药部位。评估患者病情及伤口情况。

2. 操作流程

（1）用物准备 换药常用器械：换药碗、血管钳、剪刀、探针、手术刀、持针器、缝线等；换药常用敷料：棉球、纱布、纱条、棉垫；其他应备有胶布、绷带、棉签、胸腹带、治疗单、松节油、普通剪刀及污物桶等。

（2）操作前准备 核对医嘱；评估患者，做好解释工作；护士衣帽整洁，洗手、戴口罩；备齐用物，携用物至床旁，做好核对，取得合作；协助患者取适合换药的体位。

（3）操作过程中 随时观察患者的病情变化及伤口情况。

（4）操作结束后 置患者于舒适体位，整理床单位，并将污秽敷料倒入污物桶内，交代注意事项，洗手，记录时间，护士签名。

表 2-7 外科换药术

| 外科换药术 | 1. 用手取下伤口外层绷带及敷料。撕胶布时应自伤口由外向内，可用手指轻轻推揉贴在皮肤上的胶布边沿，待翘起后用一只手轻压局部皮肤，另一只手牵拉翘起的胶布，紧贴皮肤（即与皮肤表面平行）向相反的方向慢慢取下，切不可垂直地向上拉掉，以免产生疼痛或将表皮撕脱。若遇胶布粘着毛发时，可剪去毛发或用汽油、乙醚、松节油等浸润后揭去
2. 伤口内层敷料及引流物，应用无菌镊取下，揭起时应沿伤口长轴方向进行。若内层敷料与创面干结成痂，可将未干结成痂的敷料剪去，留下已干结成痂的敷料使其愈合；若创面内层敷料被脓液浸透，可用双氧水或生理盐水浸湿，待敷料与创面分离后再轻轻地顺伤口长轴揭去。在换药过程中，两把换药镊的其中一把应始终处于相对的无菌状态，不可污净不分，随意乱用
3. 取下的污染敷料均放在弯盘内，不得随意丢弃，以防污染环境或交叉感染
4. 去除敷料后，用 0.2% 碘伏或 75% 酒精棉球在创口周围由内向外消毒，注意勿使消毒液流入伤口内。若创周皮肤粘有较多胶布痕迹及污垢，则用松节油或汽油棉棒擦去，以减少对皮肤的刺激
5. 用 0.1% 新洁尔灭或等渗盐水棉球自内向外轻柔地拭去创面分泌物，擦洗创周皮肤的棉球不得再洗创口内面。在拭去创面分泌物时切忌反复用力擦拭，以免损伤创面肉芽或上皮组织；擦拭创面所用棉球不应太湿，否则不但不易清除分泌物，反而使脓液外流污染皮肤和被褥，可用换药镊将棉球中过多的药液挤掉
6. 脓腔深大者，棉球擦洗时应防止脱落在创口内
7. 创面拭净后，应彻底移除伤口内的线头、死骨、腐肉等异物
8. 用酒精棉球消毒创周皮肤。根据伤口情况选择凡士林纱布、药物或盐水纱布覆盖，或放入引流管、纱布引流条等
9. 创面处理完毕，覆盖无菌干纱布，胶布粘贴固定。创面大、渗液多的创口，可加用棉垫，若胶布不易固定时须用绷带包扎 |

附：外科换药术操作流程图，见图2-6。

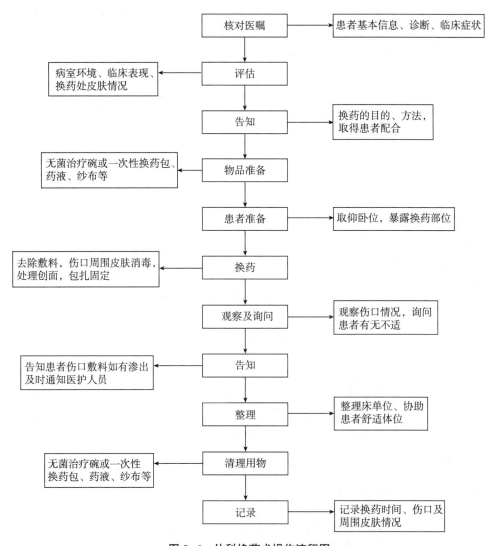

图2-6 外科换药术操作流程图

【注意事项】

1. 操作过程中，严格执行无菌操作的原则。凡接触伤口的物品均须无菌，防止污染及交叉感染，各种无菌敷料从容器内取出后，不得放回，污染的敷料须放入弯盘或污物桶内，不得随便乱丢。

2. 换药的顺序，原则上应先更换清洁伤口敷料，然后是污染伤口，最后是感染伤口。破伤风、气性坏疽、绿脓杆菌等特殊感染伤口应由专人负责处理。

3. 操作动作要稳、准、轻、快，减少出血，避免增加患者的痛苦。

4. 换药次数根据伤口情况决定。一期缝合伤口一般术后2～3日换药1次；肉芽生长健康、分泌物少的伤口，可隔日1次；一般有肉芽组织生长的伤口，每日换药1次；脓液较多的伤口，每天可换药多次；脓肿切开引流并填塞敷料的伤口次日不换药，以免出血。

5. 仔细观察伤口情况及病情变化，缝合伤口应注意缝线周围皮肤反应，有无皮下积血、积脓或感染等。

6. 应尽量采用仰卧位，除便于操作外，还可减少虚脱的发生。

7. 处理引流物时，用作预防性引流的乳胶片，通常 24～72 小时内拔除；作为止血填塞的凡士林纱条，应从术后 3～5 日开始逐日轻轻取出；深部引流的烟卷条或乳胶管均不宜久留，一般术后 1～7 日即应拔除。

【评分标准】

表 2-8　外科换药术操作评分标准

项目	操作技术标准	应得分	实得分	扣分	说明
素质要求	护士着装整齐，仪表端庄	3			
核对医嘱	核对医嘱	2			
评估患者	核对患者床号、姓名	2			
	询问、了解患者的身心状况，评估患者伤口情况	2			
	向患者说明换药的目的	3			
	暴露伤口，注意保暖，保护隐私，屏风遮挡	3			
用物准备	换药车上备无菌治疗碗 2 个、弯盘 1 个（放污染敷料）、镊子 2 把（一把操作，一把传递敷料）、剪刀 1 把、手消毒剂 1 瓶、碘伏及 75% 酒精棉球、生理盐水棉球若干、纱布块及干棉球若干、一次性治疗巾、盐水、胶布等，必要时备屏风	5			
洗手戴口罩	洗手、戴口罩	2			
核对患者	携用物至床旁，再次进行有效核对	3			
安置体位	患者取舒适卧位，暴露伤口	3			
换药	去除敷料：用手揭开外层敷料（胶布应向伤口外侧方向揭去），再用镊子轻夹内层敷料，若粘连较紧，应用盐水浸湿后再揭去，以免损伤肉芽组织或引起创面出血	10			
	消毒：用 75% 酒精棉球对伤口周围皮肤进行消毒，左手持一把镊子，将无菌治疗碗内 75% 酒精棉球传递至右手的另一把镊子操作，擦拭伤口周围皮肤，由伤口边缘向外擦拭，避免将伤口外的细菌带入伤口内，勿使乙醇流入伤口引起疼痛和组织损伤	10			
	处理创面：直接用左手的无菌镊子取无菌治疗碗内的盐水棉球，传递给右手的镊子，轻轻擦拭创面。禁用干棉球擦拭创面，以免损伤肉芽组织	10			
	伤口有分泌物时：应松动引流物或拔除更换引流物。黏着于皮肤的胶布可用松节油擦净	10			
	包扎固定：覆盖无菌干纱布，面积要超过伤口 3～5cm，胶布固定时要与肢体或躯干垂直，胶布不宜固定时，可用弹力绷带	10			

续表

项目	操作技术标准	应得分	实得分	扣分	说明
整理	整理换药用物及床单位	5			
	置患者舒适体位	3			
	更换的敷料倒入医疗垃圾桶内	2			
洗手记录	洗手并做记录	2			
总体评价	正确指导患者	2			
	遵循无菌操作原则	2			
	操作流程规范，熟练有序	3			
	与患者沟通合理、有效，体现对患者的人文关怀	3			
合计		100			

第四节 胃肠减压术

【导学】

胃肠减压术是利用负压吸引和虹吸的原理，将胃管自口腔或鼻腔插入，通过胃管将积聚于胃肠道内的气体及液体吸出，以达到减轻胃肠道压力的目的。

【学习重点】

操作流程、注意事项。

【概述】

1. 实训学时 2学时。

2. 实训类型 操作性实训。

3. 实训目的 通过学习本节内容，使学生了解胃肠减压术的目的和意义，并能独立完成实验用物的准备，学会基本的胃肠减压术操作方法。

【实训流程】

1. 核对、评估 查看医嘱，核对患者床号、姓名及腕带。询问并了解患者的基本情况，评估患者胃肠减压引流情况。

2. 操作流程

（1）用物准备 双层治疗车、治疗盘、无菌胃管包（普通胃管或硅胶管1根、治疗巾1块、镊子1把、止血钳1把、纱布数块）、无菌持物钳、一次性手套、棉签、石蜡油、弯盘、治疗碗、听诊器、20mL注射器1个、胶布、别针、压舌板、手电筒、胃肠减压器、医嘱单、生活垃圾桶、医用垃圾桶等。

（2）操作前准备　评估、核对患者，解释胃肠减压术的临床意义和基本方法，洗手、戴口罩，备齐用物，携用物至床旁，协助患者取适合体位。

（3）操作过程中　随时观察患者的情况。

（4）操作结束后　整理床单位，置患者于舒适体位，交代注意事项。处理用物，洗手，记录时间。

表 2-9　胃肠减压术

胃肠减压术	1. 戴手套，铺治疗巾，放置弯盘，用清水棉签清洗鼻腔 2. 测量胃管长度，即前额发际至剑突的距离，一般成人插入长度为 45～55cm 3. 石蜡油润滑后，沿选定鼻孔，先向上而后平等缓慢地轻轻插入，在 10～15cm 时，嘱患者做吞咽动作，顺势将胃管推进，直至预定长度 4. 检查胃管是否盘曲在口中，是否插入胃内 5. 调节负压，将胃肠减压器与胃管连接、固定 6. 观察引流液的颜色、性状和引流量，保持胃肠减压的有效性

附：胃肠减压术操作流程图，见图 2-7。

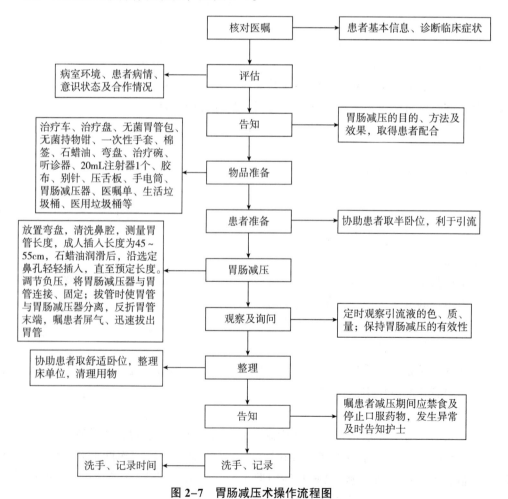

图 2-7　胃肠减压术操作流程图

【注意事项】

1.应用前应了解患者有无上消化道出血史、严重的食道静脉曲张、食管梗阻、鼻腔出血等，以防发生损伤。

2.插管时应注意胃管插入的长度是否适宜。

3.随时保持胃管的通畅和持续有效的负压，遇阻塞时可用少量生理盐水低压冲洗并及时回抽，避免胃扩张增加吻合张力而并发吻合瘘。

4.胃肠减压期间，患者应停止饮食和口服药物，若需从胃管内注入药物，应夹管1～2h，以免注入药物被吸出。

5.观察引流液的色泽、性质和引流量，并正确记录。定期更换引流袋。

6.妥善固定胃肠减压管，避免受压、扭曲，留有一定的长管，以免翻身或活动时胃管脱出。负压引流器应低于头部。

7.做好口腔护理，防止口腔炎。

【评分标准】

表 2-10　胃肠减压术操作评分标准

项目	操作技术标准	应得分	实得分	扣分	说明
素质要求	护士着装整齐，仪表端庄	5			
核对医嘱	核对医嘱	5			
评估患者	核对患者床号、姓名、腕带	2			
	询问、了解患者的身心状况	2			
	评估患者病情、意识状态及合作情况	3			
	向患者说明胃肠减压的目的、方法及效果	3			
用物准备	治疗车上层备：治疗盘、无菌胃管包（普通胃管或硅胶管1根、治疗巾1块、镊子1把、止血钳1把、纱布数块）、无菌持物钳、一次性手套、棉签、石蜡油、弯盘、治疗碗、听诊器、20mL注射器1个、胶布、别针、压舌板、手电筒、胃肠减压器、医嘱单治疗车下层备：生活垃圾桶、医用垃圾桶	5			
洗手	正确洗手、戴口罩	5			
核对患者	携用物到患者床旁，再次进行有效核对	3			
	有活动性义齿者协助取下，妥善放置	2			
安置体位	患者取坐位或半卧位（昏迷患者取平卧位），铺一次性治疗巾于颌下及胸前，放置弯盘	5			
胃肠减压	插胃管：准备胶布，用棉签蘸清水清洁、湿润鼻腔，戴手套，打开胃管包，用注射器检查胃管是否通畅	5			
	测量患者前额发际至剑突的距离，确定胃管长度，成人插入长度为45～55cm	5			

续表

项目	操作技术标准	应得分	实得分	扣分	说明
胃肠减压	石蜡油润滑胃管，一手持纱布托住胃管，一手持镊子夹住胃管前端缓慢插入鼻腔，插至 10～15cm 处时，嘱患者做吞咽动作，插管到预定长度（以清醒者为例）	5			
	口述：插管时患者出现恶心、呕吐，可稍停片刻，嘱患者张口深呼吸；患者出现咳嗽、呼吸困难、发绀等现象，应立即拔管，休息片刻再重新插入	5			
	检查胃管是否盘在口中，脱手套。检查胃管是否在胃内，连接注射器与胃管末端，抽吸时有胃液抽出	5			
	为患者擦拭面颊，用胶布将胃管固定于鼻翼及颊部。使胃肠减压器形成负压，并连接于胃管末端。用别针固定于患者衣服上，向患者交代注意事项	5			
	（口述）胃肠减压期间要保持胃管通畅，定时观察引流液的颜色、性状和引流量	5			
	遵医嘱拔除胃管：分离胃管与胃肠减压器，反折胃管末端，嘱患者深呼吸，在呼气时迅速拔出胃管，擦净患者的鼻孔、面部	5			
整理	撤除治疗巾、弯盘	1			
	协助患者取舒适体位	2			
	整理用物和床单位	2			
洗手记录	洗手并做记录	5			
总体评价	正确指导患者	2			
	严格遵守无菌原则和查对制度	2			
	操作规范，熟练有序	3			
	与患者沟通合理有效，体现出对患者的人文关怀	3			
合计		100			

第五节　胸膜腔穿刺术

【导学】

胸膜腔穿刺是对胸腔疾病进行诊断和治疗的一种简易方法。对单侧或双侧气胸、液气胸可起到排气排液或减压的作用；对疑有胸内感染或肿瘤者，可进行药物注射或抽取标本检验。胸腔穿刺术是胸外科常采用的诊断和治疗技术之一。

【学习重点】

操作流程、注意事项。

【概述】

1.实训学时　2学时。

2.实训类型　操作性实训。

3.实训目的　使学生掌握胸膜腔穿刺技术。

【实训流程】

1.核对、评估　查看医嘱，核对患者床号、姓名及腕带。认真了解患者病史、病情、自理能力、合作程度、耐受力及心理状态。向患者及家属告知手术的目的、方法及效果，取得合作，签署知情同意书。

2.操作流程

（1）用物准备　治疗巾、治疗盘、弯盘、碘伏棉球、无菌镊子、无菌手套、2%利多卡因、一次性使用胸腔穿刺包（胸腔穿刺针、5mL一次性注射器、50mL一次性注射器、一次性使用无菌注射针、纱布片、洞巾、橡胶医用手套、塑料镊子、消毒创口贴、试管）。

（2）操作前准备　备齐用物，携用物至床旁；再次核对患者床号、姓名，协助患者取坐位，面向背椅，前额伏于前臂上。不能起床的患者可取半卧位，患者前臂上举抱于枕部。

（3）操作过程中　随时观察患者的反应、呼吸情况及引流情况。

（4）操作结束后　测量生命体征，协助患者取舒适卧位，交代注意事项，洗手，记录时间，护士签名。

表2-11　胸膜腔穿刺术

胸膜腔穿刺术	1.选择穿刺点：选在胸部叩诊实音最明显的部位进行穿刺，胸液较多时一般常取肩胛线或腋后线第7～8肋间；有时也选腋中线第6～7肋间或腋前线第5肋间为穿刺点。包裹性积液可结合X线或超声检查确定，穿刺点用蘸甲紫（龙胆紫）的棉签或其他标记笔在皮肤上标记
	2.消毒：以穿刺点为中心，常规消毒皮肤2～3次，直径约15cm
	3.打开并检查胸腔穿刺包：检查胸腔穿刺包是否在有效期内，打开一次性胸腔穿刺包，戴无菌手套，铺无菌洞巾，检查胸腔穿刺包内的物品，注意检查胸穿针与抽液用注射器链接后是否通畅，同时检查是否有漏气情况
	4.麻醉：助手协助检查并打开2%利多卡因安瓿，术者以5mL注射器抽取2～5mL，在穿刺点处做一皮丘，沿肋骨上缘垂直进针（如穿刺点为肩胛线或腋后线，肋间沿下位肋骨上缘进麻醉针，如穿刺点为腋中线或腋前线，则取两肋之间进针），回抽无血后逐层浸润麻醉至胸膜
	5.穿刺：将穿刺针与抽液用注射器链接，并关闭两者之间的开关，保证闭合紧密不漏气。术者以一手示指与中指固定穿刺部位皮肤，另一只手持穿刺针沿麻醉处缓缓刺入，当针锋抵抗感突然消失时，打开开关使其与胸腔相通，随后进行抽液。助手用止血钳（或胸穿包的备用钳）协助固定穿刺针，以防刺入过深损伤肺组织。注射器抽满后，关闭开关（如注射器前端为单向活瓣设计，可不关闭开关，视具体情况而定），排出液体至引流袋内，记录抽液量
	6.拔针：抽液结束后，于患者呼气末屏气拔针，覆盖无菌纱布，稍用力压迫片刻，消毒创可贴固定

附：胸膜腔穿刺术操作流程图，见图2-8。

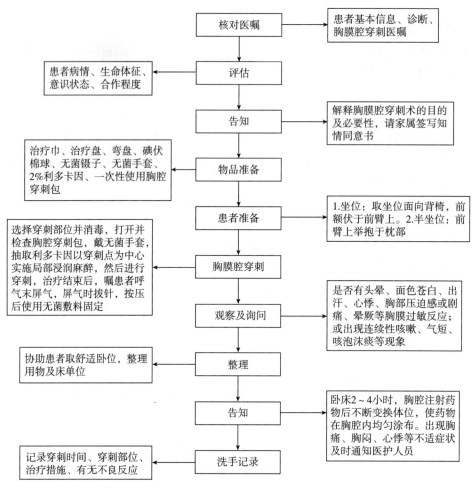

图 2-8　胸膜腔穿刺术操作流程图

【注意事项】

1. 操作前应向患者说明穿刺目的，消除顾虑，同时签好知情同意书；对精神紧张者，可于术前半小时给地西泮10mg，或可待因0.03g以镇静止痛。

2. 操作中应密切观察患者的反应，如有患者头晕、面色苍白、出汗、心悸、胸部压迫感或剧痛、晕厥等胸膜过敏反应；或出现连续性咳嗽、气短、咳泡沫痰等现象时，立即停止抽液，并皮下注射0.1%肾上腺素0.3～0.5mL，或进行其他对症处理。

3. 一次抽液不应过多、过快。诊断性抽液，50～100mL即可。减压抽液，首次不超过600mL，以后每次不超过1000mL。如为脓胸，每次尽量抽尽，疑有化脓性感染时，助手用无菌试管留取标本，行涂片革兰氏染色镜检、细菌培养及药敏试验。检查瘤细胞，至少需要100mL，并应立即送检，以免细胞自溶。

4. 严格无菌操作，操作中要始终保持胸膜负压，防止空气进入胸腔。

5. 应避免在第 9 肋间以下穿刺，以免穿透膈肌损伤腹腔脏器。

6. 操作前、后测量患者生命体征，操作后嘱患者卧位休息 30 分钟。

7. 对于恶性胸腔积液，可注射抗肿瘤药物或硬化剂诱发化学性胸膜炎，促使脏层与壁层胸膜粘连，闭合胸腔，防止胸液重新积聚。具体操作：于抽液 500～1200mL 后，将药物（如米诺环素 500mg）加生理盐水 20～30mL 稀释后注入。推入药物后回抽胸液，再推入，反复 2～3 次后，嘱患者卧床 2～4 小时，并不断变换体位，使药物在胸腔内均匀涂布。如注入之药物刺激性强，可致胸痛，应在药物前给布桂嗪或哌替啶等镇痛剂。

【评分标准】

表 2-12　胸膜腔穿刺术评分标准

项目	操作技术标准	应得分	实得分	扣分	说明
素质要求	护士着装整齐，仪表端庄	5			
核对医嘱	核对患者基本信息、诊断及医嘱	5			
评估患者	核对患者床号、姓名	2			
	评估环境，询问、了解患者的身心状况	2			
	向患者解释胸膜腔穿刺的目的、方法及配合要点	3			
	根据影像学检查协助定位穿刺部位	3			
用物准备	治疗巾、治疗盘、弯盘、无菌镊子、碘伏棉球、2% 利多卡因、一次性使用胸腔穿刺包（胸腔穿刺针、5mL 一次性注射器、50mL 一次性注射器、一次性使用无菌注射针、纱布片、洞巾、橡胶医用手套、塑料镊子、消毒创口贴、试管）	10			
洗手	洗手，戴口罩、帽子	5			
核对患者	携用物到患者床旁，再次进行有效核对	5			
安置体位	协助患者采取合理体位：患者取坐位，面向背椅，前额伏于前臂上；不能起床的患者可取半卧位，患者前臂上举，抱于枕部	5			
胸膜腔穿刺	选择穿刺点：在叩诊实音最明显的部位进行穿刺。穿刺点用蘸甲紫（龙胆紫）的棉签或其他标记笔在皮肤上标记	5			
	消毒：以穿刺点为中心消毒两次，直径约 15cm	5			
	打开并检查胸腔穿刺包：检查胸腔穿刺包是否在有效期内、密封是否良好；打开胸腔穿刺包，戴无菌手套，铺无菌洞巾，检查胸穿针与抽液用注射器连接后是否通畅、是否有漏气情况	5			
	麻醉：在助手的协助下抽取 2～5mL 的 2% 利多卡因，在穿刺点处先做一皮丘，然后沿肋骨上缘垂直进针，回抽无血后逐层浸润麻醉至胸膜	5			
	穿刺：关闭胸穿针与抽液用注射器之间的开关，一手示指与中指固定皮肤，另一只手持穿刺针缓缓刺入，直至针锋抵抗感突然消失	5			
	拔针：抽液结束后，于患者呼气末屏气拔针，覆盖无菌纱布，稍用力压迫片刻，消毒创可贴固定	5			
整理	测量生命体征，协助患者取舒适体位	3			
	交代注意事项，嘱患者如有不适及时呼叫护士	5			
	整理用物和床单元	2			

项目	操作技术标准	应得分	实得分	扣分	说明
洗手记录	洗手，记录穿刺时间	5			
总体评价	正确指导患者	2			
	严格遵守无菌原则及查对制度	2			
	操作规范，熟练有序	3			
	与患者沟通合理有效，体现对患者的人文关怀	3			
合计		100			

第六节　胸腔闭式引流术

【导学】

胸腔闭式引流术又称"胸廓造口术""胸腔官手术"，是一种较为简单的外科手术。目的是引流胸膜腔内渗液、血液及气体，重建胸膜腔内负压，维持纵隔的正常位置，促进肺膨胀。

【学习重点】

操作流程、注意事项。

【概述】

1. 实训学时　2学时。

2. 实训类型　操作性实训。

3. 实训目的　使学生掌握胸腔闭式引流技术。

【实训流程】

1. 核对、评估　查看医嘱，核对患者床号、姓名。了解患者病史、病情、自理能力、合作程度、耐受力及心理状态，向患者及家属告知手术的目的、方法及效果，取得合作，签署知情同意书。

2. 操作流程

（1）用物准备　治疗巾、治疗盘、弯盘、碘伏棉球、无菌镊子、无菌纱布、无菌剪刀、宽胶布、无菌手套、2%利多卡因、一次性使用胸腔穿刺包、一次性使用胸腔闭式引流瓶（内装无菌生理盐水500mL）。

（2）操作前准备　备齐用物，携用物至患者床旁，再次核对患者床号、姓名。协助患者取半卧位，患侧前臂上举抱于枕部或置于胸前，生命体征未稳定者，取平卧位。

（3）操作过程中　随时观察患者的反应，观察引流情况。

（4）操作结束后　记录时间，护士签名。

表 2-13 胸腔闭式引流术

胸腔闭式引流术	1. 确定引流部位：引流气体，引流的位置以纵隔胸膜腔上部为宜，通常在第 2 肋间隙锁骨中线；引流积液，引流的位置一般在腋中线第 6 ~ 8 肋间；引流脓胸，常经胸部透视确定部位，先做诊断性穿刺定位
	2. 消毒、麻醉：定位后在患者身体下方铺治疗巾，使用无菌镊子夹取碘伏棉球，以穿刺点为中心，常规消毒皮肤 2 ~ 3 次，直径约 15cm；打开胸腔穿刺包，戴无菌手套、铺无菌洞巾，局部用 2% 利多卡因或 0.5% ~ 1% 普鲁卡因溶液浸润麻醉
胸腔闭式引流术	3. 穿刺置管（以肋间套管法为例）：切口同肋间切开插管法，左手拇指及示指固定好切口周围软组织，右手握住套管针，示指固定在距针尖 4 ~ 6cm 处，以防刺入过深，套管针沿肋骨上缘垂直刺入，当进入胸腔时，有突然落空的感觉，将针芯抽回，自套管针侧孔插入引流管并送至脓腔；固定引流管，退去套管针，缝合切口，并以缝线固定引流管，连接于水封瓶
	4. 拔管（指征）：置管引流 48 ~ 72 小时后，引流瓶中无气体溢出且颜色变浅，24 小时引流液量 < 50mL，脓液 < 10mL，X 线显示肺膨胀良好无漏气，患者无呼吸困难或气促，即可终止引流，考虑拔管。协助医生拔管时，嘱患者先吸一口气，在其吸气末迅速拔管，并立即用敷料封闭胸部伤口并包扎固定。拔管后注意观察患者有无发热、胸闷、呼吸困难、切口漏气、渗液、出血、皮下气肿等，如发现异常应及时通知医生处理

附：胸腔闭式引流术操作流程图，见图 2-9。

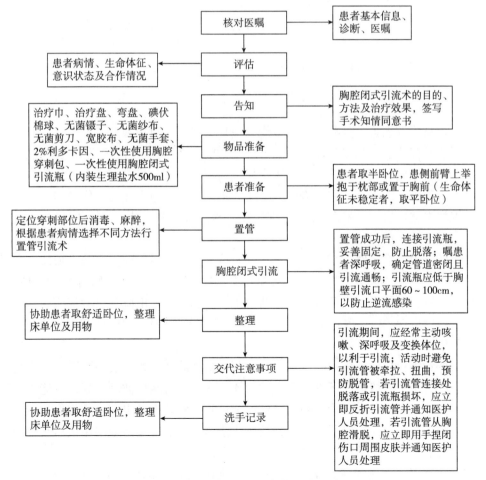

图 2-9 胸腔闭式引流术操作流程图

【注意事项】

1. 胸膜腔大量积气、积液者，开放引流时应缓慢，引流液体首次勿超过 1000mL，防止发生纵隔摆动移位或复张性肺水肿的发生，待病情稳定后，再逐步开放止血钳。

2. 并发症的处理

（1）引流不畅或皮下气肿：多由于插管的深度不够或固定不牢，致使引流管或其侧孔位于胸壁软组织中，引流管连接不牢，大量漏气也可造成皮下气肿，应立即重新置管。

（2）出血：多由于引流的位置近肋骨下缘，损伤肋间血管所致，应予以止血缝合。

（3）胸腔感染：长时间留置引流管、引流不充分或切口处污染均可引起感染，应更换引流管。

（4）复张性肺水肿：对于肺萎缩时间较长者，在排放气体或液体时，速度不能过快，交替关闭、开放引流管，可预防纵隔摆动及肺水肿的发生。

3. 保持管道的密闭性

（1）随时检查引流装置是否密闭及引流管有无脱落。

（2）水封瓶长玻璃管没入无菌生理盐水 3～4cm，并始终保持直立。

（3）引流管周围用纱布包盖严密。

（4）搬动患者或更换引流瓶时，需双重夹闭引流管，以防空气进入。

（5）引流管连接处脱落或引流瓶损坏，应立即双钳夹闭导管，并更换引流装置。

（6）若引流管从胸腔滑脱，立即用手捏闭伤口周围皮肤，并立刻通知医生处理。

4. 严格无菌操作，防治逆行感染

（1）引流装置应保持无菌。

（2）保持胸壁引流口处敷料清洁干燥，一旦渗湿，及时更换。

（3）引流瓶应低于胸壁引流口平面 60～100cm，以防瓶内液体逆流入胸腔。

（4）引流瓶内无菌生理盐水应每天更换，引流瓶每周更换，床旁备血管钳，更换时必须夹闭引流管，防止空气进入胸膜腔引起气胸，并严格遵守无菌操作规程。

5. 保持引流管通畅。闭式引流主要靠重力引流，能有效保持引流管通畅的方法如下。

（1）患者取半卧位。

（2）防止引流管阻塞、扭曲、受压，定时挤压引流管，引流液多或有血块应捏紧引流管的远端，并向胸腔方向挤压，再缓慢松开捏紧的引流管，防止引流瓶中液体倒吸；如有负压装置，吸引压力应适宜，过大的负压会引起胸腔内出血及患者疼痛。

（3）鼓励患者咳嗽、深呼吸及变换体位，以利胸腔内液体、气体排出，促进肺扩张。

6. 观察和记录

（1）注意观察长玻璃管内的水柱波动，因为水柱波动的幅度反映死腔的大小与胸膜腔内负压的大小。一般情况下水柱上下波动 4～6cm。若水柱波动过高，可能存在肺不张，若无波动，则提示引流管不畅或肺已完全扩张。但若患者出现胸闷气促、气管向健侧偏移等肺受压的情况，应疑为引流管被血块堵塞，需设法捏挤或使用负压间断抽吸引流瓶的短玻璃管，促使其通畅，并立即通知医生处理。

（2）观察引流液体的量、性质、颜色，并准确记录，出血量若大于 100mL/h，呈鲜红色，有血凝块，同时伴有脉搏增快，提示有活动性出血的可能，应及时通知医生。

7. 拔管

（1）一般置引流管48～72小时后，观察无气体溢出，或引流量明显减少且颜色变浅，24小时引流液少于50mL，脓液少于10mL，X线胸片提示肺膨胀良好无漏气，患者无呼吸困难，即可拔管。

（2）嘱患者先吸一口气，于吸气末迅速拔管，并立即用敷料封闭胸部伤口并包扎固定。

（3）观察患者拔管后是否出现发热、胸闷、呼吸困难、发绀、切口漏气、渗液、出血和皮下气肿等症状，如有异常应立即通知医生处理。

【评分标准】

表 2-14　胸腔闭式引流术（肋间套管法）评分标准

项目	操作技术标准	应得分	实得分	扣分	说明
素质要求	护士着装整齐、仪表端庄	5			
核对医嘱	核对患者基本信息、诊断、医嘱	5			
评估患者	床旁核对患者床号、姓名及腕带	2			
	询问、了解患者身心状况	3			
	向患者解释行胸腔闭式引流术的目的、方法及效果，请家属签写知情同意书	3			
	引导患者到诊疗室	2			
用物准备	治疗盘、弯盘、治疗巾、碘伏、纱布、棉签、宽胶布、无菌剪刀、无菌手套、2%利多卡因、一次性使用胸腔穿刺包、一次性使用胸腔闭式引流瓶（内装无菌生理盐水500mL）	5			
洗手	洗手，戴口罩、帽子	5			
核对患者	携用物到床旁，再次核对患者床号、姓名	5			
安置体位	取半卧位，患侧前臂上举抱于枕部或置于胸前（生命体征未稳定者，取平卧位）	5			
置管	定位：引流气体，引流的位置以纵隔胸膜腔上部为宜，通常在第2肋间隙锁骨中线；引流积液，引流的位置一般在腋中线第6～8肋间；引流脓胸，常经胸部透视确定部位，先做诊断性穿刺定位	5			
	消毒：在穿刺部位身体下方铺治疗巾，以穿刺点为中心，常规消毒皮肤2～3次，直径约15cm	5			
	麻醉：打开胸腔穿刺包，戴无菌手套、铺无菌洞巾，用2%的利多卡因局部浸润麻醉	5			
	穿刺置管：左手拇指及示指固定好切口周围软组织，右手握住套管针，示指固定在距针尖4～6cm处，沿肋骨上缘垂直刺入，有落空感时将针芯抽回，自套管针侧孔插入引流管，然后固定引流管，退去套管针	10			
胸腔闭式引流	置管成功后，连接引流瓶，妥善固定，防止脱落	5			
	嘱患者深呼吸，观察引流情况及引流管内水柱波动情况，确定管道密闭且引流通畅	5			
	引流瓶应低于胸壁引流口平面60～100cm，以防止逆流感染	5			

项目	操作技术标准	应得分	实得分	扣分	说明
整理	协助患者取舒适卧位，整理床单位	2			
	整理用物，告知注意事项	3			
洗手记录	洗手	2			
	记录置管及拔管时间，治疗效果及患者状态	3			
总体评价	正确指导患者	2			
	严格遵守无菌原则及查对制度	2			
	操作规范，熟练有序	3			
	与患者沟通合理有效，体现对患者的人文关怀	3			
合计		100			

第七节　造口护理技术

【导学】

在治疗某些疾病如直肠癌、溃疡性结肠炎等，通过外科手术的方式自患者腹壁做开口，并将一段肠管拉出开口外，翻转缝于腹壁，从而形成了肠造口，其有利于排泄物的排出，减轻肠道压力、解除肠梗阻，保护远端肠道，促进肠炎性疾病的痊愈。

【学习重点】

操作流程、注意事项。

【概述】

1. 实训学时　2学时。
2. 实训类型　操作性实训。
3. 实训目的　使学生掌握造口护理技术。

【实训流程】

1. 核对、评估　查看医嘱，核对患者床号、姓名、腕带、造口部位。评估患者对造口接受程度及护理知识了解程度，患者造口功能状况及心理接受程度。

2. 操作流程

（1）用物准备　一次性造口袋、换药碗、纱布、记号笔、剪刀、防漏膏、保护膜、造口底盘。

（2）操作前准备　核对医嘱；评估患者、做好解释工作；护士衣帽整洁、洗手、戴口罩、备齐用物；携用物至床旁；取得合作；协助患者取舒适体位，必要时屏风遮挡。

（3）操作过程中　随时观察患者的反应及造口情况。

（4）操作结束后　置患者于舒适体位，交代注意事项，洗手，记录时间。

表 2-15 造口护理技术

造口护理技术	1. 由上向下去除已用的造口袋，并观察内容物 2. 温水清洁造口及周围皮肤，并观察周围皮肤及造口情况 3. 用造口量度表量度造口的大小、形状 4. 绘线，做记号 5. 沿记号修剪造口袋底盘，必要时可涂防漏膏、保护膜 6. 撕去粘贴面上的纸，按照造口位置由下而上将造口袋贴上，夹好便袋夹

附：造口护理技术操作流程图，见图 2-10。

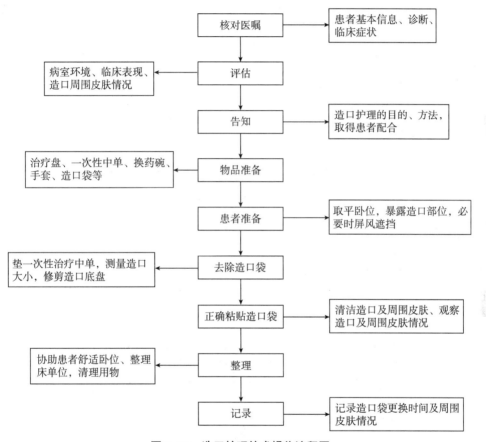

图 2-10 造口护理技术操作流程图

【注意事项】

1. 用温水或淡盐水清洁造口及周围皮肤，不要使用肥皂及酒精等刺激物品（清洁造口时，黏膜会有少量流血，属正常现象），使用造口辅助用品前阅读产品说明书或咨询造口治疗师。

2. 去除造口袋时注意保护皮肤，粘贴造口袋前保证造口周围皮肤清洁干燥。

3. 保持造口袋底盘与造口之间的空隙在 1～1.5mm 的范围。

4. 粘贴造口袋后，嘱患者用手轻压 5～10 分钟。

5. 每 3 ~ 5 天更换 1 次造口袋，如有渗漏应立即更换。

6. 粘贴造口袋时要避免有褶皱，必要时用防漏膏。

7. 避免做增加腹压的运动，以免形成造口旁疝。

8. 定期扩张造口，防止狭窄。

【评分标准】

表 2-16　造口护理操作评分标准

项目	操作技术标准	应得分	实得分	扣分	说明
素质要求	护士着装整齐，仪表端庄	2			
核对医嘱	核对医嘱	3			
评估患者	核对患者床号、姓名、年龄、性别	2			
	了解患者的身心状况，评估患者造口情况	2			
	向患者解释操作目的、方法，取得配合	3			
	暴露造口，保护隐私，注意保暖，请室内其他家属暂时回避，并用屏风遮挡	3			
用物准备	治疗盘内放一次性中单、弯盘、纱布或手纸、剪刀、治疗碗一个（内盛盐水棉球或温水棉球）、石蜡油、橡胶手套，一件式造口袋一套，造口测量尺、必要时准备造口护肤粉和皮肤保护膜，中性笔、记录单、医疗垃圾桶	5			
洗手、戴口罩	洗手、戴口罩	2			
核对患者	携用物至床旁，再次进行有效核对	3			
安置体位	患者取平卧位，垫一次性中单于腰臀部，弯盘接造口排泄物	3			
更换造口袋	左手轻按腹壁，右手将造口袋缓慢由上而下去除，防止损伤皮肤	5			
	观察排泄物的性状、颜色及排泄量	5			
	用生理盐水清洁造口及周围皮肤，造口缝线拆除后用清水清洗即可，防止用力过猛而损伤皮肤，勿用酒精、碘酒等消毒液清洗	5			
	用小方纱或纸巾擦干皮肤，用纱布吸取渗出液，以防弄湿周围皮肤	5			
	使用造口测量尺分别测量造口的长或宽	5			
更换造口袋	根据测量的造口大小、形状，修剪造口底盘，底盘大小应大于造口 1 ~ 1.5mm	5			
	将底盘对准造口，检查大小是否合适，用手指摩擦裁剪边缘，使其光滑、无毛刺，以免刺激造口及周围皮肤	5			
	撕去底盘的剥离纸，拉平造口周围皮肤，待造口周围皮肤完全干燥后，粘贴底盘，并均匀按压各处	5			
	必要时使用防漏膏和皮肤保护剂	5			
	关闭造口袋的排放口	5			
整理	妥善安置患者，取舒适卧位	5			
	整理床单位	3			
	分类处理污染物	2			

项目	操作技术标准	应得分	实得分	扣分	说明
洗手记录	洗手并记录	2			
总体评价	操作流程正确	2			
	严格遵守无菌原则和查对原则	2			
	操作规范，熟练有序	3			
	与患者沟通合理有效，体现出对患者的人文关怀	3			
合计		100			

第八节 "T"管引流术

【导学】

"T"管引流术是行胆总管手术时所需的一种引流方法。如胆总管探查术、胆总管切开取石术、急性梗阻性化脓性胆管炎等手术后放置的一种引流管，以利于病情恢复。其目的是引流胆汁、引流残余结石和支撑胆道。

【学习重点】

T管引流目的、操作流程、注意事项。

【概述】

1. 实训学时 2学时。

2. 实训类型 操作性实训。

3. 实训目的 使学生掌握"T"管引流术的护理；熟悉"T"管引流术的注意事项。

【实训流程】

1. 核对、评估 查看医嘱，核对患者床号、姓名及腕带。询问、了解患者病情，局部伤口周围皮肤情况，巩膜和皮肤黄疸情况，"T"管引流情况。

2. 操作流程

（1）用物准备 治疗盘、弯盘、治疗巾、碘伏、纱布、棉签、血管钳、引流袋、别针、一次性手套等。

（2）操作前准备 核对医嘱；评估患者、做好解释工作；护士衣帽整洁、洗手、戴口罩；备齐用物；携用物至床旁；做好核对，取得合作；协助患者取利于引流的体位。

（3）操作过程中 随时观察患者的反应，"T"管引流的情况。

（4）操作结束后 协助患者取舒适卧位，交代注意事项，洗手，记录时间，护士签名。

表 2-17　"T"管引流术

"T"管引流术	1. 将治疗巾铺于患侧躯体下，并放置弯盘 2. 用血管钳夹闭引流管上端 3. 分离引流接头，记录引流液的量，将换下的引流袋弃于医疗垃圾桶内 4. 消毒引流管接口处，检查新引流袋包装有无破损、过期，旋紧引流袋出口，将引流袋与引流管紧密连接 5. 松开止血钳，挤压引流管，检查是否通畅，并用别针固定 6. 观察引流液颜色、性状和引流量

附："T"管引流术操作流程图，见图 2-11。

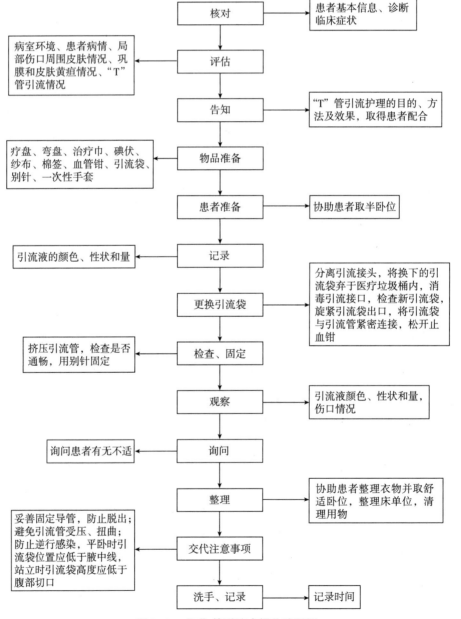

图 2-11　"T"管引流术操作流程图

【注意事项】

1. 妥善固定 将"T"管妥善固定于腹壁，防止翻身、活动时牵拉导致管道脱出；对躁动不安者，应有专人守护或适当加以约束，以免将导管拔出。

2. 保持通畅 避免"T"管受压、折叠、扭曲。引流液中有血凝块、絮状物、泥沙样结石时要定时挤捏，防止导管阻塞；若发现阻塞可用无菌生理盐水低压冲洗，或用50mL注射器负压抽吸，用力要适度，避免诱发胆管出血。

3. 预防感染 长期带管者，应每日更换引流袋，更换时严格无菌操作。平卧时引流管远端位置不可高于腋中线，坐卧、站立或行走时不可高于引流管口平面。

4. 加强观察 观察并记录引流液的颜色、性状和引流量。正常人每日分泌胆汁800～1200mL，呈黄绿色、清亮、无沉渣，且有一定黏性。术后24小时内引流量为300～500mL，饮食恢复后，每日可增至600～700mL，以后逐渐减少至每日200mL左右。若引流量突然过多，提示胆道下端有梗阻的可能；若引流量突然减少甚至无液体引出，提示引流管受压、扭曲、堵塞、脱出或肝功能衰竭；若胆汁浑浊，应考虑结石残留或胆管炎未被控制；出现上述异常改变时应及时查找原因，并通知医师进行处理。

5. 拔管护理 一般在术后10～14日，患者无发热、腹痛、黄疸等症状，且"T"管引流出的胆汁颜色正常，引流量减少至每日200mL左右，可试行夹管1～2日；夹管期间注意观察病情，若无任何不适，可经"T"管做胆道造影，若无异常，再持续引流2～3日，使造影剂排出后拔管。拔管后，残留窦道用凡士林纱布填塞，1～2日内可自行闭合。若胆道造影发现有结石残留，则需保留"T"管6周以上，再做取石或其他处理。

【评分标准】

表2-18 "T"管引流术评分标准

项目	操作技术标准	应得分	实得分	扣分	说明
素质要求	护士着装整齐，仪表端庄	5			
核对医嘱	核对医嘱	5			
评估患者	核对患者床号、姓名及腕带	2			
	询问、了解患者的身心状况	2			
	评估患者巩膜和皮肤黄疸情况，腹部体征和局部伤口周围皮肤情况	3			
	向患者说明"T"管引流护理的目的、方法及效果	3			
用物准备	治疗盘、弯盘、治疗巾、碘伏、纱布、棉签、血管钳、引流袋、别针、一次性手套	10			
洗手戴口罩	洗手、戴口罩	5			
核对患者	携用物到患者床旁，再次进行有效核对	5			
安置体位	协助患者取半卧位，铺治疗巾并放置弯盘	5			
更换引流袋	用血管钳夹闭引流管上端	6			
	分离引流接头，记录引流液的量，将换下的引流袋弃于医疗垃圾桶内	6			

项目	操作技术标准	应得分	实得分	扣分	说明
更换引流袋	消毒引流管接口处，检查新引流袋的包装有无破损、过期，旋紧引流袋出口，将引流袋与引流管紧密连接	6			
	松开止血钳，挤压引流管检查是否通畅，并用别针固定	6			
	观察引流液颜色、性状和引流量	6			
整理	撤除床上的治疗巾、弯盘	5			
	协助患者取舒适体位	3			
	整理用物和床单位	2			
洗手、记录	洗手并做记录	5			
总体评价	正确指导患者	2			
	严格遵守无菌原则和查对制度	2			
	操作规范，熟练有序	3			
	与患者沟通合理有效，体现出对患者的人文关怀	3			
合计		100			

第九节　膀胱冲洗术

【导学】

膀胱冲洗术是通过留置导尿管或耻骨上膀胱造瘘管将药液输注膀胱内，再经导管排出体外，如此反复多次，将膀胱内残渣、血液、脓液等冲出，防止感染或堵塞尿路的技术。

【学习重点】

操作流程、注意事项。

【概述】

1. 实训学时　2 学时。

2. 实训类型　操作性实训。

3. 实训目的　使学生掌握膀胱冲洗护理的方法。

【实训流程】

1. 核对、评估　查看医嘱，核对患者床号、姓名及腕带。询问并了解患者病情、意识状态及合作情况。

2. 操作流程

（1）用物准备　治疗盘、弯盘、无菌治疗碗、换药碗（内装消毒棉球）、碘伏、膀胱冲洗液、膀胱冲洗管、无菌治疗巾、无菌手套等。

（2）操作前准备　核对医嘱；评估患者、做好解释工作；护士衣帽整洁、洗手、戴口罩；备齐用物；携用物至床旁；做好核对，取得合作；协助患者取利于引流的体位。

（3）操作过程中 随时观察患者的反应，冲洗液的颜色和量。

（4）操作结束后 协助患者取舒适卧位，整理床单位，交代注意事项，洗手，记录时间，护士签名。

表 2-19 膀胱冲洗术

膀胱冲洗术	1.将膀胱冲洗管与膀胱冲洗液连接，悬挂在床旁输液架上，排气后夹管 2.戴手套，铺治疗巾，放置弯盘 3.消毒连接部位，将膀胱冲洗管与尿管连接 4.夹闭尿袋，打开冲洗管，按医嘱调节冲洗速度 5.在冲洗过程中，观察患者的反应及冲洗液的颜色和量 6.冲洗结束，取下冲洗管，打开尿袋，放出冲洗液，记录冲洗量和排出量

附：膀胱冲洗术操作流程图，见图 2-12。

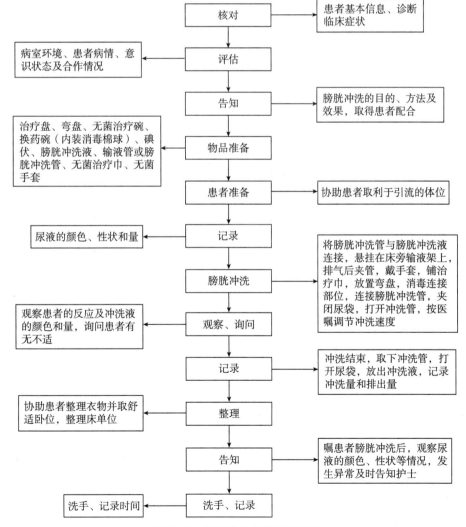

图 2-12 膀胱冲洗术操作流程图

【注意事项】

1. 预防感染 严格无菌操作，注意冲洗管与冲洗液，以及导尿管和尿袋对接之前，给各个连接部进行消毒。

2. 冲洗液 常用冲洗液有 0.9% 氯化钠、0.02% 呋喃西林、0.02% 雷佛奴尔、3% 硼酸等；寒冷季节，冲洗液应加温至约 35℃，以防冷刺激膀胱引起膀胱痉挛，膀胱有出血者应用冷冲洗液；每次冲洗液的量为 50 ~ 100mL，膀胱手术后的冲洗液量不超过 50mL。

3. 冲洗护理 冲洗液瓶内液面距床面约 60cm，以便产生一定的压力，使液体能够顺利流入膀胱；冲洗速度根据流出液的颜色进行调节，色深则快、色浅则慢；冲洗时观察患者反应，如有鲜血流出或剧烈疼痛、回流量少于输注量等异常情况应停止冲洗，及时查明原因，必要时报告医师；若血凝块堵塞管道导致引流不畅，可采取挤捏尿管、加快冲洗速度、施行高压冲洗、调整导管位置等方法，如无效可用注射器吸取无菌生理盐水进行反复抽吸冲洗，直至引流通畅。

4. 观察记录 准确记录冲洗量、排出量和尿量，尿量＝排出量－冲洗量，同时观察、记录引流液的颜色和性状，若尿液颜色逐渐加深，应警惕有活动性出血，及时通知医师处理。

【评分标准】

表 2-20 膀胱冲洗护理的评分标准

项目	操作技术标准	应得分	实得分	扣分	说明
素质要求	护士着装整齐，仪表端庄	5			
核对医嘱	核对医嘱	5			
评估患者	核对患者床号、姓名及腕带	2			
	询问、了解患者的身心状况	2			
	评估患者病情、意识状态及合作情况	3			
	向患者说明膀胱冲洗护理的目的、方法及效果	3			
用物准备	治疗盘、弯盘、无菌治疗碗、换药碗（内装消毒棉球）、碘伏、膀胱冲洗液、膀胱冲洗管、无菌治疗巾、无菌手套等	10			
洗手、戴口罩	洗手、戴口罩	5			
核对患者	携用物到患者床旁，再次进行有效核对	5			
安置体位	协助患者取舒适体位，戴手套，铺治疗巾，放置弯盘	5			
膀胱冲洗	将膀胱冲洗管与膀胱冲洗液连接，悬挂在床旁输液架上，排气后夹管	6			
	消毒连接部位，连接膀胱冲洗管	6			
	夹闭尿袋，打开冲洗管，按医嘱调节冲洗速度	6			
	在冲洗过程中，观察患者的反应及冲洗液的颜色和量	6			
	冲洗结束，取下冲洗管	6			

续表

项目	操作技术标准	应得分	实得分	扣分	说明
整理	撤除床上的治疗巾，弯盘	5			
	协助患者取舒适体位	3			
	整理用物和床单位	2			
洗手记录	洗手并做记录	5			
总体评价	正确指导患者	2			
	严格遵守无菌原则和查对制度	2			
	操作规范，熟练有序	3			
	与患者沟通合理有效，体现出对患者的人文关怀	3			
合计		100			

第十节 脑室引流术

【导学】

脑室引流术是在头颅额部钻孔或锥孔，将硅胶引流管置于脑室额角，脑脊液或血液经引流管流出以缓解颅内压增高，解除脑脊液循环受阻及脑疝的形成，以维持颅内压在一定程度的手术。

【学习重点】

操作流程、注意事项。

【概述】

1. 实训学时 2学时。

2. 实训类型 操作性实训。

3. 实训目的 使学生了解脑室引流的概述及禁忌证，掌握脑室引流管的护理。

【实训流程】

1. 核对、评估 查看医嘱，核对患者床号、姓名、腕带及引流的位置。评估患者的病情、生命体征。询问患者有无头痛等主观感受。

2. 操作流程

（1）用物准备 治疗车、无菌治疗盘、引流袋、无菌治疗巾、止血钳、瞳孔笔、无菌手套、换药碗、纱布、棉球、量尺、弯盘、洗手液、医疗垃圾桶。

（2）操作前准备 核对医嘱；评估患者、做好解释工作；护士衣帽整洁，洗手、戴口罩、备齐用物、床旁核对；向患者取得合作，协助患者取利于引流的体位。

（3）操作过程中　随时观察患者的反应，引流的情况。

（4）操作结束后　置患者于舒适体位，整理用物，交代注意事项，洗手记录。

表 2-21　脑室引流术

脑室引流术	1. 观察意识、瞳孔等生命体征的变化
	2. 严密观察脑脊液引流量、颜色、性质及引流速度，在患者头部铺一次性治疗巾
	3. 用止血钳夹闭脑室引流管近端，分离引流管、引流袋
	4. 将引流袋弃去，正确消毒引流管接口端的内壁、横截面、外壁
	5. 无菌纱布包盖已消毒的引流管管端
	6. 取一次性引流袋，关紧调节器，连接脑室引流管端
	7. 引流袋悬挂高度应当高于脑平面 10～20cm，以维持正常颅内压
	8. 松开止血钳，观察引流是否通畅
	9. 撤治疗巾，脱手套，洗手，整理用物

附：脑室引流术操作流程图，见图 2-13。

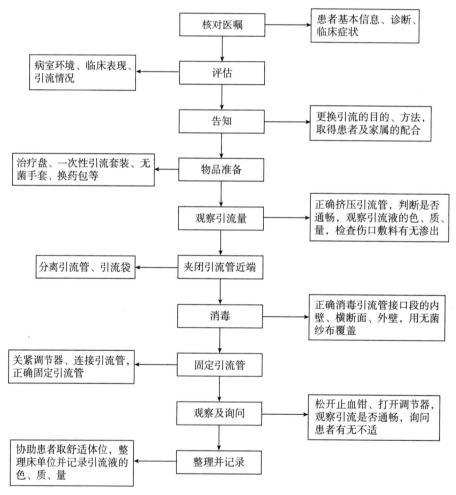

图 2-13　脑室引流术操作流程图

【注意事项】

1. 严密观察患者的意识、瞳孔等生命体征的变化。

2. 严格无菌操作，每日更换引流袋，预防感染，妥善固定引流袋，引流管开口需高于侧脑室 10 ～ 15cm，以维持正常的颅内压。

3. 严密观察并记录引流液的颜色、性状及引流量；正常脑脊液无色透明、无沉淀。术后 1 ～ 2 天脑脊液可略呈血性，以后转橙黄色，脑室引流不宜超过 5 ～ 7 天，若引流液由清亮变浑浊，伴有体温升高，可能发生颅内感染，应及时报告医生。

4. 注意保持引流通畅，引流管不可受压、扭曲、打折。适当限制患者头部活动范围，患者翻身及治疗活动时，动作应轻柔，先行保护好引流管，避免牵拉脱出。搬运患者时应将引流管夹闭，以免管内脑脊液逆流入脑室发生感染。

5. 正常脑脊液每日分泌 400 ～ 500mL，每日引流量不超过 500mL 为宜，注意引流过度的表现，如出汗、头痛、恶心、心动过速等，特殊情况如颅内感染患者因脑脊液分泌过多，引流量可相应增多，但应注意水电解质平衡。

6. 精神症状患者应适当约束。

【评分标准】

表 2-22　脑室引流术操作评分标准

项目	操作技术标准	应得分	实得分	扣分	说明
素质要求	护士着装整齐，仪表端庄	2			
核对医嘱	核对医嘱	3			
评估患者	核对患者床号、姓名及腕带	2			
	询问、了解患者的身心状况，观察患者引流情况	2			
	向患者说明操作的目的	3			
	协助患者取舒适卧位	3			
用物准备	治疗车、治疗盘、止血钳、无菌巾、弯盘、一次性引流套装、无菌手套、换药包、碘酒、棉签、医疗垃圾桶、洗手液	5			
洗手、戴口罩	洗手、戴口罩	2			
核对患者	携用物至床旁，再次进行有效核对	3			
安置体位	患者取平卧位	3			
更换引流管	协助患者取头高足低位，床头抬高 10°～ 15°	5			
	暴露引流管，在引流管下方垫治疗巾，观察引流管的位置，引流液的颜色、性状、引流量，检查伤口敷料有无渗出	10			
	止血钳夹闭引流管近端，戴手套，分离引流管、引流袋，将引流袋丢入医疗垃圾筒	10			
	更换手套，正确消毒引流管接口段的内壁、横截面、外壁，无菌纱布包盖已消毒的引流管管端	10			
	取出一次性引流袋，关紧调节器，紧密连接脑室引流管端	5			

续表

项目	操作技术标准	应得分	实得分	扣分	说明
更换引流管	引流袋高于侧脑室平面 10 ～ 15cm，以维持正常颅内压	5			
	松开止血钳，观察引流情况，确认引流通畅	5			
整理	置患者舒适体位	5			
	整理床单位	3			
	更换的敷料倒入医疗垃圾桶内	2			
洗手记录	洗手并做记录	2			
总体评价	正确指导患者	2			
	遵循无菌操作原则	2			
	操作流程规范，熟练有序	3			
	与患者沟通合理有效，体现出对患者的人文关怀	3			
合计		100			

第十一节　腰椎穿刺术

【导学】

腰椎穿刺术是神经科临床常用的检查方法之一，主要用于取脑脊液压力检查，椎管内注入氧气或碘注射剂进行脑和脊髓造影，以协助对中枢神经系统疾病的诊断，病情监测，椎管内注入药物进行治疗，从椎管内引流炎性分泌物，血性脑脊液或造影剂，改善临床症状。腰椎穿刺术对神经系统疾病的诊断和治疗有重要价值，且简便易行，操作也较为安全；但如适应证掌握不当，轻者可加重原有病情，重者甚至危及患者安全。

【学习重点】

操作流程、注意事项。

【概述】

1. 实训学时　1 学时。

2. 实训类型　操作性实训。

3. 实训目的　使学生掌握腰椎穿刺术的适应证和禁忌证，熟悉基本操作步骤，能够正确准备腰椎穿刺包，以及进行术前准备，术中配合和术后护理。

【实训流程】

1. 核对、评估　查看医嘱，核对患者床号、姓名及腕带。询问、了解患者的身心状况。评估患者腰椎情况、患者的合作程度，向患者讲解腰椎穿刺的目的、特殊体位、过程与注意事项，填写知情同意书。

2. 操作流程

（1）用物准备 治疗盘1套、无菌腰椎穿刺包1个（腰穿针、5mL注射器、50mL注射器、试管、测压管、三通管、洞巾、纱布、弯盘、镊子、棉球）、利多卡因5mL、无菌手套、标本采集瓶、胶布、所需药品及氧气等；需鞘内给药者另外准备好相应注射器和药物；需做培养者准备培养基。

（2）操作前准备 核对医嘱，备齐用物，携用物至床旁，做好核对及解释工作，取得患者合作。将患者安置于硬板床上，患者侧卧，其背部靠近床沿，头部垫枕，双手抱膝，双膝向胸前屈曲，头向前屈，抱成球形，脊背弯成弓形使椎间隙增大，便于穿刺。

（3）操作过程中 随时观察患者的反应。

（4）操作结束后 协助患者去枕平卧，以免术后低颅压性头痛。置患者于舒适体位，记录时间，护士签名。

表2-23 腰椎穿刺术

腰椎穿刺术	1. 常规消毒，打开穿刺包，戴无菌手套，检查器械是否完整，铺无菌洞巾
	2. 在穿刺点做局麻，进行皮内、皮下、韧带浸润麻醉。穿刺部位一般选择第3～4或4～5腰椎棘突间隙（两髂前上棘最高点的连线即通过腰椎4～5之间），亦可选择第2～3腰椎棘突间隙
	3. 术者左手固定穿刺点皮肤，右手持穿刺针垂直穿刺点皮肤缓慢进针，感到阻力突然减低时，表示针已经穿过硬脊膜，成人进针4～6cm，儿童2～4cm，将针芯慢慢抽出，即可见脑脊液流出。若颅内压明显增高，针芯不能完全拔出，以防脑疝形成
	4. 放液体前接测压管，让患者双腿慢慢伸直，脑脊液可随呼吸而波动，正常侧卧位脑脊液压力为70～80mmH$_2$O，记录下脑脊液压力，取下测压管，如压力不高，可缓慢放出脑脊液3～5mL送检，颅内压降低者放脑脊液不宜过多，同时观察脑脊液的颜色，如怀疑有椎管梗阻，可协助术者做脑脊液动力学检查
	5. 必要时鞘内给药，应先放出等量脑脊液，然后再注入药物
	6. 术中密切观察患者的生命体征、神志、面色、出汗、疼痛等情况，发现异常及时通知医生，若患者有脑疝先兆，立即建立静脉通道，使用降颅压药，积极配合抢救。护理人员在患者旁边适当解释，指导患者张开嘴，缓慢呼吸，放松心情，提醒患者勿动，必要时协助患者维持固定姿势
	7. 插入针芯，拔出穿刺针，再次消毒穿刺点，盖无菌纱布并以胶布固定

附：腰椎穿刺术操作流程图，见图2-14。

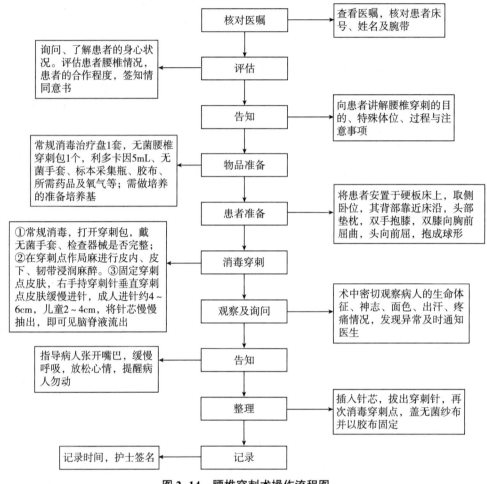

图 2-14　腰椎穿刺术操作流程图

【注意事项】

1. 严格掌握禁忌证，凡疑有颅内压升高者必须先做眼底检查，如有明显视乳头水肿或脑疝先兆者，禁忌穿刺。凡患者处于休克、衰竭或濒危状态、局部皮肤有炎症，以及颅后窝有占位性病变者均禁忌穿刺。

2. 随时观察患者的呼吸、脉搏及面色变化，询问有无不适感。

3. 协助患者保持腰椎穿刺的正确体位。

4. 腰椎穿刺结束后嘱患者去枕平卧 4～6 小时，不可抬高头部，防止颅内压降低所致头痛，适当转动身体。

5. 观察穿刺点有无血肿、渗液，保持穿刺术清洁和干燥。

【评分标准】

表 2-24 腰椎穿刺术操作评分标准

项目	操作技术标准	应得分	实得分	扣分	说明
素质要求	服装、鞋帽整洁	3			
	仪表端庄、语言得体、动作规范	2			
操作前准备	准备穿刺包、局麻药物、压力表包	5			
	核对患者	2			
	了解患者病情和呼吸情况	3			
	解释操作意义	3			
	洗手，戴口罩	2			
	采取合理体位（侧卧位），寒冷季节应注意保暖	5			
操作流程	再次有效核对患者	5			
	穿刺部位：一般选择腰椎 3～4 或 4～5 间隙，亦可选择 2～3 腰椎间隙，两髂前上棘最高点的连线即通过腰椎 4～5 之间	10			
	在穿刺点做局麻，腰穿针刺入皮下后，针尖垂直或略倾向头侧刺入。刺破硬脊膜进入蛛网膜下腔有突破感，拔除针芯即有脑脊液流出	10			
	穿刺成功后，要求患者平静呼吸，测脊液压力，如压力高，不可放脑脊液，仅将压力管内脑脊液送验，压力不高可缓慢放出适量脑脊液送常规及生化检查	10			
	拔出腰穿针，外覆无菌纱布	5			
	禁忌证:（口述）1. 穿刺部位软组织或脊柱有感染病变 2. 显著的颅内压增高症，特别是后颅窝肿瘤穿刺放液后，可引起枕骨大孔疝危险 3. 脑脊液漏如脑脊液鼻漏、耳漏、开放性脑外伤，可使感染进入颅内 4. 病情危重、休克或极度躁动不安 5. 已有脑疝征象	10			
	观察患者情况，询问患者有无不适	5			
	协助患者安排合理舒适的体位	5			
整理用物	整理用物，洗手，记录	3			
评价	操作动作规范	5			
	操作熟练、有序	5			
合计		100			

第十二节　常用骨科护理技术

一、石膏绷带固定术

【导学】

医用石膏遇到水分后可较快的重新结晶而硬化，石膏从浸湿到硬固定型需要 5～10 分钟，从硬固到完全干固需要 24～72 小时。利用医用石膏吸水后可塑形的特点，在骨科领域中，根据骨科患者受伤部位制造出不同的石膏类型，以达到固定骨折、制动肢体、矫正关节畸形等治疗目的。

【学习重点】

操作流程、注意事项。

【概述】

1. 实训学时　2 学时。

2. 实训类型　操作性实训。

3. 实训目的　使学生掌握石膏固定术的配合和观察要点。

【实训流程】

1. 核对、评估　查看医嘱，核对患者床号、姓名及腕带。询问、了解患者心理状况。监测生命体征，评估患者肢体肿胀及血运情况。

2. 操作流程（以石膏管型为例）

（1）用物准备　骨科护理操作模型、石膏固定治疗车、上层治疗盘 1 个、石膏绷带若干卷、棉衬垫若干卷、一次性中单 1 个、一次性手套 1～2 副、治疗卡、护理记录单、皮尺、记号笔等；下层水桶内盛 40℃温水 3000～4000mL。

（2）操作前准备　环境整洁，温湿度适宜，光线充足。核对医嘱，备齐用物，携用物至床旁，做好解释工作，取得合作，协助患者取合适体位，暴露伤肢，必要时屏风遮挡。

（3）操作过程中　随时观察患者的反应，石膏固定的情况。

（4）操作结束后　整理用物，置患者于舒适体位，整理衣裤及床单位，清理用物，脱手套，洗手，记录时间，护士签名。

表 2-25　石膏绷带固定术

石膏绷带固定术	1. 将患肢置于关节功能位，做好体位的维持，患者切不可随意更改体位
	2. 患肢下铺治疗巾，测量肢体长度，根据长度准备石膏绷带，清洁患肢皮肤，石膏固定处垫好棉衬垫，以免压伤皮肤
	3. 将石膏绷带平放并完全浸没在 40℃温水中，待其气泡消尽，双手握住石膏绷带的两端取出，以恰当的力度挤去多余的水分，注意不要过干，以免影响石膏的黏合
	4. 将石膏绷带从患肢近端向远端均匀缠绕，每一圈绷带应盖住上一圈的下 1/3，不可漏空，边缠绕边用手掌均匀抹平石膏，保持石膏平整，不可打褶。粗细不均匀处须打褶裥松紧度适宜，层次均匀，一般包 5～7 层，关节部及骨折部位加厚 2～3 层，石膏绷带以不断裂为原则，整个厚度一致
	5. 石膏硬固定型之前，根据解剖特点，关节部位捏塑成型。四肢绷带露出手指或足趾，以便观察肢体末梢的血液循环、感觉和运动，有利于功能锻炼
	6. 包扎完毕，将棉衬垫从内面向外拉出一部分，包住石膏边缘，修整边缘，在石膏面上注明骨折类别和石膏固定日期

附：石膏绷带固定术操作流程图，见图 2-15。

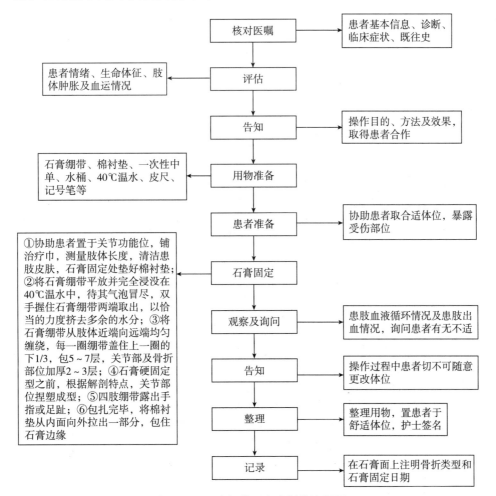

图 2-15　石膏绷带固定术操作流程图

【注意事项】

1. 石膏干固前易变形，搬动患者时只能用手掌平托起石膏固定的肢体，而不能用手指，以避免压迫点形成。

2. 石膏管型固定患者，肢体肿胀消退或肌肉萎缩可导致石膏过松而失去原来的固定作用，需要更换石膏。

3. 认真观察肢体血液循环情况，当患者出现疼痛、苍白、感觉异常、麻痹、脉搏消失时，立即通知医生，配合医生全层、全长剪开固定的石膏，做好减压处理。

4. 手术或创面出血时，血液渗出石膏外者，用记号笔标记出血迹的范围、出血日期，并做好详细的记录。出血量过大时通知医生，必要时协助医生开窗检查。

5. 注意预防并发症，行石膏固定长期卧床的患者可能出现坠积性肺炎、尿路感染、压疮、便秘等并发症，护理中应加强观察，及时处理。

6. 拆石膏时做好解释工作，拆除石膏后皮肤较为敏感，应涂一些润肤霜以保护皮肤。

【评分标准】

表 2-26 石膏绷带固定操作评分标准

项目	操作技术标准	应得分	实得分	扣分	说明
素质要求	护士着装整齐，仪表端庄	5			
核对医嘱	核对医嘱	5			
评估患者	核对患者床号、姓名及腕带	2			
	询问、了解患者的身心状况，评估患者肢体肿胀及血运情况	3			
	向患者解释石膏固定的目的、方法及效果	2			
	患者采取合理体位，寒冷季节注意保暖，必要时屏风遮挡	3			
用物准备	治疗车上层治疗盘 1 个，盘内盛下列物品：石膏绷带若干卷、棉衬垫若干卷、一次性中单 1 个、一次性手套 1～2 副、治疗卡、护理记录单、皮尺、记号笔等。下层水桶 1 个，桶内盛 40℃温水 3000～4000mL	10			
洗手戴口罩	洗手、戴口罩	5			
核对患者	携用物到患者床旁，再次进行有效核对	5			
安置体位	协助患者置于关节功能位	5			
石膏固定	操作者戴一次性手套，准备 40℃水 3000mL	5			
	患肢下铺治疗巾，测量肢体长度，根据长度准备石膏绷带，清洁患肢皮肤，石膏固定处垫好棉衬垫	5			
	将石膏绷带平放并完全浸没在 40℃温水中，待其气泡消尽，双手握住石膏绷带的两端取出，以恰当的力度挤去多余的水分，使之干湿适宜	5			

续表

项目	操作技术标准	应得分	实得分	扣分	说明
石膏固定	石膏绷带从患肢近端向远端均匀缠绕，每一圈绷带应盖住上一圈的下 1/3，边缠绕边用手掌均匀抹平石膏，保持石膏平整，不可打褶，松紧度适宜，层次均匀，一般包 5～7 层，关节部及骨折部位加厚 2～3 层，整个厚度一致	5			
	石膏硬固定型之前，关节部位捏塑成型。四肢绷带露出手指或足趾，以便观察肢体末梢的血液循环、感觉和运动，有利于功能锻炼	5			
	包扎完毕，将棉衬垫从内面向外拉出一部分，包住石膏边缘，修整边缘，在石膏面上注明骨折类别和石膏固定日期	5			
整理	撤出治疗巾，脱手套	3			
	协助患者整理衣裤，观察患肢血运及肿胀情况，询问患者有无不适	4			
	整理用物和床单位	3			
洗手、记录	洗手、记录骨折类型及石膏固定日期	5			
总体评价	正确指导患者	2			
	遵守查对制度	2			
	操作规范，熟练有序	3			
	与患者沟通有效，体现出对患者的人文关怀	3			
合计		100			

二、小夹板固定术

【导学】

小夹板固定术适用于长管状骨闭合性骨折，此方法损伤小，取材方便，操作简单，有利于功能锻炼，是中医广泛应用的外固定方法。

【学习重点】

操作流程、注意事项。

【概述】

1. 实训学时　2 学时。

2. 实训类型　操作性实训。

3. 实训目的　使学生掌握小夹板固定术的配合和观察要点。

【实训流程】

1. 核对、评估　查看医嘱，核对患者床号、姓名及腕带。评估患者病情、肢体肿胀、血运情况及皮肤完整性。

2. 操作流程

（1）用物准备　治疗盘、小夹板、固定垫、捆扎带、绷带、剪刀、治疗卡、护理记录单。

（2）操作前准备　核对医嘱，备齐用物，携用物至床旁，做好解释工作，取得合作，协助患者取合适体位。根据患者骨折部位及身高选择夹板，根据固定需要准备固定垫。

（3）操作过程中　随时观察患者的反应及石膏固定的情况。

（4）操作结束后　整理用物，置患者于舒适体位，记录时间，护士签名。

表 2-27　小夹板固定术

小夹板固定术	1. 清洁患肢，骨折复位，置患肢于适当体位，将固定垫准确地放置于患肢适当部位 2. 按顺序放置夹板，助手双手把持夹板 3. 术者分别将四条捆扎带绕夹板两周打结。捆扎的顺序是先捆中间两道，要求布带对齐，用力均匀。捆扎松紧度以能在夹板上左右移动 1cm 为宜

附：小夹板固定术操作流程图，见图 2-16。

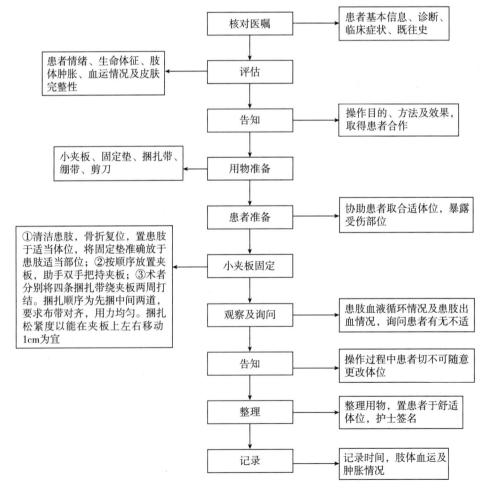

图 2-16　小夹板固定术操作流程图

【注意事项】

1. 夹板固定后要严密观察肢体血运情况，观察捆扎带松紧度，过紧会影响患肢的血液循环，过松则不能起到固定作用。根据血运情况及时调节捆扎带的松紧度，调节时不可将布带完全松开，要按顺序逐一调整。

2. 定期检查固定带和夹板的位置，如有移位及时调整。

3. 指导患者抬高患肢，维持肢体功能位有利于肿胀的消退。

4. 重视患者主诉，了解有无固定痛点，及时进行检查，防止压力性溃疡发生。

5. 指导患者合理的功能锻炼，促进患者血运循环，预防并发症，加强骨折愈合，预防肌肉萎缩。

【评分标准】

表 2-28 小夹板固定术评分标准

项目	操作技术标准	应得分	实得分	扣分	说明
素质要求	护士着装整齐，仪表端庄	5			
核对医嘱	核对医嘱	5			
评估患者	核对患者床号、姓名及腕带	2			
	询问、了解患者身心状况，评估患者肢体肿胀、血运情况及皮肤完整性	3			
	向患者解释小夹板固定的目的、方法及效果	2			
	采取合理体位，寒冷季节注意保暖，必要时屏风遮挡	3			
用物准备	小夹板、固定垫、捆扎带、绷带、剪刀、治疗卡、护理记录单	10			
洗手戴口罩	洗手、戴口罩	5			
核对患者	携用物到患者床旁，再次进行有效核对	5			
安置体位	协助患者置于关节功能位	5			
小夹板固定	清洁患肢，骨折复位，置患肢于适当体位，将固定垫准确放置于患肢适当部位	10			
	按顺序放置夹板，助手双手把持夹板	10			
	术者分别将四条捆扎带绕夹板两周打结。捆扎的顺序是先捆中间两道，要求布带对齐，用力均匀，捆扎松紧度以能在夹板上左右移动 1cm 为宜	10			
整理	协助患者整理衣裤，观察患肢血运及肿胀情况，询问患者有无不适	5			
	整理用物和床单位	5			
洗手、记录	洗手，记录夹板固定日期	5			
总体评价	正确指导患者	2			
	遵守查对制度	2			
	操作规范，熟练有序	3			
	与患者沟通有效，体现对患者的人文关怀	3			
合计		100			

三、牵引术

【导学】

牵引术是骨伤科常用的治疗技术，是将作用力和反作用力原理应用于骨折处和躯干，以达到复位、固定、解痉等目的。牵引术包括皮牵引、骨牵引和吊带牵引。

【学习重点】

操作流程、注意事项。

（一）皮牵引

【概述】

1. 实训学时　1 学时。

2. 实训类型　操作性实训。

3. 实训目的　使学生掌握皮牵引方法和护理观察要点。

【实训流程】

胶布牵引（以下肢胶布牵引为例）

1. 核对、评估　查看医嘱，核对患者床号、姓名及腕带。评估伤肢情况，肢体肿胀、感觉、血运情况及皮肤完整性。

2. 操作流程

（1）用物准备　胶布、纱布绷带、牵引架、滑轮、牵引绳、重锤、扩张板、治疗卡、护理记录单。

（2）操作前准备　核对医嘱，备齐用物，携用物至床旁，做好解释工作，取得合作，协助患者取合适体位。根据患者肢体的粗细选择适当宽度的胶布。

（3）操作过程中　随时观察患者的反应及牵引情况。

（4）操作结束后　置患者于舒适体位，观察肢体肿胀、血运情况，以及皮肤颜色和完整性，记录牵引时间和牵引重量，护士签名。

表 2-29　牵引术 – 胶布牵引

胶布牵引	1. 清洁患肢，贴敷胶布处备皮，置患肢于外展中立位。为增加黏合力，减少对胶布的过敏，局部皮肤涂安息酸酊（婴幼儿除外），骨突处放置纱布块，防止压疮 2. 将胶布长度中点粘贴面上放置有孔的扩张板 3. 沿肢体的纵轴，平整的将胶布贴于肢体的两侧，并紧贴于皮肤。胶布外以绷带缠绕，以免松脱 4. 牵引绳穿过扩张板的孔，近端打结固定，远端通过滑轮或牵引架连接重锤

附：牵引术 – 胶布牵引操作流程图，见图 2-17。

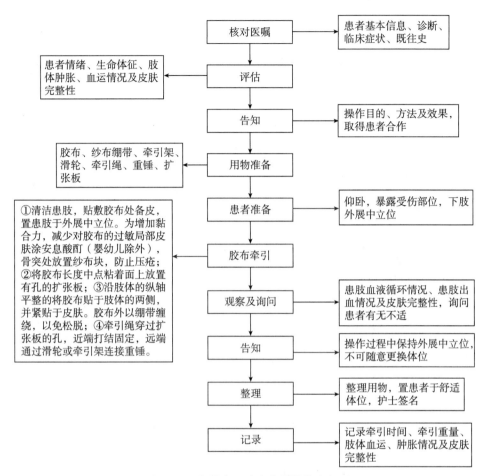

图 2-17　牵引术 – 胶布牵引操作流程图

海绵牵引带牵引（以下肢海绵牵引为例）

1. 核对、评估　查看医嘱，核对患者床号、姓名及腕带。评估患者伤肢情况、肢体肿胀、血运情况及皮肤的完整性。

2. 操作流程

（1）用物准备　海绵牵引带、大毛巾、牵引架、滑轮、牵引绳、重锤、治疗卡、护理记录单。

（2）操作前准备　核对医嘱，备齐用物，携用物至床旁，做好解释工作，取得合作，协助患者取合适体位。根据患者肢体的粗细选择适当规格的海绵牵引带。

（3）操作过程中　随时观察患者的反应及牵引情况。

（4）操作结束后　置患者于舒适体位，观察肢体肿胀、血运情况，以及皮肤颜色和完整性，记录牵引时间和牵引重量，护士签名。

表 2-30　牵引术 – 海绵带牵引

海绵带牵引	1. 清洁患肢皮肤，置患肢于外展中立位
	2. 先将患肢用大毛巾包裹，骨突出垫纱布块或棉垫，再用海绵牵引带将患肢包好，扣上尼龙扣
	3. 拴上牵引绳，通过滑轮或牵引架连接重锤，进行牵引

附：牵引术 – 海绵带牵引操作流程图，见图 2-18。

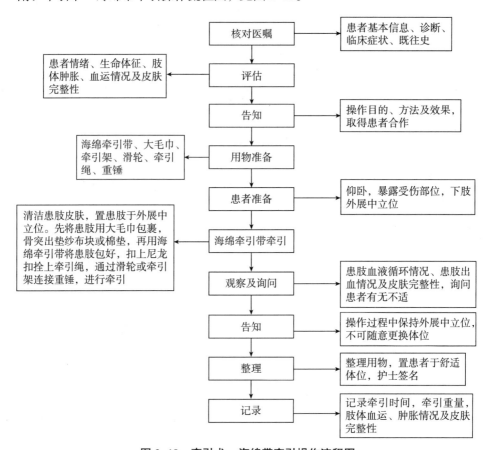

图 2-18　牵引术 – 海绵带牵引操作流程图

【注意事项】

1. 对于胶布牵引，每日应检查胶布有无脱落，皮肤有无过敏现象，比如水泡、炎症等，出现上述情况及时处理。

2. 每日检查牵引方向是否与伤肢纵轴一致，是否保持有效牵引，如牵引胶布是否脱落，海绵牵引带是否松脱，扩张板位置是否正确，牵引重锤是否保持悬空等。牵引重量不超过 5kg。

3. 观察皮肤完整性及患肢末梢血运、肢体感觉、运动有无障碍。检查牵引带是否过紧，防止患肢出现青紫、肿胀、发麻、疼痛、发冷、脉搏细弱等情况。若出现上述情况，分析原因、报告医生并协助处理。

4. 指导患者进行肢体功能锻炼，避免患肢肌肉萎缩，关节僵硬。

5. 对于长期卧床的患者要注意预防压疮、坠积性肺炎、尿路感染、便秘、下肢静脉血栓等并发症。

【评分标准】

表 2-31　胶布牵引评分标准（以下肢为例）

项目	操作技术标准	应得分	实得分	扣分	说明
素质要求	护士着装整齐，仪表端庄	5			
核对医嘱	核对医嘱	5			
评估患者	核对患者床号、姓名及腕带	2			
	询问、了解患者身心状况，评估患者肢体的肿胀、血运情况及皮肤完整性	3			
	向患者解释胶布牵引的目的、方法及效果	2			
	寒冷季节注意保暖，必要时屏风遮挡	3			
用物准备	胶布、纱布绷带、牵引架、滑轮、牵引绳、重锤、扩张板、治疗卡、护理记录单	10			
洗手、戴口罩	洗手、戴口罩	5			
核对患者	携用物到患者床旁，再次进行有效核对	5			
安置体位	协助患者仰卧，下肢外展中立位	5			
胶布牵引	清洁患肢，贴敷胶布处备皮。为增加黏合力，减少对胶布的过敏，局部皮肤涂安息酸酊（婴幼儿除外），骨突处放置纱布块，防止压疮	10			
	将胶布长度中点粘贴面上放置有孔的扩张板	5			
	沿肢体的纵轴，将胶布平整地贴于肢体的两侧，并紧贴于皮肤。胶布外以绷带缠绕，以免松脱	10			
	牵引绳穿过扩张板的孔，近端打结固定，远端通过滑轮或牵引架连接重锤	5			
整理	撤出治疗巾，脱手套	3			
	协助患者整理衣裤，观察患肢血运及肿胀情况，询问患者有无不适，保持患肢外展中立位	4			
	整理用物和床单位	3			
洗手、记录	洗手，记录皮牵引日期和牵引重量	5			
总体评价	正确指导患者	2			
	遵守查对制度	2			
	操作规范，熟练有序	3			
	与患者沟通有效，体现对患者的人文关怀	3			
合并		100			

表 2-32 海绵带牵引评分标准（以下肢为例）

项目	操作技术标准	应得分	实得分	扣分	说明
素质要求	护士着装整齐，仪表端庄	5			
核对医嘱	核对医嘱	5			
评估患者	核对患者床号、姓名及腕带	2			
	询问、了解患者身心状况，评估患者肢体的肿胀、血运情况及皮肤完整性	3			
	向患者解释海绵牵引带牵引的目的、方法及效果	2			
	寒冷季节注意保暖，必要时屏风遮挡	3			
用物准备	海绵牵引带、大毛巾、牵引架、滑轮、牵引绳、重锤、治疗卡、护理记录单	10			
洗手、戴口罩	洗手、戴口罩	5			
核对患者	携用物到患者床旁，再次进行有效核对	5			
安置体位	协助患者仰卧，下肢外展中立位	5			
海绵牵引带牵引	清洁患肢皮肤，置患肢于外展中立位	10			
	先将患肢用大毛巾包裹，骨突出垫纱布块或棉垫，再用海绵牵引带将患肢包好，扣上尼龙扣	10			
	拴上牵引绳，通过滑轮或牵引架连接重锤，进行牵引	10			
整理	撤出治疗巾，脱手套	3			
	协助患者整理衣裤，观察患肢血运及肿胀情况，询问患者有无不适，保持患肢外展中立位	4			
	整理用物和床单位	3			
洗手、记录	洗手，记录海绵牵引带牵引日期和牵引重量	5			
总体评价	正确指导患者	2			
	遵守查对制度	2			
	操作规范，熟练有序	3			
	与患者沟通有效，体现对患者的人文关怀	3			
合并		100			

（二）骨牵引

【概述】

1. 实训学时 1 学时。

2. 实训类型 操作性实训。

3. 实训目的 使学生掌握骨牵引配合和观察要点。

【实训流程】

1. 核对、评估 查看医嘱，核对患者床号、姓名及腕带。评估患者生命体征，伤肢肿胀、血运情况及皮肤完整性。

2. 操作流程

（1）用物准备 无菌牵引包、无菌骨圆针、手摇钻、金属锤、牵引弓、牵引架、滑轮、牵引绳、重锤、治疗卡、护理记录单。

（2）操作前准备 核对医嘱，备齐用物，携用物至床旁，做好解释工作，取得合作，协助患者取合适体位，根据骨折部位选择牵引针。

（3）操作过程中 随时观察患者的反应及牵引情况。

（4）操作结束后 置患者于舒适体位，记录牵引时间、牵引重量，护士签名。

表 2-33 牵引术 - 骨牵引

骨牵引	1. 置患肢于适当体位，根据骨折的部位选择穿针位置，常用穿刺部位：颅骨骨板、尺骨鹰嘴、胫骨结节、股骨髁上、跟骨等 2. 四肢牵引：清洁消毒皮肤，穿刺部位注射麻药，做皮肤小切口，用手摇钻将牵引针钻入并穿过骨质从对侧皮肤穿出，将牵引针固定在牵引弓两侧，连接牵引绳，通过滑轮或牵引架连接重锤。两侧牵引针眼分别缠绕75%酒精纱条，牵引针两侧分别套上软木塞或带胶皮盖小瓶 3. 颅骨牵引：患者剃发，仰卧位，头部固定，用安全钻头钻穿颅骨外板，颅骨牵引专用牵引弓两侧针尖插入孔钻中，旋紧固定，连接牵引绳，通过滑轮或牵引架连接重锤。两侧牵引孔分别缠绕75%酒精纱条

附：牵引术 - 骨牵引操作流程图，见图 2-19。

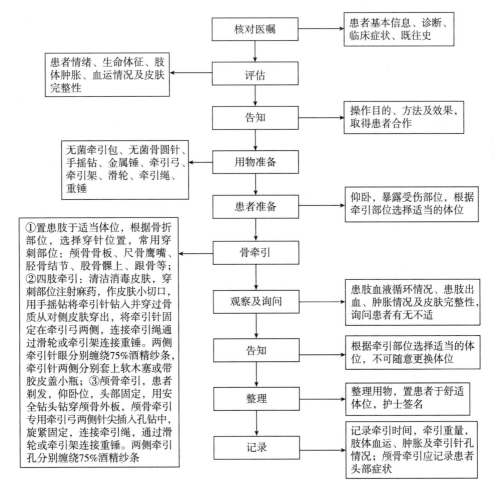

图 2-19 牵引术 - 骨牵引操作流程图

【注意事项】

1. 颅骨牵引应观察患者瞳孔、意识等神经系统症状。发现问题及时报告医生并协助处理。

2. 观察牵引针眼处皮肤有无红肿，及时清除针眼处分泌物及结痂，针眼处每日用75%酒精滴注2次，预防牵引针眼感染。牵引针如果偏移，不可直接还纳，应经消毒后调整。

3. 牵引重量应适当，评估患者伤情、牵引部位和体重后，调整牵引重量。下肢牵引重量为体重的1/10～1/7，颅骨牵引重量一般为6～8kg（不超过15kg），跟骨牵引重量一般为4～6 kg。

4. 经常检查牵引弓螺丝，及时旋紧和固定螺母，预防牵引弓脱落。

5. 颅骨牵引应抬高床头，下肢牵引应抬高床尾15～30cm，以保持对抗牵引。

6. 下肢牵引应保持肢体外展中立位，必要时患足穿丁字鞋，以防引起髋关节外翻和足下垂等畸形。

【评分标准】

表2-34　牵引术 - 骨牵引（以下肢牵引为例）

项目	操作技术标准	应得分	实得分	扣分	说明
素质要求	护士着装整齐，仪表端庄	5			
核对医嘱	核对医嘱	5			
评估患者	核对患者床号、姓名及腕带	2			
	询问、了解患者身心状况，评估患者肢体肿胀、血运情况及皮肤完整性	3			
	向患者解释骨牵引的目的、方法及效果	2			
	患者采取适当体位，寒冷季节注意保暖，必要时屏风遮挡	3			
用物准备	无菌牵引包、无菌骨圆针、手摇钻、金属锤、牵引弓、牵引架、滑轮、牵引绳、重锤、治疗卡、护理记录单	10			
洗手、戴口罩	洗手、戴口罩	5			
核对患者	携用物到患者床旁，再次进行有效核对	5			
安置体位	根据牵引的部位，协助患者摆放适当的体位	5			
骨牵引	清洁消毒皮肤，穿刺部位注射麻药，作皮肤小切口	5			
	用手摇钻将牵引针钻入并穿过骨质，从对侧皮肤穿出，将牵引针固定在牵引弓两侧	10			
	连接牵引绳，通过滑轮或牵引架连接重锤	5			
	两侧牵引针孔分别缠绕75%酒精纱条，牵引针两侧分别套上软木塞或带胶皮盖小瓶	5			
	注意牵引方向，保证重锤悬空	5			

续表

项目	操作技术标准	应得分	实得分	扣分	说明
整理	撤出治疗巾，脱手套	3			
	协助患者整理衣裤，观察患肢血运、肿胀及牵引针孔处情况，询问患者有无不适	4			
	整理用物和床单位	3			
洗手、记录	洗手，记录骨牵引日期	5			
总体评价	正确指导患者	2			
	遵守查对制度	2			
	操作规范，熟练有序	3			
	与患者沟通有效，体现对患者的人文关怀	3			
合计		100			

（三）吊带牵

【概述】

1.实训学时 2学时。

2.实训类型 操作性实训。

3.实训目的 使学生掌握吊带牵引方法和观察要点。

【实训流程】

1.核对、评估 查看医嘱，核对患者床号、姓名及腕带。评估患者生命体征、心脏功能、皮肤完整性等。

2.操作流程

枕颌带牵引

（1）用物准备 枕颌牵引带、扩张器、滑轮挂架、滑轮、牵引绳、重锤、治疗卡、护理记录单。

（2）操作前准备 核对医嘱，备齐用物，向患者做好解释工作，取得合作，协助患者取合适体位，根据患者的身高和体重选择枕颌带规格。

（3）操作过程中 随时观察患者的反应及牵引情况。

（4）操作结束后 整理用物，置患者于舒适体位，记录时间，护士签名。

表2-35 牵引术——枕颌带牵引

枕颌带牵引	1.患者取坐位或仰卧，下颌部垫毛巾，枕颌带长端托住下颌，短端托住枕部 2.枕颌带两侧挂扩张器，扩张器中段连牵引绳，通过滑轮连接重锤

附：牵引术 – 枕颌带牵引操作流程图，见图 2-20。

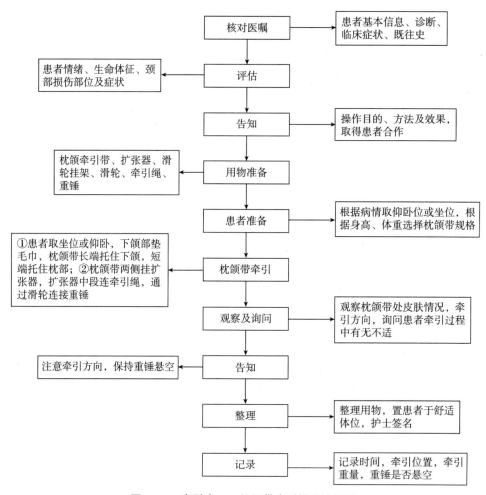

图 2-20 牵引术——枕颌带牵引操作流程图

【注意事项】

1. 枕颌带牵引重量逐渐增加，最多不超过 10kg，每次牵引时间 30 分钟。

2. 调整并固定好牵引带，防止牵引带下滑，避免压迫气管引起窒息。

3. 保证患者舒适，牵引带不可压迫两侧耳部及头面部两侧。

4. 牵引时，不可扭曲头部；卧位牵引翻身时，保持头部和躯干一致。

5. 密切观察患者，如患者出现头痛、头晕、恶心、肢体麻木等症状，及时通知医生。

骨盆悬吊牵引

（1）用物准备 骨盆牵引吊带、2 根木棍、牵引床、牵引绳、滑轮、重锤、拉手、治疗卡、护理记录单。

（2）操作前准备 核对医嘱，备齐用物，向患者做好解释工作，取得合作，患者取仰卧位。

（3）操作过程中 随时观察患者的反应及牵引情况。

（4）操作结束后　记录时间，护士签名。

表 2-36　牵引术——骨盆悬吊牵引

骨盆悬吊牵引	将两端穿有木棍的骨盆牵引吊带置于患者的腰与臀部，牵引绳系与木棍两端交叉悬吊于牵引床架上，通过滑轮挂重锤进行牵引

附：牵引术 – 骨盆悬吊牵引操作流程图，见图 2-21。

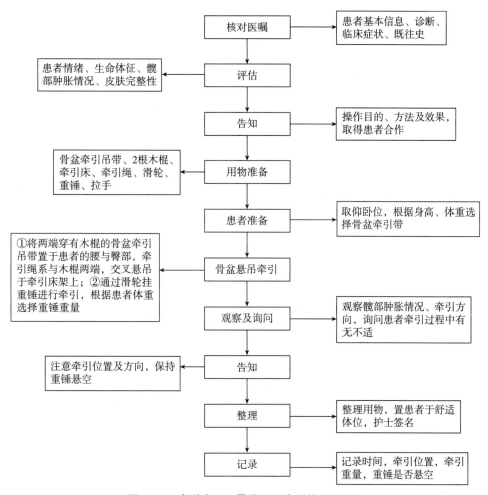

图 2-21　牵引术——骨盆悬吊牵引操作流程图

【注意事项】

1. 为稳定骨折，减轻疼痛，木棍尽可能置于中央。

2. 检查牵引绳的强度，以免断裂造成患者不必要的损伤。

3. 保证有效牵引，牵引重量以患者臀部抬离床面 2～3cm 为宜。

4. 巡视病室，询问患者感受，重视患者主诉，长期卧床患者可能出现坠积性肺炎、压疮、便秘、下肢静脉血栓、肌肉萎缩、关节僵直或屈曲变形等并发症，应注意预防，加强观察，及时处理。

【评分标准】

表 2-37　枕颌带牵引评分标准

项目	操作技术标准	应得分	实得分	扣分	说明
素质要求	护士着装整齐，仪表端庄	5			
核对医嘱	核对医嘱	5			
评估患者	核对患者床号、姓名及腕带	2			
	询问、了解患者身心状况，评估患者颈部损伤程度及颈部症状	3			
	向患者解释枕颌带牵引的目的、方法及效果	2			
	根据患者病情采取仰卧位或坐位，根据患者的身高和体重选择牵引带规格	3			
用物准备	枕颌牵引带、扩张器、滑轮挂架、滑轮、牵引绳、重锤、治疗卡、护理记录单	10			
洗手、戴口罩	洗手、戴口罩	5			
核对患者	携用物到患者床旁，再次进行有效核对	5			
安置体位	根据颈部损伤情况，协助患者取仰卧位或坐位	5			
枕颌带牵引	患者取坐位或仰卧位，下颌部垫毛巾，枕颌带长端托住下颌，短端托住枕部	10			
	枕颌带两侧挂扩张器，扩张器中段连牵引绳，通过滑轮连接重锤	10			
	根据体重选择适当重量的重锤	10			
整理	撤出治疗巾，脱手套	3			
	协助患者整理衣裤，观察患者颈部症状，询问患者有无不适	4			
	整理用物和床单位	3			
洗手、记录	洗手，记录骨牵引日期	5			
总体评价	正确指导患者	2			
	遵守查对制度	2			
	操作规范，熟练有序	3			
	与患者沟通有效，体现对患者的人文关怀	3			
合计		100			

表 2-38　骨盆悬吊牵引评分标准

项目	操作技术标准	应得分	实得分	扣分	说明
素质要求	护士着装整齐，仪表端庄	5			
核对医嘱	核对医嘱	5			

续表

项目	操作技术标准	应得分	实得分	扣分	说明
评估患者	核对患者床号、姓名及腕带	2			
	询问、了解患者身心状况，评估患者髋部肿胀、血运情况及皮肤完整性	3			
	向患者解释骨盆悬吊牵引的目的、方法及效果	2			
	寒冷季节注意保暖，必要时屏风遮挡	3			
用物准备	骨盆牵引吊带、2根木棍、牵引床、牵引绳、滑轮、重锤、拉手、治疗卡、护理记录单	10			
洗手、戴口罩	洗手、戴口罩	5			
核对患者	携用物到患者床旁，再次进行有效核对	5			
安置体位	患者取仰卧位	5			
骨盆吊带牵引	将两端穿有木棍的骨盆牵引吊带置于患者的腰与臀部，牵引绳系与木棍两端，交叉悬吊于牵引床架上	10			
	通过滑轮挂重锤进行牵引	10			
	根据患者体重选择重锤的重量	10			
整理	撤出治疗巾，脱手套	3			
	协助患者整理衣裤，观察患者髋部的肿胀情况，询问患者有无不适	4			
	整理用物和床单位	3			
洗手、记录	洗手，记录骨牵引日期	5			
总体评价	正确指导患者	2			
	遵守查对制度	2			
	操作规范，熟练有序	3			
	与患者沟通有效，体现对患者的人文关怀	3			
合计		100			

四、支具应用技术

【导学】

支具是骨科疾病的一种治疗方法，用于肢体损伤的非手术治疗，一般由轻质铝合金、皮革、塑料等制成。支具具有轻便、舒适、结实耐用、价格低廉等优点。

【学习重点】

操作流程、注意事项。

【概述】

1. 实训学时 2学时。
2. 实训类型 操作性实训。

3. 实训目的　使学生掌握支具应用方法和观察要点。

【实训流程】

1. 核对、评估　查看医嘱，核对患者床号、姓名及腕带。评估患者身高、体重、患肢皮肤完整性等。

2. 操作流程

（1）用物准备　支具、软毛巾。

（2）操作前准备　核对医嘱，备齐用物，向患者做好解释工作，取得合作，协助患者取合适体位，根据患者身高、体重选择支具的规格。

（3）操作过程中　随时观察患者的反应。

（4）操作结束后　记录时间、肢体血运情况，护士签名。

表 2-39　支具应用技术

支具应用技术	1. 根据患肢病情及受伤部位选择体位
	2. 支具靠近身体面覆盖软毛巾
	3. 打开支具黏合扣，用支具包裹患病部位（躯干或四肢），掌握好松紧度，扣上黏合扣

附：支具应用技术操作流程图，见图 2-22。

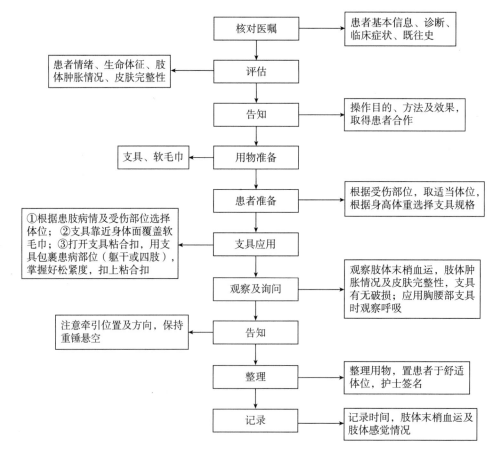

图 2-22　支具应用技术操作流程图

【注意事项】

1. 支具要合身，不可过紧、过松。

2. 四肢固定后注意观察患肢末梢血运、肢体感觉以及皮肤完整情况，以免出现患肢缺血、神经损伤、压疮等并发症。

3. 指导患者进行相关肌肉的功能锻炼，防止萎缩、关节强直、粘连及骨质疏松等现象。

4. 注意检查支具有无破损，发现问题应及时修复，保持其固定的作用，以免影响固定及穿用的效果。

5. 胸腰椎支具固定，要指导患者每天做深而慢的呼吸运动，以及有效咳嗽等，以免影响呼吸功能。

【评分标准】

表 2-40　支具应用技术操作评分标准

项目	操作技术标准	应得分	实得分	扣分	说明
素质要求	护士着装整齐，仪表端庄	5			
核对医嘱	核对医嘱	5			
评估患者	核对患者床号、姓名及腕带	2			
	询问、了解患者身心状况，评估患者肢体末梢血运、肢体肿胀情况及皮肤完整性	3			
	向患者解释支具固定的目的、方法及效果	2			
	寒冷季节注意保暖，必要时屏风遮挡	3			
用物准备	支具、软毛巾、治疗卡、护理记录单	10			
洗手、戴口罩	洗手、戴口罩	5			
核对患者	携用物到患者床旁，再次进行有效核对	5			
安置体位	根据患者受伤部位取适当体位	5			
支具固定	支具靠近身体面覆盖软毛巾	15			
	打开支具黏合扣，用支具包裹患病部位（躯干或四肢），掌握好松紧度，扣上黏合扣	15			
整理	撤出治疗巾，脱手套	3			
	协助患者整理衣裤，观察患者肢体血运及肿胀情况，询问患者有无不适	4			
	整理用物和床单位	3			
洗手、记录	洗手，记录支具固定日期、患肢末梢血运及肢体感觉情况	5			
总体评价	正确指导患者	2			
	遵守查对制度	2			
	操作规范，熟练有序	3			
	与患者沟通有效，体现对患者的人文关怀	3			
合计		100			

五、关节穿刺术

【导学】

关节穿刺是诊断和治疗关节疾病的一种方法，常见的关节穿刺点有肩关节、肘关节、腕关节、髋关节、膝关节、踝关节等。

【学习重点】

操作流程、注意事项。

【概述】

1. 实训学时 2 学时。
2. 实训类型 操作性实训。
3. 实训目的 使学生掌握关节穿刺配合方法和观察要点。

【实训流程】

1. 核对、评估 查看医嘱，核对患者床号、姓名及腕带。评估患者身高、体重，血糖情况，凝血机制，是否有非关节感染性疾病，皮肤是否完整，穿刺部位有无破溃等。

2. 操作流程

（1）用物准备 20mL 一次性注射器、穿刺针、消毒用品、无菌手套、无菌口罩、5mL 一次性注射器、局麻药、无菌治疗巾、无菌洞巾、治疗碗、弯盘、无菌纱布块、胶贴。

（2）操作前准备 核对医嘱，备齐用物，向患者做好解释工作，取得合作，协助患者取合适体位。

（3）操作过程中 随时观察患者的反应及关节穿刺点情况。

（4）操作结束后 记录时间、关节肿胀情况，以及穿刺部位皮肤，护士签名。

表 2-41 关节穿刺术

关节穿刺术	1. 局部皮肤严格消毒，戴无菌手套，铺治疗巾和无菌洞巾
	2. 用 2% 利多卡因做穿刺点局部浸润麻醉
	3. 右手持注射器，左手固定穿刺点，施行关节穿刺、抽液或加以药物注射

附：关节穿刺术操作流程图，见图 2-23。

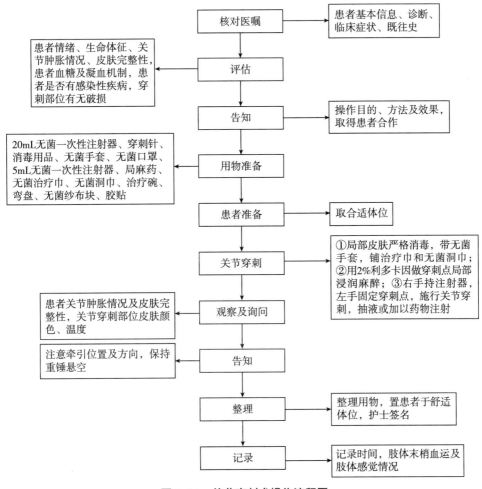

图 2-23　关节穿刺术操作流程图

【注意事项】

1. 严格执行无菌技术操作原则，穿刺应在注射室或手术室进行，消毒范围应足够大，以免造成关节感染。

2. 穿刺点的选择要精准，避免刺到骨质而损伤关节面或折断注射器。

3. 尽量抽出关节液，根据积液性质酌情注入治疗药物，根据需要将关节液及时送检。

4. 穿刺禁忌证：①穿刺部位皮肤有破溃、感染；②患者有凝血机制障碍、有出血性疾病；③患有严重糖尿病，血糖控制不佳；④非关节感染患者有发热、其他部位的感染病灶等。

5. 注意观察穿刺部位的颜色、温度，有无肿胀，预防感染发生。

【评分标准】

表 2-42　关节穿刺术操作评分标准

项目	操作技术标准	应得分	实得分	扣分	说明
素质要求	护士着装整齐，仪表端庄	5			
核对医嘱	核对医嘱	5			
评估患者	核对患者床号、姓名及腕带	2			
	询问、了解患者身心状况。评估患者关节肿胀情况及皮肤完整性，血糖情况，凝血机制，是否有非关节感染性疾病	3			
	向患者解释关节穿刺的目的、方法及效果	2			
	寒冷季节注意保暖，必要时屏风遮挡	3			
用物准备	20mL 一次性注射器、穿刺针、消毒用品、无菌手套、无菌口罩、5mL 一次性注射器、局麻药、无菌治疗巾、无菌洞巾、治疗碗、弯盘、无菌纱布块、胶贴、治疗卡、护理记录单	10			
洗手、戴口罩	洗手、戴口罩	5			
核对患者	携用物到患者床旁，再次进行有效核对	5			
安置体位	协助患者取适当体位	5			
关节穿刺	局部皮肤严格消毒，戴无菌手套，铺治疗巾和无菌洞巾	10			
	用 2% 利多卡因做穿刺点局部浸润麻醉	10			
	右手持注射器，左手固定穿刺点，施行关节穿刺，抽液或加以药物注射	10			
整理	撤出治疗巾，脱手套	3			
	协助患者整理衣裤，观察患者关节肿胀情况，穿刺部位皮肤完整性，局部皮肤颜色、温度，询问患者有无不适	4			
	整理用物和床单位	3			
洗手、记录	洗手，记录关节穿刺日期，关节肿胀情况，穿刺部位皮肤完整性，局部皮肤颜色、温度	5			
总体评价	正确指导患者	2			
	遵守查对制度	2			
	操作规范，熟练有序	3			
	与患者沟通有效，体现对患者的人文关怀	3			
合计		100			

第三章　妇产科护理学

第一节　产前检查

【导学】

定期产前检查的目的是明确孕妇和胎儿的健康状况，及早发现和治疗妊娠并发症，及时纠正胎位异常，及早发现胎儿发育异常。产前护理评估主要是通过定期产前检查来实现，收集完整的病史资料，进行体格检查，为孕妇提供连续的整体护理。

【学习重点】

操作流程、注意事项。

【概述】

1. 实训学时　2 学时。

2. 实训类型　操作性实训。

3. 实训目的　使学生掌握测量血压、身高、体重，测量宫高、腹围的方法；能进行腹部四步触诊法，听胎心音；学会骨盆外测量的操作。

【实训流程】

1. 核对、评估　查看医嘱，核对患者床号、姓名及腕带。询问、了解患者的身体状况。

2. 操作流程

（1）用物准备　产科检查模型、血压计、人体秤、软尺、胎心听诊器、骨盆外测量器。

（2）操作前准备　环境清洁，光线充足，温度适宜，注意为患者保暖，必要时床旁屏风遮挡。用物备齐，放置有序，操作前请病房内多余人员（特别是异性）暂时回避，以减轻患者心理负担。

（3）操作过程中　随时观察患者的反应。

（4）操作结束后　协助患者整理衣裤及床单位，整理用物，洗手，做好护理记录。

表 3-1　产前检查

测量血压、身高、体重，测量宫高、腹围	宫高是指耻骨联合上缘到宫底的弧形长度；腹围是指下腹最膨隆处绕脐一周的周径
腹部检查	步骤： 1. 检查前准备：向孕妇做好解释工作，让孕妇排空膀胱后仰卧于检查床上，暴露腹部，双腿略屈曲分开，放松腹肌，检查者站于孕妇右侧 2. 视诊：观察腹部大小、形状，有无妊娠纹、手术瘢痕及水肿。并注意有无悬垂腹 3. 触诊：运用腹部四步触诊法了解胎儿大小、胎产式、胎方位、胎先露及羊水情况等。做前三步检查手法时，检查者面对孕妇，做第四步手法时，面向孕妇足部。具体操作方法：①检查者双手置于宫底部，了解子宫外形并测得宫底高度，估算胎儿大小与妊娠周数是否相符。然后以双手指腹相对轻推，判断宫底部的胎儿部分，若为胎头则硬而圆，且有浮球感，若为胎臀则软而宽，且形状略不规则。②检查者双手分别置于孕妇腹部左右侧，一手固定，另一手轻轻深按检查，双手交替，仔细分辨胎背及胎儿四肢的位置。平坦饱满者为胎背，可变形的高低不平部分为胎儿四肢，有时感到胎儿肢体活动，更易判断。③检查者右手拇指与其余四指分开，置于耻骨联合上方，握住胎儿先露部，进一步查清是否已经衔接。若仍浮动，表示尚未入盆；若已衔接，则先露部不能被推动。④检查者左右手分别置于胎先露部的两侧，向骨盆入口方向向下深按，再次核对胎先露部的诊断是否正确，并确定胎先露部入盆的程度 4. 听诊：即听诊胎心音，可在胎儿背部侧的母体腹壁上清楚地听到胎心音。头先露时在脐下两侧，臀先露时在脐上两侧，横位则在靠近脐部下方听得最清楚。听诊时应注意胎心音的速率及有无脐带杂音
骨盆外测量	1. 髂棘间径：孕妇取伸腿仰卧位，测量两髂前上棘外缘间的距离。正常值为23～26cm 2. 髂嵴间径：孕妇取伸腿仰卧位，测量两髂嵴外缘间最宽的距离。正常值为25～28cm。以上两径线可以间接推算骨盆入口横径的长度 3. 骶耻外径：孕妇取左侧卧位，右腿伸直，左腿屈曲。测量第五腰椎棘突下至耻骨联合上缘中点的距离。正常值为18～20cm。第五腰椎棘突下，相当于米氏菱形的上角，或相当于髂嵴后连线中点下1.5cm。此径线可以间接推测骨盆入口前后径的长度，是骨盆外测量中最重要的径线 4. 出口横径：孕妇取仰卧位，两腿弯曲，双手抱双膝，测量两坐骨结节内侧缘的距离，正常值为8.5～9.5cm。也可用检查者的拳头测量，若其间能容纳成人的手拳，则一般大于8.5cm，即属正常 5. 耻骨弓角度：用双手拇指尖斜着对拢，放置在耻骨联合下缘，左右两拇指平放在耻骨降支上面，测量两拇指间的角度即为耻骨弓角度，正常值为90°，小于80°则为异常。此角度可以反映骨盆出口横径的宽度

附：产前检查操作流程图，见图 3-1。

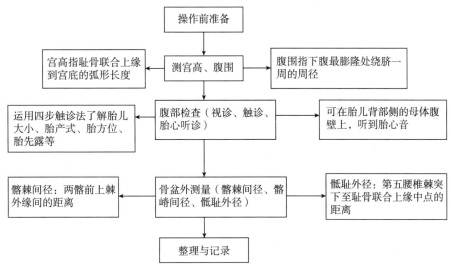

图 3-1 产前检查操作流程图

【注意事项】

1.四部触诊法，做前三步时，检查者面对孕妇，做第四步时，面向孕妇足部。
2.胎心音在靠近胎背上方的孕妇腹壁上听得最清楚。
3.骶耻外径是骨盆外测量中最重要的一条径线。

【评分标准】

表 3-2 听胎心技术操作评分标准

项目	操作技术标准	应得分	实得分	扣分	说明
操作前准备	护理评估：核对孕妇床号、姓名及腕带。询问、了解孕妇的身体状况。向孕妇讲解听胎心技术的目的和操作方法	3			
	护士准备：洗手，熟练掌握听胎心技术的操作方法	3			
	用物准备：胎心听诊器，有秒针的手表，记录本	3			
	患者准备：排空膀胱，取仰卧位	3			
	环境准备：关闭门窗，屏风遮挡，请室内家属暂时回避	3			
操作过程	备好用物，推至孕妇床旁，核对孕妇床号及姓名	5			
	护士站在孕妇右侧，帮助孕妇脱裤至耻骨联合下方	5			
	用四部触诊法判断胎背的位置。做前三步检查手法时，检查者面对孕妇，做第四步手法时，面向孕妇足部 第一步，检查者双手置于宫底部，了解子宫外形并测得宫底高度，估算胎儿大小与妊娠周数是否相符。然后以双手指腹相对轻推，判断宫底部的胎儿部分，若为胎头则硬而圆，且有浮球感，若为胎臀则软而宽，且形状略不规则	5			

续表

项目	操作技术标准	应得分	实得分	扣分	说明
操作过程	第二步：检查者双手分别置于孕妇腹部左右侧，一手固定，另一手轻轻深按检查，双手交替，仔细分辨胎背及胎儿四肢的位置。平坦饱满者为胎背，可变形的高低不平部分为胎儿四肢，有时感到胎儿肢体活动，更易判断	5			
	第三步：检查者右手拇指与其余四指分开，置于耻骨联合上方握住胎儿先露部，进一步查清是否已经衔接。若仍浮动，表示尚未入盆，若已衔接，则先露部不能被推动	5			
	第四步：检查者左右手分别置于胎先露部的两侧，向骨盆入口方向向下深按，再次核对胎先露部的诊断是否正确，并确定胎先露部入盆的程度	5			
	听诊胎心音。可在胎儿背部侧的母体腹壁上，清楚地听到胎心音。头先露时在脐下两侧，臀先露时在脐上两侧，横位者则在靠近脐部下方听得最清楚	15			
	计数胎心音的方法正确，并报告胎心音的次数	10			
	协助孕妇取舒适体位，询问孕妇有无不适	5			
	整理用物，洗手，记录	5			
口述提问	表述清楚，音量适中，内容准确，语句流畅	5			
评价	举止端庄，仪表大方	5			
	操作熟练，动作轻柔	5			
	能与孕妇进行有效沟通	5			
合计		100			

第二节 妇科检查

【导学】

妇科检查又叫盆腔检查，是妇科特有的检查，检查部位包括外阴、阴道、宫颈、宫体及双侧附件。采集健康史与检查是为护理对象提供护理的主要依据，也是妇产科护理临床实践的基本技能。

【学习重点】

操作流程、注意事项。

【概述】

1. 实训学时 2 学时。

2. 实训类型 操作性实训。

3. 实训目的 使学生学会采集妇科患者的病史；能进行阴道窥器检查、双合诊检查、三合诊检查及直肠 – 腹部诊检查的护理配合；以及记录盆腔检查结果。

【实训流程】

1. 核对、评估 查看医嘱，核对患者床号、姓名及腕带。询问、了解患者的身体状况。

2. 操作流程

（1）用物准备 妇科训练模型、膀胱截石位检查床、阴道窥器、妇科检查记录单、用于液基薄层细胞学（TCT）检测的一次性宫颈采样拭子、液基细胞保存液、TCT检测申请单、一次性治疗巾、无菌手套、无菌镊子缸（内盛无菌镊子或其他持物钳）、盛装润滑剂的无菌缸、消毒干棉球、已配制好的碘伏消毒棉球、干棉签、液状石蜡、生理盐水、快速洗手消毒液、污物桶两个。

（2）操作前准备 环境清洁，光线充足，温度适宜，注意为患者保暖。用物备齐，放置有序，操作前请病房内多余人员（特别是异性）暂时回避，以减轻患者心理负担。

（3）操作过程中 随时观察患者的反应。

（4）操作结束后 协助患者整理衣裤及床单位，整理用物，洗手，做好护理记录。

表 3-3 妇科检查

采集病史	1. 一般内容：姓名、性别、年龄、民族、住址等 2. 主诉：列举主要症状及病程 3. 现病史：包括疾病的发生、发展及变化全过程 4. 月经史：书写方式为初潮年龄、经期、周期。例：14，5-6，28-30，表示14岁第一次来月经，经期5～6天，月经周期28～30天 5. 婚育史：记录方式为足月产次-早产次-流产次-现存子女数，例3-0-1-2，表示足月产3次，无早产，流产1次，现存子女数2人 6. 既往史：既往健康状况、曾患的疾病 7. 个人史：包括生活起居、出生地、个人嗜好等 8. 家庭史：家庭成员健康状况
阴道窥器检查	步骤： 1. 放置阴道窥器：将阴道窥器两叶合拢，旋紧中部螺丝，放松侧部螺丝，用石蜡油润滑阴道窥器两叶前端，左手拇食指分开两侧小阴唇，暴露阴道口，右手持准备好的阴道窥器避开尿道口周围斜行插入阴道口，沿阴道侧后壁缓慢插入阴道内，然后向上、向后推进，边推进边将两叶转平，并逐渐张开两叶，直至完全暴露宫颈。固定阴道窥器于阴道内 2. 检查宫颈：观察宫颈大小、颜色、外口形状、有无糜烂、撕裂、囊肿、息肉、肿瘤、赘生物，宫颈内有无出血、分泌物的量、性状、颜色 3. 检查阴道：旋松阴道窥器侧部螺丝，旋转阴道窥器，观察阴道前后壁、侧壁黏膜颜色、皱襞多少，有无畸形、裂伤、炎症、溃疡、囊肿，注意阴道分泌物的量及性状 4. 取出阴道窥器：宫颈阴道检查后放松侧部及中部螺丝，将两叶合拢，再旋紧阴道窥器中部螺丝，缓慢退出
双合诊检查	即阴道、腹壁联合检查，主要检查阴道、宫颈、子宫、输卵管及宫旁组织。右手戴好消毒手套，示、中两指涂润滑剂后，轻轻通过阴道口沿后壁放入阴道，检查阴道通畅度和深度，有无畸形、肿块、结节及阴道壁情况。触及宫颈大小、形态及宫颈外口情况，有无接触性出血及宫颈举痛；检查子宫时，将阴道内两指放在宫颈后方，左手掌心朝下，手指平放在患者的腹部平脐处，当阴道内手指向上、向前方抬举宫颈时，腹部手指压下、往后按压腹壁，并逐渐移向耻骨联合部。通过内、外手指相互配合，可判清子宫的大小、位置、形态、活动度、硬度以及有无压痛。检查附件时，将阴道内两指由宫颈后方移至一侧穹窿部，另一手自同侧下腹壁髂嵴水平开始，由上往下按压腹壁，与阴道内手指相互配合以触摸该侧子宫附件有无肿块、压痛、增厚等。同样方法检查对侧附件

续表

三合诊检查	三合诊检查即腹部、阴道、直肠联合检查。检查者一手示指放入阴道，中指放入直肠内，另一手在腹部配合，多在双合诊后即进行。三合诊检查主要检查子宫位置及子宫后壁、直肠子宫陷凹、宫骶韧带、盆腔后壁、直肠阴道隔、骶骨前方及直肠内有无病变
直肠–腹部诊检查	检查者一手示指伸入直肠内，另一手在腹部配合，检查内容同双合诊和三合诊，适用于未婚女性或阴道闭锁不宜做双合诊者
妇科检查结果记录	1. 外阴：发育情况及婚产式，发现异常应详细描述 2. 阴道：是否通畅、黏膜情况、分泌物量、色、形状、气味 3. 宫颈：大小、硬度、有无糜烂、撕裂、息肉、腺囊肿、有无接触性出血、举痛及其他赘生物 4. 子宫：位置、大小、硬度、活动度、形态、有无压痛 5. 附件：两侧分别记录，有无肿块、增厚及压痛，有肿块者要记录其大小、位置、硬度、表面是否光滑、活动度，有无压痛，疼痛的性质及部位，与子宫及盆壁的关系
宫颈细胞学检查	液基细胞学检测（TCT）是用未涂润滑剂的阴道窥器扩张阴道，先用无菌干棉球将宫颈表面分泌物拭净，利用特制的"宫颈取样拭子"沿宫颈鳞柱交界处顺时针旋转360°，然后将"宫颈取样拭子"直接放入细胞保存液，送至病理科用全自动薄层细胞涂片机制成直径13mm的薄层细胞涂片。显微镜观察

附：妇科检查操作流程图，见图 3-2。

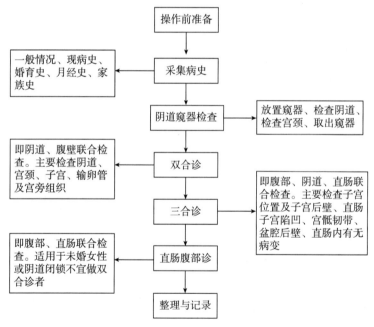

图 3-2　妇科检查操作流程图

【注意事项】

1. 检查者要关心患者，态度要严肃认真，语言亲切，动作要轻柔，检查仔细，检查部位准确，并及时向患者做好解释工作。

2. 检查前嘱患者排空膀胱，不能自解小便者应导尿，大便充盈者应排空。

3. 患者取膀胱截石位，臀部置检查床边缘，臀下垫棉垫或治疗巾，双手放于身体两侧或放于胸部，使腹肌放松便于检查。每人使用一套检查器械，如阴道窥器、镊子、手套等。

4. 月经期、阴道出血时一般不做阴道检查。如必须检查时，检查者应给患者外阴消毒，检查时使用无菌手套。

5. 未婚者限做直肠 – 腹部诊检查，禁做双合诊，禁用阴道窥器。确需检查者，应与患者家属说明并经同意后方可检查。

6. 男医生检查时必须有第三者在场。

7. 如患者腹直肌紧张，可边检查边与患者交谈，使其张嘴呼吸而使其腹肌放松。

【评分标准】

表 3–4　妇科检查操作评分标准

项目	操作技术标准	应得分	实得分	扣分	说明
操作前准备	护理评估：核对患者床号、姓名及腕带。询问、了解患者的身体状况。向患者讲解妇科检查的目的和操作方法	3			
	护士准备：洗手，熟练掌握妇科检查的操作方法	3			
	用物准备：阴道窥器、一次性治疗巾、无菌手套、无菌镊子缸（内盛无菌镊子或其他持物钳）、盛装润滑剂的无菌缸、消毒干棉球、已配制好的碘伏消毒棉球、干棉签、液状石蜡、生理盐水、快速洗手消毒液、医用 / 生活垃圾桶	3			
	患者准备：排空膀胱，取截石位	3			
	环境准备：关闭门窗，屏风遮挡	3			
操作过程	备好用物，核对患者床号及姓名	5			
	护士帮助患者脱裤，取膀胱结石位，臀下垫一次性治疗巾	5			
	外阴检查，视诊外阴发育、阴毛多少及分布情况，有无畸形、水肿、溃疡及肿块	5			
	取阴道窥器，并蘸取润滑剂	5			
	将阴道窥器两叶合拢，沿阴道后壁将阴道窥器插入阴道，逐渐展平、张开两叶，动作轻柔	5			
	暴露阴道壁、宫颈及穹隆部，检查阴道壁黏膜色泽、弹性、阴道分泌物的多少、性质、颜色、异味，宫颈的大小、外口形状，有无糜烂、息肉	5			
	取出阴道窥器	5			
	戴消毒手套，食指、中指蘸取润滑剂	5			
	检查阴道松紧度、长度，有无肿块、畸形、宫颈大小、硬度，有无接触性出血、宫颈摇举痛，后穹隆是否饱满，有无触痛	5			
	双合诊：左右手配合，了解子宫大小、位置、形状、质地、活动度、有无压痛，两侧附件有无肿块、压痛	5			
	将手指退出阴道，脱去手套	5			
	协助患者穿衣起床，询问患者有无不适	5			
	整理用物，洗手，记录	5			

续表

项目	操作技术标准	应得分	实得分	扣分	说明
口述提问	表述清楚，音量适中，内容准确，语句流畅	5			
评价	举止端庄，仪表大方	5			
	操作熟练，动作轻柔	5			
	能与患者进行有效沟通	5			
合计		100			

第三节　计划生育技术

【导学】

计划生育是我国的一项基本国策。学生应知晓我国计划生育的主要内容，掌握避孕、绝育及避孕失败补救措施的主要方法，并能根据育龄夫妇的需求，在护理评估的基础上，创造条件保障使用者在知情条件下选择安全、有效且适宜的避孕措施；为实施计划生育妇女提供良好的整体护理服务。

【学习重点】

操作流程、注意事项。

【概述】

1. 实训学时　2 学时。

2. 实训类型　操作性实训。

3. 实训目的　使学生识别避孕药物和避孕工具的种类、名称、使用方法；放置、取出宫内节育器的术前准备；人工流产术的手术用物准备。

【实训流程】

1. 核对、评估　查看医嘱，核对患者床号、姓名及腕带。询问、了解患者的身体状况。

2. 操作流程

（1）用物准备　妇科训练模型、宫内避孕器训练模型、人工流产包、节育器放置取出包、避孕药物、避孕套、宫内节育器。

（2）操作前准备　环境清洁，光线充足，温度适宜，注意为患者保暖。用物备齐，放置有序，操作前请病房内多余人员（特别是异性）暂时回避，以减轻患者的心理负担。

（3）操作过程中　随时观察患者的反应。

（4）操作结束后　协助患者整理衣裤及床单位，整理用物，洗手，做好护理记录。

表 3-5　计划生育技术

避孕套使用 方法	步骤： 1.每次性行为前，必须用一个新的安全套 2.必须在性交开始前戴上 3.避孕套有不同的规格，应根据阴茎勃起时的大小选择适当型号 4.使用前应查看生产日期和有效期，过期的避孕套已经变质，容易破裂，不宜使用 5.小心撕开独立密封的包装袋，避免使用剪刀一类的利器 6.用手指捏住安全套前端气囊，把空气挤出，再套在勃起的阴茎上 7.保证安全套套住整个阴茎 8.射精后，趁阴茎仍然勃起，应紧握着安全套边缘把阴茎抽出 9.如果出现精液进入阴道内情况，马上采用紧急避孕法
宫内节育器 放置术	物品准备：阴道窥器 1 个，宫颈钳 1 把，子宫探针 1 个，宫颈扩张器 4～6 号各 1 根，放环器 1 个，取环器 1 个，节育器 1 个，纱布钳 1 把，消毒钳 2 把，剪刀 1 把，弯盘 1 个。双层大包布 1 块，洞巾 1 块，方纱布 3～4 块，干棉球数个，长棉签 2 支，无菌手套 1 副
	手术步骤： 1.受术者排尿后取膀胱截石位 2.0.5% 聚维酮碘溶液外阴消毒，铺洞巾 3.检查子宫大小、位置及附件情况 4.阴道窥器暴露宫颈，再次消毒宫颈，宫颈钳钳夹宫颈前唇 5.用探针测子宫腔深度，按顺序用宫颈扩张器依次（4～6 号）扩张宫颈至 6 号 6.用放环器将环送入宫腔达宫底，带尾丝的在宫口外 2cm 处剪断尾丝 7.取下宫颈钳及阴道窥器
宫内节育器 放置术	宫内节育器取出术前准备同放置术。手术步骤、操作方法与放术相同，只需将放环器换为取 环钩。放 T 型环者用血管钳夹住尾丝后缓慢取出。圆形环者用取环钩钩住环的下缘，缓慢拉出
人工流产术	物品准备： 阴道窥器 1 个，宫颈钳 1 把，子宫探针 1 个，宫颈扩张器 4～10 号各 1 根，吸管 5～8 号各 1 根，小头卵圆钳 1 把，小刮匙 1 个，连接胶管 1 根，消毒钳 1 把，弯盘 1 个，人工流产负压吸引 器。双层大包布 1 块，洞巾 1 块，干纱布、干棉球若干，长棉签 2 支，无菌手套 1 副
	适应证：人工流产负压吸引术适用于妊娠 10 周以内者
	操作步骤： 1.受术者排尿后取膀胱截石位 2.0.5% 聚维酮碘溶液外阴消毒，铺洞巾 3.双合诊检查子宫大小、位置及附件情况 4.阴道窥器暴露宫颈，再次消毒宫颈，宫颈钳钳夹宫颈前唇 5.探测宫腔、扩张宫颈：用宫颈钳夹前唇（或后唇），用探针顺子宫屈向探测宫腔深度。以执 笔式手法持宫颈扩张器按子宫屈向扩张，顶端超过宫颈管内口，自 4 号起逐步扩张至大于所用吸 管半个号或 1 个号 6.吸管负压吸引：连接好吸管试吸无误后，将吸管插入宫腔，按顺时针方向吸宫腔 1～2 周，最 大负压不得超过 600mmHg（79.8kPa），当感觉宫壁粗糙、宫腔缩小、出现少量血性泡沫时，表示 已吸干净。退出吸引管后用小刮匙轻轻绕宫腔刮一周，特别注意两侧宫角及宫底部 7.确认已吸净，取下宫颈钳，用棉球擦拭宫颈和阴道血迹，观察无异常，取出阴道窥器，结束手术 8.检查吸出物：将吸刮物清洗过滤，仔细检查有无绒毛及胎儿组织，肉眼观察有异常者送检

附：计划生育技术操作流程图，见图 3-3。

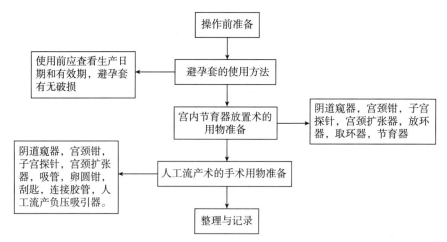

图 3-3 计划生育技术操作流程图

【注意事项】

1. 避孕套使用前应查看生产日期和有效期。
2. 放置宫内节育器时，要根据宫腔深度选择适合的型号。
3. 人工流产术时要注意识别手术常用器械名称及型号。

【评分标准】

表 3-6 人工流产的护理配合操作评分标准

项目	操作技术标准	应得分	实得分	扣分	说明
操作前准备	护理评估：核对受术者床号、姓名。询问、了解身体状况	3			
	护士准备：洗手，戴口罩	3			
	用物准备：人工流产包、人工流产负压吸引器	5			
	患者准备：排空膀胱，知情同意并签字	6			
	环境准备：关闭门窗，环境、温度、光线适合操作	3			
操作过程	备好用物，推至受术者床旁，核对受术者床号及姓名	5			
	护士站在受术者右侧，协助受术者取膀胱截石位	5			
	检查手术流产包并打开	5			
	消毒洗手，戴手套	5			
	配合医生消毒外阴、铺无菌巾并固定	5			
	配合医生消毒阴道及宫颈	5			
	配合医生探查子宫并扩张宫颈	5			
	指导受术者深呼吸配合医生	5			
	配合医生吸宫或钳刮	5			

续表

项目	操作技术标准	应得分	实得分	扣分	说明
操作过程	协助医生查看绒毛和胚胎组织	5			
	配合医生再次消毒宫颈、阴道	5			
	观察受术者有无腹痛及阴道流血，告知术后注意事项	5			
	整理用物，洗手做记录	5			
评价	举止端庄，仪表大方	5			
	操作熟练，动作轻柔	5			
	能与患者进行有效沟通	5			
合计		100			

第四节 妇产科常用护理技术

一、会阴擦洗／冲洗

【导学】

会阴擦洗／冲洗操作是利用消毒液对会阴部进行擦洗／冲洗的技术，是妇产科临床护理工作中最常用的护理技术。由于女性会阴部各个孔道彼此相距较近，容易产生交叉感染，另外，会阴部温暖、潮湿，病菌容易滋生，因此会阴擦洗／冲洗常用于局部清洁，保持患者会阴及肛门部清洁，促进患者的舒适和会阴伤口的愈合，防止生殖系统、泌尿系统的逆行感染。

【学习重点】

操作流程、注意事项。

【概述】

1. 实训学时 2学时。
2. 实训类型 操作性实训。
3. 实训目的 掌握会阴擦洗／冲洗的适应证、禁忌证及操作技术；熟悉常用会阴擦洗／冲洗液的种类及相关注意事项。

【实训流程】

1. 核对、评估 查对医嘱、核对患者床号、姓名及腕带。询问、了解患者的身心状况。评估患者会阴情况，并向患者做好解释工作，以取得患者的理解和配合。

2. 操作流程

（1）物品准备 妇科护理操作模拟训练模型，会阴擦洗盘 1 个，无菌弯盘 2 个，无菌长镊子或卵圆钳 2 把，若干浸透药液的棉球（如 0.02% 碘伏溶液，1 ： 5000 高锰酸钾溶液等），无菌干棉球若干，无菌干纱布 2 块，或一次性会阴擦洗包 1 个；会阴冲洗需备冲洗壶和便盆，0.02% 聚维碘酮（碘伏）溶液，1 ： 5000 高锰酸钾溶液或遵医嘱依据患者的具体情况准备相应的冲洗液，水温计 1 个，橡胶单、中单各 1 块，或一次性治疗巾 2 块，一次性手套 1 ～ 2 副，病历医嘱单（或治疗卡），护理记录本，快速洗手消毒液，污物桶 2 个，必要时备屏风等。

（2）操作前准备 环境清洁，光线充足，温度适宜，注意为患者保暖，必要时床旁屏风遮挡。用物备齐，放置有序，操作前请病房内多余人员（特别是异性）暂时回避，以减轻患者的心理负担。嘱患者排空膀胱，脱下一条裤腿。协助患者取屈膝仰卧位，略外展，暴露外阴，臀下垫橡胶单、中单或一次性治疗巾，会阴冲洗者置便盆于臀下。

（3）操作过程中 随时观察患者的情况。

（4）操作结束后 擦洗完毕，撤去一次性治疗巾，若为会阴冲洗结束后，撤掉便盆，为患者换上消毒会阴垫，协助患者整理衣裤及床单位，整理用物，脱去手套，洗手，做好护理记录。

表 3-7　会阴擦洗 / 冲洗

| 会阴冲洗 / 擦洗 | 1. 操作者将会阴擦洗盘放于床边，戴一次性手套，用一把长镊子夹取浸有消毒药液的棉球，再用另一把长镊子或卵圆钳擦洗，一般擦洗 3 遍。第 1 遍初步擦洗会阴部血迹、分泌物或其他污垢，其顺序是由外向内、自上而下、先对侧后近侧，即按照先阴阜、后大腿内上 1/3，然后大小阴唇，最后会阴及肛门周围的顺序擦洗
2. 第 2 遍顺序是自内向外、自上而下、先对侧后近侧，或以伤口为中心向外擦洗
3. 第 3 遍顺序同第 2 遍，可根据患者情况增加擦洗次数，直至擦净，最后用干纱布擦干
4. 如进行会阴冲洗，注意先将便盆放于一次性治疗巾上，镊子夹住消毒棉球，一边冲洗，一边擦洗。冲洗的顺序同会阴擦洗 |

附：会阴擦洗 / 冲洗操作流程图，见图 3-4。

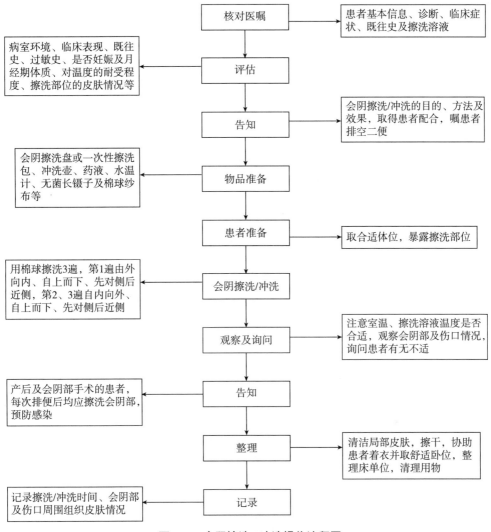

图 3-4　会阴擦洗 / 冲洗操作流程图

【注意事项】

1.保持病房适宜的温度和光线，注意遮挡，以免增加患者的心理负担。

2.擦洗时应注意观察会阴及会阴伤口周围的情况，包括有无红肿、分泌物及其性质和伤口愈合情况，发现异常及时记录并向医师汇报。

3.凡留置导尿管者，要将尿道口周围反复擦洗干净，并注意导尿管是否通畅，避免脱落或打结。

4.同时擦洗多位患者时，注意将伤口感染者安排在最后擦洗，以免交叉感染。

5.进行会阴冲洗时，应注意用无菌纱球堵住阴道口，防止污水进入阴道，导致上行感染。

6.护理人员每次擦洗前后均应洗净双手，然后再护理下一位患者，并注意无菌操作。

7.产后及会阴部手术的患者，每次排便后均应擦洗会阴，预防感染。

【评分标准】

表 3-8　会阴擦洗 / 冲洗评分标准

项目	操作技术标准	应得分	实得分	扣分	说明
素质要求	护士着装整齐，仪表端庄	5			
核对医嘱	核对医嘱	5			
评估患者	核对患者床号、姓名及腕带	2			
	询问、了解患者的身心状况，评估患者会阴情况	2			
	向患者说明会阴擦洗 / 冲洗的目的、方法及效果	3			
	嘱患者排空膀胱，请室内家属暂时回避，并用屏风遮挡	3			
用物准备	会阴擦洗盘内盛下列物品： 无菌弯盘 2 个，无菌长镊子或卵圆钳 2 把，若干浸透药液的棉球（如 0.02% 碘伏溶液，1 ∶ 5000 高锰酸钾溶液等），无菌干棉球若干，无菌干纱布 2 块，或一次性会阴擦洗包 1 个；会阴冲洗需备冲洗壶和便盆，冲洗液水温 40 ~ 42℃，以患者感到舒适为宜，水温计，一次性中单 2 块，一次性手套 1 ~ 2 副，病历医嘱单，快速洗手消毒液，污物桶 2 个，必要时备屏风等	10			
洗手、戴口罩	洗手、戴口罩	5			
核对患者	携用物到患者床旁，再次进行有效核对	5			
安置体位	患者取舒适卧位或膀胱截石位，给患者臀下垫一次性治疗巾	5			
会阴擦洗	操作者戴一次性手套，用一把长镊子夹取浸有消毒药液的棉球，再用另一把长镊子或卵圆钳擦洗	5			
	第 1 遍擦洗外阴血迹、分泌物或其他污垢，其顺序是由外向内、自上而下、先对侧后近侧，即按照先阴阜、后大腿内上 1/3，然后大小阴唇，最后会阴及肛门周围的顺序擦洗	10			
	第 2 遍顺序是自内向外、自上而下、先对侧后近侧，或以伤口为中心向外擦洗。第 3 遍顺序同第 2 遍	10			
	可根据患者情况增加擦洗次数，直至擦净，最后用干纱布擦干，顺序同第 2 遍	5			
整理	撤除床上的治疗巾，更换新的会阴垫	5			
	协助患者穿好衣裤，取舒适体位	3			
	整理用物和床单位	2			
洗手记录	洗手并做记录	5			
总体评价	正确指导患者	2			
	严格遵守无菌原则和查对制度	2			
	操作规范，熟练有序	3			
	与患者沟通合理有效，体现出对患者的人文关怀	3			
合计		100			

二、阴道灌洗 / 冲洗

【导学】

阴道灌洗 / 冲洗操作具有保持宫颈和阴道的清洁、减少阴道内分泌物、减轻局部组织充血，以及控制和治疗炎症的作用。阴道灌洗 / 冲洗也是手术前清洁阴道及后穹隆的方法，可防止因手术导致细菌或病原体进入盆腔引起感染，是妇科手术前常规阴道准备内容之一，可减少术后阴道残端炎症而引起感染等并发症。

【学习重点】

操作流程、注意事项。

【概述】

1. 实训学时　2 学时。

2. 实训类型　操作性实训。

3. 实训目的　使学生掌握阴道灌洗 / 冲洗的适应证、禁忌证及操作技术；熟悉常用阴道灌洗 / 冲洗液的种类及相关注意事项。

【实训流程】

1. 核对、评估　查对医嘱，核对患者床号、姓名及腕带。询问、了解患者的身心状况。评估患者会阴及阴道情况，并向患者做好解释工作，以取得患者的理解和配合。

2. 操作流程

（1）**用物准备**　妇科检查床、妇科护理操作模拟训练模型、灌洗筒各 1 个，连接 130cm 长的橡皮管和带调节阀的灌洗头 1 个（或一次性妇科阴道冲洗器，内配有一次性灌洗袋，附带具有调节阀的连接管及灌洗头），输液架 1 个，弯盘 1 个，长镊子或卵圆钳 1 把，阴道窥器 1 个，无菌干纱布若干。灌洗溶液：0.02% 聚维碘酮（碘伏）溶液，生理盐水，1 ：5000 高锰酸钾溶液，2% ～ 4% 碳酸氢钠溶液，1% 乳酸溶液，4% 硼酸溶液，0.5% 醋酸溶液等。如假丝酵母菌性阴道炎用碱性冲洗液，滴虫性阴道炎用酸性冲洗液，非特异性感染者用生理盐水或一般消毒液。无菌手套 1 ～ 2 副，橡胶单、中单各 1 块，或一次性治疗巾 2 个，便盆 1 个，水温计 1 个，病历医嘱单（或治疗卡），护理记录本，快速洗手消毒液，污物桶 2 个，必要时备屏风等。

（2）**操作前准备**　环境清洁，光线充足，温度适宜，注意为患者保暖，必要时床旁屏风遮挡。用物备齐，放置有序，嘱患者排空膀胱后，引导患者到治疗室或检查室，取膀胱截石位，暴露外阴，臀下垫橡胶单、中单或一次性治疗巾及便盆。

（3）**操作过程中**　随时观察患者的反应及冲洗 / 灌洗情况。

（4）**操作结束后**　灌洗 / 冲洗结束后，用干纱布擦干外阴部，撤去便盆、橡胶单、中单或一次性治疗巾，更换一次性会阴垫，并整理用物及床单位，协助患者整理衣裤，下妇科检查床。脱去手套，洗手，做好护理记录。

表 3-9　阴道灌洗 / 冲洗

阴道灌洗 / 冲洗	1. 根据患者的病情配制灌洗液 500 ～ 1000mL，将装有灌洗液的灌洗筒或一次性妇科阴道冲洗器挂于床旁距床面 60 ～ 70cm 的输液架上，排出管内空气，调节水温（41 ～ 43°C）后备用 2. 操作者戴手套，用一手持冲洗头，打开开关，先用灌洗冲洗外阴部，然后用另一手分开小阴唇，将冲洗头沿阴道纵侧壁缓缓插入，达阴道后穹隆部，边冲洗边将灌洗头围绕子宫颈轻轻地上下左右移动。阴道灌洗也可用阴道窥器暴露宫颈后再进行，冲洗时应不停转动阴道窥器，将整个阴道穹隆及阴道侧壁冲洗干净
阴道灌洗 / 冲洗	3. 当灌洗液剩 100mL 左右时，夹紧连接管或皮管，关上开关，用阴道窥器者可将阴道窥器按下，使阴道内的液体流出。拔出灌洗头和阴道窥器，再冲洗一次外阴部，然后扶患者坐于便盆上，使阴道内残余的液体流出

附：阴道灌洗 / 冲洗操作流程图，见图 3-5。

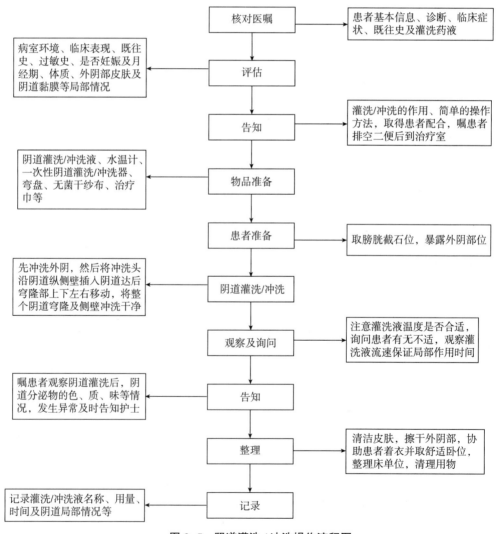

图 3-5　阴道灌洗 / 冲洗操作流程图

【注意事项】

1. 冲洗器或灌洗筒距床沿距离不得超过 70cm，以免压力过大、水流过速，使液体或污物进入宫腔，或灌洗液与局部作用时间过短。

2. 冲洗液温度不能过高或过低，一般以 41～43℃为宜，温度过低使患者不适，温度过高则会造成烫伤。

3. 灌洗过程中动作要轻柔，灌洗头弯头应向上，避免刺激后穹隆引起不适，或损伤局部组织引起出血。用阴道窥器灌洗时应轻轻转动阴道窥器，使灌洗液能达到阴道各部。

4. 产后 10 日或妇产科手术 2 周后，若患者合并阴道分泌物混浊、有臭味、阴道伤口愈合不良、黏膜感染坏死等，可进行低位阴道冲洗，冲洗器或灌洗筒之高度不得超过床沿 30cm，避免污液进入宫腔或损伤阴道残端伤口。

5. 月经期、产后或人工流产术后，宫颈口未闭或有阴道流血的患者不宜行阴道灌洗，以防引起上行性感染。宫颈癌有活动性出血者，为防止大出血应禁止灌洗，可行外阴擦洗。

6. 未婚女性一般不做阴道冲洗，必要时可用导尿管冲洗，不能使用阴道窥器。

【评分标准】

表 3-10　阴道灌洗 / 冲洗评分标准

项目	操作技术标准	应得分	实得分	扣分	说明
素质要求	护士着装整齐，仪表端庄	5			
核对医嘱	核对医嘱	5			
评估患者	核对患者床号、姓名及腕带	2			
	询问、了解患者的身心状况，评估患者会阴及阴道情况	2			
	向患者说明阴道灌洗 / 冲洗的目的、方法及效果	3			
	嘱患者排空膀胱，引导患者到治疗室或检查室	3			
用物准备	灌洗筒或一次性妇科阴道冲洗器，输液架 1 个，弯盘 1 个，长镊子或卵圆钳 1 把，阴道窥器 1 个，无菌干纱布若干，灌洗 / 冲洗溶液，无菌手套 1～2 副，橡胶单、中单各 1 块，或一次性治疗巾 2 个，便盆 1 个，水温计 1 个，病历医嘱单（或治疗卡），护理记录本，快速洗手消毒液，污物桶 2 个，必要时备屏风等	10			
洗手、戴口罩	洗手、戴口罩	5			
核对患者	携用物到患者床旁，再次进行有效核对	5			
安置体位	患者取膀胱截石位，暴露外阴，臀下垫一次性治疗巾和便盆	5			
阴道灌洗	按需要配制 500～1000mL 的冲洗液于冲洗筒内，将冲洗筒挂于距床沿 60～70cm 的高处，先排出管内空气，调节水温	5			
	操作者戴手套，一手持冲洗头，先冲洗外阴，然后用另一手分开小阴唇，将冲洗头沿阴道侧壁缓缓插入达穹隆部，边冲洗边在阴道内上下左右轻轻移动冲洗头	10			
	当冲洗液约剩 100mL 时，关闭调节阀的开关或夹紧皮管，抽出冲洗头，再次冲洗外阴部	5			

续表

项目	操作技术标准	应得分	实得分	扣分	说明
阴道灌洗	冲洗结束后，扶起患者坐在便盆上，使阴道内残留的液体流出	5			
	用干纱布擦干外阴部，撤去治疗巾和便盆	5			
整理	撤除床上的治疗巾，更换新的会阴垫	5			
	协助患者穿好衣裤，取舒适体位	3			
	整理用物和床单位	2			
洗手、记录	洗手并做记录	5			
总体评价	正确指导患者	2			
	严格遵守无菌原则和查对制度	2			
	操作规范，熟练有序	3			
	与患者沟通合理有效，体现出对患者的人文关怀	3			
合计		100			

三、会阴湿热敷

【导学】

会阴湿热敷是应用热原理和药物化学反应直接接触患区，促进血液循环，增强局部白细胞的吞噬作用和组织活力的一种护理技术。

【学习重点】

操作流程、注意事项。

【概述】

1. 实训学时 2 学时。

2. 实训类型 操作性实训。

3. 实训目的 使学生掌握会阴湿热敷的适应证、禁忌证及操作技术；熟悉常用会阴湿热敷药物的种类及相关注意事项。

【实训流程】

1. 核对、评估 查对医嘱，核对患者床号、姓名及腕带。询问、了解患者的身心状况。评估患者会阴情况，并向患者做好解释工作，以取得患者的理解和配合。

2. 操作流程

（1）用物准备 妇科护理操作模拟训练模型，会阴擦洗盘或一次性会阴擦洗/冲洗包1个，无菌干纱布数块，医用凡士林，棉签若干，热源袋如热水袋、电热宝等，红外线灯，盛热敷溶液（沸水或煮沸的50%硫酸镁、95%乙醇）的带盖搪瓷缸或治疗缸，棉垫1块，橡胶单、中单各1块，或一次性治疗巾2块，一次性手套1~2副，病历医嘱单（或治疗卡），快速洗手消毒液，污物桶2个，必要时备屏风等。

（2）操作前准备 环境清洁，光线充足，温度适宜，注意保暖，必要时床旁屏风遮挡。用物备齐，放置有序，嘱患者排空膀胱后，协助患者松解衣裤，暴露热敷部位，臀下垫橡胶单、中单或一次性治疗巾。

（3）操作过程中 随时观察患者的情况。

（4）操作结束后 热敷结束，移去敷布，观察热敷部位的皮肤，用纱布拭净皮肤上的凡士林，擦净会阴，撤去用物，更换新会阴垫，协助患者穿好衣裤，并整理用物及床单位。脱去手套，洗手，做好护理记录。

表 3-11 会阴湿热敷

会阴湿热敷	1. 先行会阴擦洗，清洁湿热敷部位皮肤或外阴局部伤口的污垢
	2. 热敷部位先涂一薄层凡士林，盖上无菌干纱布，再轻轻敷上浸有热敷溶液的温纱布，外面盖上棉垫保温
	3. 一般每 3～5 分钟更换 1 次热敷垫，亦可将热源袋放在棉垫外或用红外线灯照射，以延长更换热敷垫的时间，热敷时间 15～30 分钟，每日 2～3 次

附：会阴湿热敷操作流程图，见图3-6。

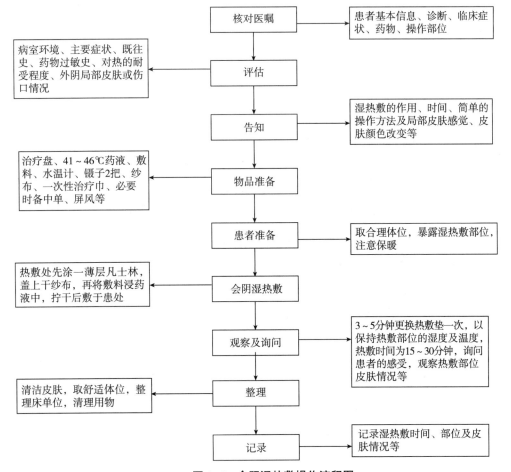

图 3-6 会阴湿热敷操作流程图

【注意事项】

1. 湿热敷应在会阴擦洗、清洁外阴局部伤口的污垢后进行。

2. 湿热敷面积为病损范围的 2 倍。

3. 湿热敷温度一般为 41 ～ 46℃。定期检查热源袋的完好性。注意观察患者热敷部位皮肤有无发红，防止烫伤，对休克、虚脱、昏迷及术后感觉不灵敏者尤应警惕。

4. 在热敷过程中，护士应随时评价热敷效果，并为患者提供相应的生活护理。

【评分标准】

表 3-12　会阴湿热敷评分标准

项目	操作技术标准	应得分	实得分	扣分	说明
素质要求	护士着装整齐，仪表端庄	5			
核对医嘱	核对医嘱	5			
评估患者	核对患者床号、姓名及腕带	2			
	询问、了解患者的身心状况，评估患者会阴情况	2			
	向患者说明会阴湿热敷的目的、方法及效果	3			
	嘱患者排空膀胱，请室内家属暂时回避，用屏风遮挡	3			
用物准备	会阴擦洗盘或一次性会阴擦洗 / 冲洗包 1 个，无菌干纱布数块，医用凡士林，棉签若干，热源袋如热水袋、电热宝等，红外线灯，盛热敷溶液（沸水或煮沸的 50% 硫酸镁、95% 乙醇）的带盖搪瓷缸或治疗缸，棉垫 1 块，橡胶单、中单各 1 块，或一次性治疗巾 2 块，一次性手套 1 ～ 2 副，病历医嘱单（或治疗卡），快速洗手消毒液，污物桶 2 个，必要时备屏风等	10			
洗手、戴口罩	洗手、戴口罩	5			
核对患者	携用物到患者床旁，再次进行有效核对	5			
安置体位	患者取膀胱截石位，暴露热敷部位，臀下垫一次性治疗巾	5			
会阴湿热敷	先行会阴擦洗，清洁湿热敷部位的皮肤或外阴局部伤口的污垢	10			
	热敷部位先涂一薄层凡士林，盖上无菌干纱布，再轻轻敷上浸有热敷溶液的温纱布，外面盖上棉垫保温	10			
	一般每 3 ～ 5 分钟更换 1 次热敷垫，亦可将热源袋放在棉垫外用红外线灯照射，以延长更换热敷垫的时间，热敷时间 15 ～ 30 分钟，每日 2 ～ 3 次	10			
整理	移去敷布，观察热敷部位的皮肤，用纱布拭净皮肤上的凡士林，擦净会阴，撤除床上的治疗巾，更换新的会阴垫	5			
	协助患者穿好衣裤，取舒适体位	3			
	整理用物和床单位	2			
洗手记录	洗手并做记录	5			
总体评价	正确指导患者	2			
	严格遵守无菌原则和查对制度	2			
	操作规范，熟练有序	3			
	与患者沟通合理有效，体现出对患者的人文关怀	3			
合计		100			

四、阴道或宫颈上药

【导学】

阴道或宫颈上药是将治疗性药物通过阴道涂抹到阴道壁或宫颈黏膜上，达到局部治疗的作用，在妇产科护理操作技术中应用广泛而又简便，一般均在妇产科门诊由护士操作，也可教会患者在家自己局部上药，用以治疗阴道炎、宫颈炎及术后阴道残端感染。

【学习重点】

操作流程、注意事项。

【概述】

1. 实训学时 2 学时。
2. 实训类型 操作性实训。
3. 实训目的 使学生掌握阴道或宫颈上药的适应证、禁忌证及操作技术；熟悉常用阴道或宫颈上药药物的种类及相关注意事项。

【实训流程】

1. 核对、评估 查看医嘱，核对患者床号、姓名及腕带。询问、了解患者的身心状况，评估患者阴道及宫颈情况，并向患者做好说明工作，以取得患者的理解和配合。
2. 操作流程
（1）用物准备 妇科护理操作模拟训练模型、药品、阴道灌洗用物 1 套、阴道窥器 1 个、长镊子、消毒干棉球、消毒长棉棍、带尾线的消毒大棉球或纱布若干、无菌手套 1～2 副、橡胶单、中单各 1 块或一次性治疗巾 2 个、病历医嘱单（或治疗卡）、护理记录本、快速洗手消毒液、污物桶 2 个、必要时备屏风等。
（2）操作前准备 环境清洁，光线充足，温度适宜，注意为患者保暖，必要时床旁屏风遮挡。用物备齐，放置有序，嘱患者排空膀胱后，引导患者到治疗室或检查室，取膀胱截石位，暴露外阴，臀下垫橡胶单、中单或一次性治疗巾及便盆。上药前先行阴道灌洗或擦洗，拭去黏液及分泌物，以使药物直接接触炎性组织而提高疗效。
（3）操作过程中 随时观察患者的情况。
（4）操作结束后 阴道或宫颈上药结束后，擦干外阴部，撤去橡胶单、中单或一次性治疗巾，整理用物及床单位，协助患者整理衣裤，下妇科检查床。脱去手套，洗手，做好护理记录。

表 3-13 阴道或宫颈上药

阴道或宫颈上药	根据病情和药物的不同性状采用以下上药方法： 1. 阴道后穹窿塞药：滴虫性、假丝酵母菌性、萎缩性阴道炎及慢性宫颈炎患者常用此法。采用纳入法，将药物置于阴道后穹窿处。可教会患者自行放置。上药前需洗净双手或戴上一次性手套，用一手分开阴唇，另一手示指将药片或栓剂向阴道后壁推进至示指完全伸入为止，药片或栓剂推进至阴道后穹窿处。指导患者于临睡前上药，以保证药物局部作用的时间，每晚 1 次，10 次为 1 个疗程

续表

阴道或宫颈上药	2. 局部用药：局部所用药物包括非腐蚀性药物和腐蚀性药物，常用于宫颈炎和阴道炎的患者。非腐蚀性药物上药，用长棉签或棉球蘸药液涂擦阴道壁或子宫颈；腐蚀性药物上药，用长棉签蘸药液涂于宫颈病变处，再插入宫颈管内，深约 0.5cm，稍后用生理盐水棉球洗去表面残余的药液。最后用干棉球吸干 3. 宫颈棉球上药：用阴道窥器充分暴露宫颈，用长镊子夹持带尾线棉球，浸蘸药液后塞压至子宫颈处，轻轻退出阴道窥器，取出长镊子，注意防止将棉球带出或移位。将棉球尾线留于阴道口外，线尾置于阴阜侧上方并用胶布固定，嘱患者于放药 12 ～ 24 小时后自行牵拉尾线取出 4. 喷雾器上药：用喷雾器将各种粉剂均匀喷洒在宫颈和阴道表面，腐蚀性药物不可喷洒

附：阴道或宫颈上药操作流程图，见图 3-7。

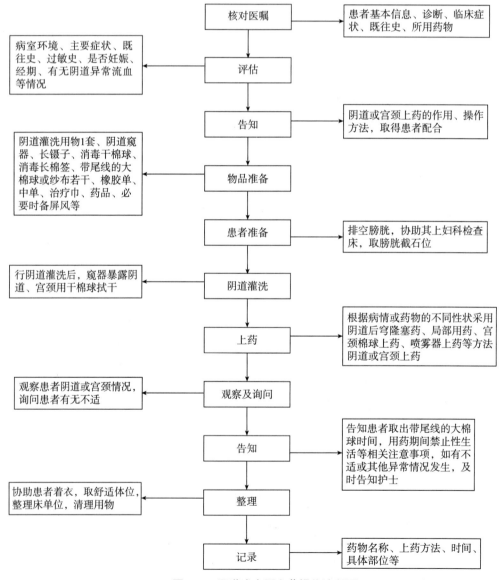

图 3-7　阴道或宫颈上药操作流程图

【注意事项】

1. 阴道壁上非腐蚀性药物时，应转动阴道窥器，将药液均匀涂布于阴道四壁。

2. 应用腐蚀性药物时必须由护士操作，在阴道窥器扩开阴道直视下进行。注意将腐蚀性药物涂于宫颈病灶局部，不得涂于病灶以外的正常组织，以免造成不必要的损伤。上药前应将纱布或小棉球垫于阴道后壁及后穹隆部，以免药液下流灼伤正常组织，涂好后，即应如数取出所垫纱布或棉球，宫颈上如有腺囊肿，应刺破并挤出黏液，擦净后再上药。

3. 带尾线棉球上药者，放药完毕切记嘱患者于放药 12 ～ 24 小时后自行牵拉尾线取出。

4. 阴道后穹隆塞药最好在晚上或休息时上药，以免活动时脱出，影响治疗效果。

5. 未婚妇女用药，不要使用阴道窥器，可用捻紧的长棉签，棉签上的棉花必须捻紧，涂药须顺同一方向转动，以防药棉落入阴道难以取出。

6. 月经期及子宫出血者不宜阴道给药。

7. 用药期间禁止盆浴、性生活。

【评分标准】

表 3-14　阴道或宫颈上药评分标准

项目	操作技术标准	应得分	实得分	扣分	说明
素质要求	护士着装整齐，仪表端庄	5			
核对医嘱	核对医嘱	5			
评估患者	核对患者床号、姓名及腕带	2			
	询问、了解患者的身心状况，评估患者会阴及阴道情况	2			
	向患者说明阴道或宫颈上药的目的、方法及效果	3			
	嘱患者排空膀胱，引导患者到治疗室或检查室	3			
用物准备	阴道或宫颈上药所用药品、阴道灌洗用物 1 套、阴道窥器 1 个、长镊子、消毒干棉球、消毒长棉棍、带尾线的消毒大棉球或纱布若干、无菌手套 1 ～ 2 副、橡胶单、中单各 1 块或一次性治疗巾 2 个、病历医嘱单（或治疗卡）、护理记录本、快速洗手消毒液、污物桶 2 个、必要时备屏风等	10			
洗手、戴口罩	洗手、戴口罩	5			
核对患者	携用物到患者床旁，再次进行有效核对	5			
安置体位	患者取膀胱截石位，暴露外阴，臀下垫一次性治疗巾和便盆	5			

项目	操作技术标准	应得分	实得分	扣分	说明
阴道/宫颈上药	先做阴道灌洗，以棉签拭净分泌物及冲洗液	10			
	阴道后穹隆塞药：凡栓剂、片剂、丸剂，可由操作者戴上无菌手套后，直接放入后穹隆或紧贴宫颈；也可以用阴道窥器暴露宫颈后，用长镊子或卵圆钳夹药片后放入	5			
	涂擦法：长棉签蘸取药液，均匀涂布于子宫颈或阴道病变处，如为腐蚀性药物，应注意保护正常组织	5			
	宫颈棉球上药：用有线尾的宫颈棉球浸蘸药液后塞至子宫颈处，将线尾露于阴道外，并用胶布固定于阴阜侧上方	5			
	喷雾器上药：可用喷雾器喷射，使药物粉末均匀散布于炎性组织表面上	5			
整理	撤除床上的治疗巾，更换新的会阴垫	5			
	协助患者穿好衣裤，取舒适体位	3			
	整理用物和床单位	2			
洗手记录	洗手并做记录	5			
总体评价	正确指导患者	2			
	严格遵守无菌原则和查对制度	2			
	操作规范，熟练有序	3			
	与患者沟通合理有效，体现出对患者的人文关怀	3			
合计		100			

第四章　儿科护理学

第一节　婴儿抚触

【导学】

婴儿抚触是利用皮肤触觉刺激的婴儿保健方法，可促进婴儿与父母的情感交流，促进神经系统的发育，提高免疫力，加快食物的消化和吸收，减少婴儿哭闹，增加睡眠。

【学习重点】

操作流程、注意事项。

【概述】

1. 概念　婴儿抚触是护理人员用双手对婴儿全身各部位的皮肤、肌肉进行科学、有规则、有次序、有手法技巧的轻柔爱抚与温和按摩，以改善睡眠，加快消化和吸收，促进婴儿体格和智能发育，增强免疫力，是一种简便易行、安全有效的婴儿护理方法。

2. 实训学时　2 学时。

3. 实训类型　操作性实训。

4. 实训目的　使学生掌握婴儿抚触技术。

【实训流程】

1. 核对、评估　查看医嘱，核对婴儿床号、姓名及腕带。评估婴儿的一般状况、皮肤黏膜的完整性。

2. 操作流程

（1）用物准备　温度计、毛巾被、尿布、换洗的衣物和婴儿按摩油。

（2）操作前准备　关闭门窗，调节室温至 28℃，播放柔和、舒缓的音乐。

（3）操作过程中　操作中体现出人文关怀，有效沟通，操作过程手法熟练、正确，动作轻柔、连贯，随时观察婴儿的情况及合作程度。

（4）操作结束后　包好尿布，穿衣，置婴儿于舒适体位，记录时间。

表 4-1 婴儿抚触

操作前准备	1.护士准备：服装、鞋帽整洁，修剪指甲，取下手上所佩戴的物品，洗手，戴口罩
	2.用物准备：毛巾被、尿布、换洗的衣物和婴儿按摩油
	3.环境准备：室内温度（足月儿 26～28℃，早产儿 28～30℃）
	4.婴儿准备：两餐间、自然睡醒后，脱去的衣裤，用毛巾包裹全身
操作过程	1.头面部：将按摩油倒于手心内，轻轻摩擦温暖双手。①前额：双手拇指在婴儿前额由眉心到发际，再由眉头到眉尾慢慢滑动按摩；揉太阳穴。②头部：从婴儿前额发际向上、向后滑至耳后乳突处，两中指轻轻按压，同法按摩额部、颞部。③面部：用两拇指从婴儿下颌中央向面部两侧滑动，呈"微笑"状，打开包裹毛巾
	2.胸部：涂上按摩油，双手分别放在两侧肋缘，右手向上滑向婴儿的右肩后复原，左手以同样的方法进行，交叉循环滑动
	3.腹部：双手交替从左向右按顺时针方向画半圆按摩腹部，右手由上至下划"I"型，从左至右划"L"或"U"型，按摩动作要在婴儿左下腹结束
	4.四肢：涂上按摩油，将婴儿双手下垂，操作者将双手食指和拇指弯曲成圈状，套在婴儿手上，从上臂到手腕轻轻挤捏、搓滚，然后用手指按摩手腕，同样的方法挤捏按摩婴儿的大腿、膝部、小腿至脚踝部
	5.手足：涂上按摩油，先托住婴儿的手，在确保手部不受伤害的前提下，用拇指从手掌心按摩至手指，按摩手指应从指根到指尖，换手，方法同前。然后按摩脚踝及足部，用拇指从脚后跟按摩至脚趾，按摩每个脚趾应从趾根到趾尖
	6.背部：将婴儿置于俯卧位（注意婴儿脸部，保持呼吸顺畅），涂上按摩油，操作者右手掌从后颈顺脊柱垂直向下推至臀裂处，双手平放于背部，从颈部两侧向下按摩，然后用双手指指面轻轻按摩脊柱两侧的肌肉，再从颈部向骶尾部迂回运动。将一只手掌放在婴儿的臀部正上方的骶尾凹陷处，顺时针方向按摩数次
操作后	整理衣服，盖好被子，安置好合适体位，拉好床档，取走污湿的尿布，洗手

附：婴儿抚触操作流程图，见图 4-1。

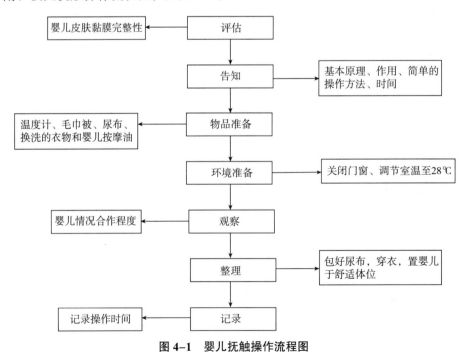

图 4-1 婴儿抚触操作流程图

【注意事项】

1. 根据婴儿状态决定抚触时间，避免在饥饿和进食后 1 小时内进行，最好在婴儿沐浴后进行，时间为 10～15 分钟。

2. 抚触过程中注意观察婴儿的反应，如果出现哭闹、肌张力提高、兴奋性增加、肤色改变等，应暂停抚触，反应持续 1 分钟以上应停止抚触。

3. 注意用力均匀适当，避免过轻或过重。

4. 抚触时保持环境安静，可以播放音乐，注意与婴儿进行语言和目光的交流。

5. 胸部按摩时避开双乳，脐带未脱落时避开脐部。

【评分标准】

表 4-2　婴儿抚触评分标准

项目	操作技术标准	应得分	实得分	扣分	说明
素质要求	服装、鞋帽整洁	3			
	仪表大方、举止端庄、态度和蔼	2			
操作前准备	抚触者双手要光滑、修剪指甲，取下手上所佩戴的物品，洗手，戴口罩	3			
	用物：毛巾被、尿布、换洗的衣物和婴儿按摩油	10			
	室内温度（足月儿 26～28℃，早产儿 28～30℃），将各种用物合理放置，不污染。操作者将手搓热，脱去小儿的衣裤，用毛巾包裹全身	2			
操作步骤	头面部：将按摩油倒于手心内，轻轻摩擦温暖双手 1. 前额：双手拇指在婴儿前额由眉心到发际，再由眉头到眉尾慢慢滑动按摩；揉太阳穴 2. 头部：从婴儿前额发际向上、向后滑动至耳后乳突处，两中指轻轻按压，同法按摩额部、颞部 3. 面部：用两拇指从婴儿下颌中央向面部两侧滑动，呈"微笑"状。打开包裹毛巾	10			
	胸部：涂上按摩油，双手分别放在两侧肋缘，右手向上滑向婴儿的右肩后复原，左手以同样的方法进行，交叉循环滑动	10			
	腹部：双手交替从左向右按顺时针方向画半圆按摩腹部，右手由上至下划"I"型，从左至右划"L"或"U"型，按摩动作要在婴儿左下腹结束	10			
	四肢：涂上按摩油，使婴儿双手下垂，操作者将双手食指和拇指弯成圈状，套在婴儿手上，从上臂到手腕轻轻挤捏、搓滚，然后用手指按摩手腕，用同样的方法挤捏按摩婴儿的大腿、膝部、小腿至脚踝部	10			
	手足：涂上按摩油，先托住婴儿的手，在确保手部不受伤害的前提下，用拇指从手掌心按摩至手指，按摩手指应从指根到指尖，换手，方法同前。然后按摩脚踝及足部，用拇指从脚后跟按摩至足趾，按摩每个脚趾应从趾根到趾尖	10			

项目	操作技术标准	应得分	实得分	扣分	说明
操作步骤	背部：将婴儿呈俯卧位（注意婴儿脸部，保持呼吸顺畅），涂上按摩油，操作者右手掌从后颈顺脊柱垂直向下推至臀裂处，双手平放于背部，从颈部两侧向下按摩，然后用双手指指面轻轻按摩脊柱两侧的肌肉，再从颈部向骶尾部迂回运动。将一只手掌放在婴儿的臀部正上方的骶尾凹陷处，顺时针方向按摩数次	10			
整理	整理衣服，盖好被子，安置好合适体位，拉好床档，取走污湿的尿布	6			
	清理用物，洗手	4			
综合素质	操作方法正确，动作要柔缓、熟练	10			
合计		100			

第二节　新生儿脐部护理

【导学】

脐带是胎儿从母体获取营养的供养线，新生儿出生后脐带结扎，脐带脱落前，脐部易成为细菌繁殖的温床，新生儿的脐带被切断后便形成了创面，这是细菌侵入新生儿体内的一个重要门户，轻者可造成新生儿的脐炎，重者还会导致败血症和死亡。且由于即将脱落的脐带是一种坏死组织，如果不进行护理，新生儿很容易感染上细菌。

【学习重点】

操作流程、注意事项。

【概述】

1. 脐部护理的重要性　脐带是细菌侵入新生儿体内的一扇门户，如果护理不到位，轻者发生脐炎，重者发生新生儿败血症甚至死亡，所以新生儿脐部护理非常重要。

2. 实训学时　2学时。

3. 实训类型　验证性实验。

4. 实训目的　使学生掌握新生儿脐部护理技术。

【实训流程】

1. 核对、评估　查看医嘱，核对患者床号、姓名及腕带。评估新生儿的临床诊断及一般状况，局部有无脐轮肿胀、红斑、触痛、颜色发黑、脓性分泌物并伴臭味等，新生儿有无脓毒败血症及腹膜炎症状。

2. 操作流程

（1）用物准备　治疗托盘内盛外用生理盐水、3% 过氧化氢溶液、皮肤消毒液、

10% 硝酸银溶液、棉签、弯盘。局部用药者按医嘱备药，局部化脓者按需要备细菌培养管及消毒方纱、胶布。

（2）操作前准备　病室环境安静、整洁，关闭门窗，屏风遮挡，注意保暖。护士着装整齐、洗手、戴口罩。

（3）操作过程中　手法熟练、正确，动作轻柔、连贯，密切观察新生儿全身情况，操作中体现出人文关怀，有效沟通。根据新生儿脐带不同的情况，即脐带未干、脐带已干、轻度脐炎、重度脐炎，肉芽过长等，及时做好相应的处理。

（4）操作结束后　注意有无败血症征象，观察脐部情况，有无红肿及脓性分泌物，记录异常情况，用物分类处理。

表 4-3　新生儿脐部护理

操作前准备	1. 护士准备：服装、鞋帽整洁，洗手，戴口罩 2. 用物准备：75% 乙醇、无菌棉签、3% 过氧化氢溶液、1% 甲紫、10% 硝酸银溶液、生理盐水、75% 乙醇纱布、碘伏 3. 环境准备：病室环境安静、整洁，关闭门窗，屏风遮挡，注意保暖 4. 评估患儿：查看脐带有无红肿、渗血、渗液、异常气味
操作过程	核对：床号、姓名、腕带
	脐部护理： 1. 沐浴后暴露脐部，用 75% 乙醇擦净脐带残端，环形消毒至脐带根部，一般情况不宜包裹，保持干燥使其易于脱落 2. 脐部有分泌物者，用 75% 乙醇消毒后，涂 1% 甲紫使其干燥 3. 有渗血或化脓感染者，先用 3% 过氧化氢擦拭，再用碘伏消毒 4. 脐带脱落处，如有红色肉芽组织增生，用 10% 硝酸银溶液灼烧，并用生理盐水棉签擦洗局部 5. 脐周红肿，用 75% 乙醇消毒后，覆盖 75% 乙醇纱布
操作结束	整理衣服，盖好被子，安置好合适体位，拉好床档，取走污湿的尿布，洗手

附：新生儿脐部护理操作流程图，见图 4-2。

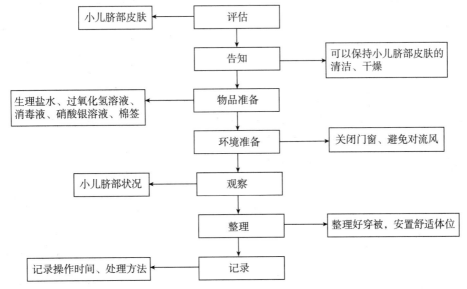

图 4-2　新生儿脐部护理操作流程图

【评分标准】

表 4-4　新生儿脐部护理评分标准

项目	操作技术标准	应得分	实得分	扣分	说明
素质要求	服装、鞋帽整洁	3			
	仪表大方、举止端庄、态度和蔼	2			
操作前准备	洗手，戴口罩	3			
	用物准备：75% 乙醇、无菌棉签、3% 过氧化氢溶液、1% 甲紫、10% 硝酸银溶液、生理盐水、75% 乙醇纱布、碘伏	5			
	病室环境安静、整洁，关闭门窗，屏风遮挡，注意保暖	5			
	评估：查看脐带有无红肿、渗血、渗液、异常气味	2			
操作步骤	核对床号、姓名及腕带，沐浴后暴露脐部，用 75% 乙醇擦净脐带残端，环形消毒至脐带根部	5			
	一般情况不宜包裹脐带残端，保持干燥使其易于脱落	5			
	脐部有分泌物者，用 75% 乙醇消毒后，涂 1% 甲紫使其干燥	10			
	有渗血或化脓感染者，先用 3% 过氧化氢擦拭，再用碘伏消毒	10			
	脐带脱落处，如有红色肉芽组织增生，用 10% 硝酸银溶液灼烧，并用生理盐水棉签擦洗局部	10			
	有脐周红肿的新生儿，用 75% 乙醇消毒后，覆盖 75% 乙醇纱布	10			
整理	整理衣服，盖好被子，安置好合适体位，拉好床档，取走污湿的尿布	6			
	清理用物，洗手	4			
提问	目的及注意事项	10			
综合素质	操作方法正确，动作柔缓、熟练	10			
合计		100			

第三节　婴儿沐浴

【导学】

沐浴是很好的皮肤护理方法，给婴儿进行沐浴，不仅能清洁皮肤，还可以协助皮肤排泄和散热，预防皮肤感染，促进血液循环，活动婴儿肢体，让婴儿感觉到舒适，在沐浴过程中，可以观察婴儿全身皮肤情况。

【学习重点】

操作流程、注意事项。

【概述】

1. 实训学时　2 学时。

2. 实训类型 操作性实训。

3. 实训目的 使学生掌握婴儿沐浴的方法。

【实训流程】

1. 核对、评估 查看医嘱，核对婴儿母亲的床号、姓名及婴儿的腕带。婴儿的一般情况及生命体征；婴儿沐浴前 1 小时不进食，已睡醒。

2. 操作流程

（1）用物准备 浴盆、衣服、尿布、大毛巾、毛巾被、面巾 1 块、浴巾 2 块。必要时准备床单、被套、枕套、磅秤。护理盘内备梳子、指甲刀、无菌棉签、石蜡油、碘伏、爽身粉、婴儿沐浴露、水温计。

（2）操作前准备 核对医嘱，与婴儿家属做好解释工作，取得配合，确定婴儿沐浴前 1 小时未进食，已清醒。

（3）操作过程中 手法熟练、正确，动作轻柔、连贯，操作中体现出人文关怀，观察婴儿的反应及全身的皮肤情况。

（4）操作结束后 记录时间，护士签名。

表 4-5　婴儿沐浴

操作前准备	1. 用物准备：浴盆、衣服、尿布、大毛巾、毛巾被、面巾 1 块、浴巾 2 块。必要时准备床单、被套、枕套、磅秤。护理盘内备梳子、指甲刀、无菌棉签、石蜡油、碘伏、爽身粉、婴儿沐浴露、水温计 2. 环境准备：关闭门窗，调节室温在 26～28℃，浴盆内水温在 38～40℃ 3. 护士准备：服装、鞋帽整洁，修剪指甲，洗手 4. 婴儿准备：确定婴儿沐浴前 1 小时未进食，已清醒
操作过程	1. 擦洗面部：一手扶住婴儿头部，另一只手用面巾轻轻地由眼内眦向外眦擦拭眼睛，仅用清水。更换面巾部位，同法擦拭另一只眼睛，接着擦洗鼻翼两旁、口周、面颊、耳郭及外耳道，最后用棉签清洁鼻孔 2. 擦洗头部：①将婴儿抱起，左手像握球一样托住婴儿枕部，腋下夹住婴儿躯干，左手拇指和中指分别向前折婴儿双耳郭，以堵住外耳道口，右手轻轻用婴儿洗发露洗头、颈、耳后，然后用清水冲洗擦干，避免水流入眼或耳中。②对较大婴儿，可用前臂托住婴儿上身，将下半身托于腿上 3. 盆浴：①在浴盆内滴入两滴沐浴露，盆底部婴儿臀部下面放一块浴巾，防止婴儿滑倒，去掉大毛巾和尿布，用左手握住婴儿左臂靠近肩处，使其颈部枕于手腕处，再以右前臂托住婴儿双腿，用右手握住婴儿右腿靠近腹股沟处，使其臀部位于操作者手掌上，轻放水中。②松开右手，让婴儿颈部枕于操作者左手腕上，并用手握住婴儿左上臂，用小方巾按顺序清洗颈下、臂、手、胸、腹、背、腿、脚、会阴，给婴儿翻身，使其下颌趴在右手腕上，用小方巾清洗背部、臀部。皮肤皱褶处认真清洗，同时观察皮肤有无异常，动作轻柔。如果有发红、感染病灶，立刻通知医生 4. 浴后：迅速依照将婴儿放入水盆的方法抱出，用大毛巾包裹婴儿全身放于床上，并将水吸干，对全身各部位从上到下进行检查，并给予相应处理 5. 会阴处理：将女婴阴唇分开，用消毒石蜡油棉签，自上而下擦洗，防止粪便等物污染阴道及尿道。将男婴包皮上推，用消毒石蜡油棉签将污垢擦掉，再推回包皮，轻轻擦拭阴囊、阴茎
操作结束	1. 换衣服、垫尿布、修指甲、更换床单等 2. 整理床单位，物归原处，洗手，记录

附：婴儿沐浴操作流程图，见图 4-3。

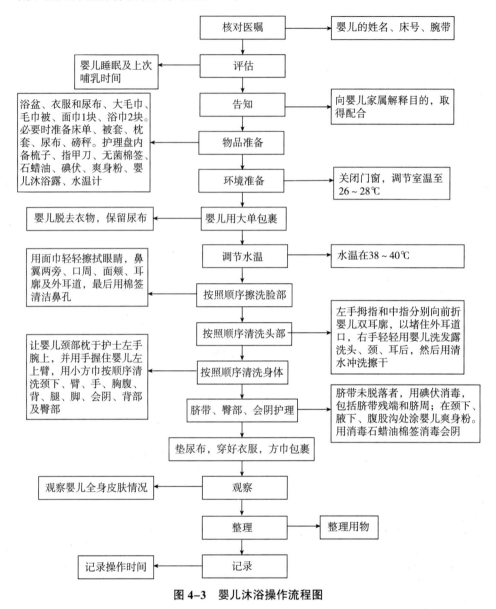

图 4-3　婴儿沐浴操作流程图

【注意事项】

1. 沐浴应该在婴儿进食后 1 小时，清醒时进行。

2. 观察婴儿全身情况，注意皮肤、肢体活动等情况；沐浴中，注意观察面色、呼吸等。

3. 注意保护未脱落的脐带残端，避免脐部被水浸泡或污染，使用脐带贴保护脐部。

【评分标准】

表 4-6 婴儿沐浴评分标准

项目	操作技术标准	应得分	实得分	扣分	说明
素质要求	服装、鞋帽整洁	3			
	仪表大方、举止端庄、态度和蔼	2			
操作前准备	修剪指甲、洗手	3			
	用物准备：浴盆、衣服、尿布、大毛巾、毛巾被、面巾1块、浴巾2块。必要时准备床单、被套、枕套、磅秤 护理盘内备梳子、指甲刀、无菌棉签、石蜡油、碘伏、爽身粉、婴儿沐浴露、水温计 浴盆内备好温水，水温在38～40℃，可另准备一壶50～60℃的热水备用	5			
操作前准备	将各种用物合理放置，防止污染	2			
	携用物至婴儿床旁并按顺序放好，水盆放置于床旁凳上或操作台上	2			
	关闭门窗，调节室温在26～28℃，将盖被三折至床尾	3			
操作步骤	核对床号、姓名及腕带，脱去婴儿衣服，保留尿布，用大毛巾包裹婴儿全身（天冷要注意保暖）	5			
	擦洗面部：操作者一手扶住婴儿头部，另一只手用面巾轻轻地由眼内眦向外眦擦拭眼睛，仅用清水；更换面巾部位，同法擦拭另一只眼睛，接着擦洗鼻翼两旁、口周、面颊、耳郭及外耳道，最后用棉签清洁鼻孔	10			
	擦洗头部：将婴儿抱起，左手像握球一样托住婴儿枕部，腋下夹住婴儿躯干，左手拇指和中指分别向前折婴儿双耳郭，以堵住外耳道口，右手轻轻用婴儿洗发露洗头、颈、耳后，然后用清水冲洗擦干，避免水流入眼或耳中；对较大婴儿操作者可用前臂托住婴儿上身，将下半身托于护士腿上	10			
	测量水温，在浴盆内滴入两滴沐浴露，盆底部婴儿臀部下面放一块浴巾，防止婴儿滑倒，去掉大毛巾和尿布，用左手握住婴儿左臂靠近肩处，使其颈部枕于操作者手腕处，再以右前臂托住婴儿双腿，用右手握住婴儿左腿靠近腹股沟处，使其臀部位于操作者手掌上，轻放水中	10			
	松开右手，让婴儿颈部枕于操作者左手腕上，并用手握住婴儿左上臂，用小方巾按顺序清洗颈下、臂、手、胸腹、背、腿、脚、会阴，给婴儿翻身，使其下颌趴在操作者右手腕上，用小方巾清洗背部、臀部。皮肤皱褶处认真清洗，同时观察皮肤有无异常，动作轻柔；如果有发红、感染病灶，立刻通知医生	15			
	浴后，迅速依照将婴儿放入水盆的方法抱出，用大毛巾包裹全身放于床上，并将水吸干，对全身各部位从上到下进行检查，并给予相应处理；将女婴阴唇分开，用消毒石蜡油棉签，自上而下擦洗，防止粪便等物污染阴道及尿道；将男婴包皮上推，用消毒石蜡油棉签将污垢擦掉，再推回包皮，轻轻擦拭阴囊、阴茎	10			

续表

项目	操作技术标准	应得分	实得分	扣分	说明
整理	换衣服、垫尿布、修指甲、更换床单等	5			
	整理床单位，物归原处，洗手，记录	5			
综合素质	操作方法正确，熟练	10			
合计		100			

第四节　更换尿布技术

【导学】

更换尿布的目的是保持婴儿臀部皮肤的清洁、干燥、舒适，防止尿液、粪便等因素对皮肤长时间的刺激，预防尿布皮炎发生或使原有的尿布皮炎逐步痊愈。

【学习重点】

操作流程、注意事项。

【概述】

1. 实训学时　2 学时。

2. 实训类型　操作性实训。

3. 实训目的　使学生掌握更换尿布技术的操作流程。

【实训流程】

1. 核对、评估　查看医嘱，核对婴儿床号、姓名及腕带。评估婴儿喂养情况、每日排尿、排便是否规律、使用尿布的种类、排泄后的卫生习惯；评估婴儿臀部皮肤的颜色和完整性，局部皮肤有无疱疹、潮湿、压痕，告知家长操作目的、方法。

2. 操作流程

（1）用物准备　尿布、尿布桶、毛巾、温水及盆，必要时按臀部皮肤情况准备治疗药物、消毒植物油、爽身粉、棉签、烤灯。

（2）操作前准备　病室环境安静、整洁，关闭门窗，调节病室温湿度，避免对流风。

（3）操作过程中　注意保暖，整个过程手法正确、熟练，婴儿如有大便，观察大便性质并用温水清洗会阴部及臀部，再用毛巾轻轻拭干；在更换尿布时应注意尿布不宜覆盖脐部，尤其是脐带未脱落的小儿，以免尿液污染脐部，根据婴儿皮肤情况选用消毒的植物油或爽身粉（治疗药物）涂于臀部。

（4）操作结束后　整理好衣被，安置舒适体位，拉好床栏，记录时间。

表 4-7　更换尿布技术

操作前准备	1. 用物准备：尿布、尿布桶、毛巾、温水及盆，必要时按臀部皮肤情况准备治疗药物、消毒植物油、爽身粉、棉签、烤灯 2. 环境准备：病室安静、整洁，关闭门窗，调节病室温湿度，避免对流风 3. 护士准备：服装、鞋帽整洁，修剪指甲，洗手
操作过程中	1. 拉下一侧床档，将尿布折成合适的长条形，放床边备用，轻轻揭开婴儿盖被下端，解开尿布带，暴露婴儿的下半身，将污湿的尿布打开，婴儿仰卧位，操作者一手握住婴儿的两脚轻轻提起，露出臀部 2. 若有粪便，另一只手用原尿布上端两角洁净处轻拭会阴部及臀部（女婴由前向后擦），取出污湿的尿布，卷折污湿部分于内面，放入尿布桶内（一次性尿布放到医用垃圾桶内），必要时将婴儿抱起，用温水清洗会阴部及臀部，清洗时一手托住婴儿大腿根部及臀部，并以同侧前臂及肘部护住婴儿背部，另一只手清洗会阴部及臀部，洗后轻轻用软毛巾拭干，将婴儿放回床上 3. 握住并提起婴儿双脚，使臀部略抬高，将清洁尿布的一端垫于婴儿腰骶部，其较厚层部分，对女婴要放在后面，对男婴要放在前面，用消毒的植物油或爽身粉涂于臀部，放下双脚，由两腿间拉出尿布另一端并覆盖于下腹部，系好尿布带
操作结束	整理床单位，物归原处，洗手，记录

附：更换尿布技术操作流程图，见图 4-4。

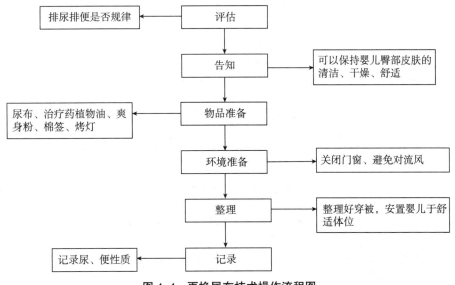

图 4-4　更换尿布技术操作流程图

【注意事项】

1. 选择质地柔软、吸水性强、透气性好的浅色棉质尿布，以减少对臀部皮肤的刺激，便于观察二便情况。

2. 操作时动作轻快，避免婴儿暴露过久。

3. 尿布包扎应松紧适宜，以免过紧影响婴儿活动，或过松导致二便外溢。

4. 更换尿布应在喂奶前进行，以防溢奶的发生。

【评分标准】

表 4-8　更换尿布法评分标准

项目	操作技术标准	应得分	实得分	扣分	说明
素质要求	服装、鞋帽整洁	3			
	仪表大方、举止端庄、态度和蔼	2			
操作前准备	修剪指甲、洗手、戴口罩	5			
	用物：尿布、尿布桶，必要时备软毛巾、温水及盆，按臀部皮肤情况准备治疗药物、消毒植物油、爽身粉、棉签、烤灯	5			
	评估婴儿喂养情况、每日排尿、排便是否规律、使用尿布的种类、排泄后的卫生习惯；评估婴儿臀部皮肤的颜色和完整性，局部皮肤有无疱疹、潮湿、压痕	10			
	将各种用物合理放置，以防污染	3			
操作步骤	调节病室温湿度，避免对流风	2			
	携用物至婴儿床旁，拉下一侧床档，将尿布折成合适的长条形，放床边备用	5			
	轻轻揭开婴儿盖被下端，解开尿布带，暴露婴儿的下半身，将污湿的尿布打开	5			
	婴儿仰卧位，操作者一手握住婴儿的两脚轻轻提起，露出臀部；若有粪便，另一只手用原尿布上端两角洁净处轻拭会阴部及臀部（女婴由前向后擦），取出污湿的尿布，卷折污湿部分于内面，放入尿布桶内	10			
	必要时将婴儿抱起，用温水清洗会阴部及臀部，清洗时一手托住婴儿大腿根部及臀部，并以同侧前臂及肘部护住婴儿背部，另一只手清洗会阴部及臀部，洗后轻轻用软毛巾拭干，将婴儿放回床上	10			
	握住并提起婴儿双脚，使臀部略抬高，将清洁尿布的一端垫于婴儿腰骶部，其较厚层部分，对女婴要放在后面，对男婴要放在前面，用消毒的植物油或爽身粉涂于臀部，放下双脚，由两腿间拉出尿布另一端并覆盖于下腹部，系好尿布带	10			
	在更换尿布时应注意尿布不宜覆盖脐部，尤其是脐带未脱落的婴儿，以免尿液污染脐部	5			
	口述：尿布包裹松紧适宜，过紧婴儿不适，过松二便外溢	5			
整理	整理衣服，盖好被子，安置合适体位，拉好床档，取走污湿的尿布	6			
	清理用物，归还原处，废弃物分类处理，洗手、记录	4			
综合素质	操作方法正确，动作熟练	10			
合　计		100			

第五节　婴儿生长发育测量技术

【导学】

生长发育的测量，通常选用易于测量、有较好人群代表性的指标来表示。常用的指标有体重、身高（长）、头围、胸围等。

【学习重点】

操作流程、注意事项。

【概述】

1. 概念　体重是身体各器官、组织及体液的总重量；身高（长）指头顶至足底的垂直距离，是头、躯干与下肢长度的总和；头围指自眉弓上缘经枕骨结节绕头一周的长度，是反映脑发育和颅骨生长的一个重要指标；胸围指自乳头下缘经肩胛骨角下绕胸一周的长度，反映肺和胸廓的发育。

2. 实训学时　2 学时。

3. 实训类型　操作性实训。

4. 实训目的　使学生掌握不同指标的测量方法。

【实训流程】

1. 核对、评估　查看医嘱，核对婴儿母亲的床号、姓名及婴儿的腕带。评估婴儿年龄、出生体重、喂养方式、喂养种类等；婴儿的营养状况；向婴儿家属解释测量的目的、方法、注意事项，取得配合。

2. 操作流程

（1）用物准备　婴儿磅秤、婴儿卧式身长测量床、尿布、软尺、清洁布、记录本。

（2）操作前准备　核对医嘱，与婴儿家属做好解释工作，取得配合，确定婴儿已清醒。

（3）操作过程中　手法熟练正确，动作轻柔，密切观察婴儿全身情况，有效沟通。

（4）操作结束后　记录时间，护士签名。

表 4-9　婴儿生长发育测量技术

婴儿生长发育测量技术	1. 体重测量：①将清洁布铺于婴儿磅秤上，去皮，调节磅秤至零点。②脱去婴儿的衣帽、鞋袜、尿布。③将婴儿轻轻放在秤盘上。④读数、记录数值 2. 身高（长）测量：①将清洁布铺于婴儿卧式身长测量床上。②将婴儿平卧于测量床的中线位置。③家属或另一名护士固定婴儿头部，让婴儿头部接触头板。④测量者左手按住婴儿双膝，右手移动足板至双足底。⑤读数、记录数值 3. 头围测量：①左手拇指固定软尺的"0"点于婴儿头部右侧眉弓上缘。②左手中指、食指固定软尺于枕骨粗隆处。③右手将软尺紧贴于皮肤，经枕骨结节最高点及左眉弓上缘回到"0"点。④读数、记录数值 4. 胸围测量：①左手固定软尺"0"点于婴儿一侧乳头下缘。②右手将软尺紧贴于皮肤上。③经背部肩胛下角回到"0"点。④读数、记录数值

附：婴儿生长发育测量技术操作流程图，见图4-5。

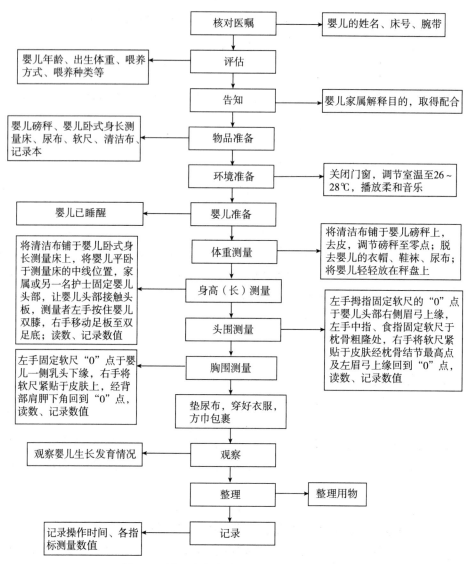

图4-5　婴儿生长发育测量技术操作流程图

【注意事项】

1. 体重测量前，必须校正至"0"点；测量时，婴儿不可接触其他物体或摇晃。
2. 身高（长）测量时，婴儿赤足仰卧在测量板上，头轻贴测量板顶端。
3. 头围测量时，头发过多或有小辫子者，应将头发拨开，再进行测量。
4. 胸围测量时，平静呼吸时的中间读数，或吸气、呼气时的平均数。

【评分标准】

表 4-10 婴儿生长发育测量评分标准

项目	操作技术标准	应得分	实得分	扣分	说明
素质要求	服装、鞋帽整洁	3			
	仪表大方、举止端庄、态度和蔼	2			
操作前准备	修剪指甲、洗手	3			
	用物：婴儿磅秤、婴儿卧式身长测量床、尿布、软尺、清洁布、记录本	5			
	评估婴儿年龄、出生体重、喂养方式、喂养种类等	5			
	向婴儿家属解释操作的目的，取得配合	5			
操作步骤	室内温湿度适宜，避免对流风	2			
	体重测量：晨起空腹脱去衣帽、鞋袜、尿布，将婴儿轻轻放在秤盘上，记录读数；儿童用磅秤，记录读数	15			
	身高（长）测量：3 岁以下小儿平卧于测量床的中线位置，头顶接触头板，测量者一手按直小儿膝部，使双下肢伸直并紧贴底板，一手移动足板，并与底板相互垂直，记录读数；3 岁数以上用软尺进行测量，记录读数	20			
	头围测量：将软尺紧贴于皮肤，经枕骨结节最高点及左眉弓上缘回到"0"点，记录读数	10			
	胸围测量：固定软尺"0"点于婴儿一侧乳头下缘，经背部肩胛下角回到"0"点，记录读数	10			
整理	整理衣服，盖好被子，安置合适体位，拉好床档，取走污湿的尿布	6			
	清理用物，归还原处，废弃物分类处理，洗手、记录	4			
综合素质	操作方法正确，动作熟练	10			
合 计		100			

第六节 小儿心肺复苏术

【导学】

心肺复苏术（CPR）是临床常用的急救措施。因各种原因导致小儿心跳呼吸骤停时，为获得心跳呼吸骤停后最佳的生存率和生命质量，应尽早进行 CPR。一经确诊为心跳呼吸骤停，应立即开始 CPR，使心脏、肺脏恢复正常功能，生命得以维持，避免复苏后神经系统后遗症的发生。

【学习重点】

操作流程、注意事项。

【概述】

1. 实训学时 2 学时。

2. 实训类型 操作性实训。

3. 实训目的 使学生掌握小儿心肺复苏术。

【实训流程】

1. 核对、评估 查看医嘱,核对患儿床号、姓名及腕带。评估呼吸、颈静脉搏动、肤色,确定心跳呼吸骤停。

2. 操作流程

(1)用物准备 抢救车(加压气囊、面罩、肾上腺素)。

(2)操作前准备 确保现场安全。

(3)操作过程中 维持体温(注意保暖),摆好体位,疏通气道,随时观察患儿的心跳呼吸改善情况,建立呼吸,胸外按压,整个过程手法正确。

(4)操作结束后 整理好衣被,安置舒适体位,记录时间。

表 4-11 小儿心肺复苏术

胸外按压	体位:将患儿平卧于硬板上
	步骤: 1. 儿童:用单手或双手按压胸骨下半部:单手按压时,一只手固定患儿头部,另一手的掌根部置于胸骨下半段;双手按压时,将一手掌根部重叠放在另一手背上,十指相扣,使下面手的手指抬起,手掌根部垂直按压胸骨下半部,按压深度约为 5cm 2. 新生儿、婴儿:单人使用双指按压法:将双指置于两乳头连线中点下方;使用双手环抱拇指按压法:将双手掌及四指托住两侧背部,双手大拇指按压胸骨下 1/3 处,按压深度约为 4cm
开放气道	步骤: 1. 清理口、咽、鼻的分泌物、异物或呕吐物,必要时进行上气道吸引 2. 开放气道:仰头抬颏法:用一只手的小鱼际置于患儿前额,另一只手的食指、中指置于下颏将下颌骨上提,使下颌角与耳垂的连线和地面垂直;托颌法(疑有颈椎损伤者):将双手放在患儿头部两侧,捏住下颌角向上托下颌,使头部后仰程度为下颌角与耳垂连线和地面呈 60°(儿童)或 30°(婴儿)
建立呼吸	步骤: 1. 口对口人工呼吸:操作者先吸一口气,将嘴覆盖口和鼻(1 岁以下婴儿)或口对口封住(儿童),拇指和食指紧捏住患儿鼻子,保持其头后仰,将气吹入,停止吹气后放开鼻子;单人复苏婴儿和儿童时,胸外按压和人工呼吸的比例为 30 : 2,如双人复苏则为 15 : 2 2. 球囊 - 面罩通气(只需短期通气时使用):常用自膨胀气囊,面罩紧密盖在面部,覆盖住患儿口鼻,并托颌保证气道通畅。采取"EC"钳方式:中指、无名指、小指呈"E"字形向面罩方向托颌,拇指和食指呈"C"字形将面罩紧紧扣在面部

续表

除颤	在能够获取自动体外除颤器（AED）或手动除颤仪的条件下进行。医院外发生且未被目击的心脏骤停先给予5个周期的CPR，然后使用AED除颤；目击突发心脏骤停或心电监护有室颤或无脉性室性心动过速时，应尽早除颤。 1.1～8岁儿童：使用儿科剂量衰减型AED；婴儿首选手动型除颤仪，次选儿科剂量衰减型AED（也可用不带儿科剂量衰减型AED） 2.除颤能量：初始2J/kg，第二次除颤至少升至4J/kg（＜10J/kg） 3.除颤后立即恢复CPR

附：小儿心肺复苏术操作流程图，见图4-6。

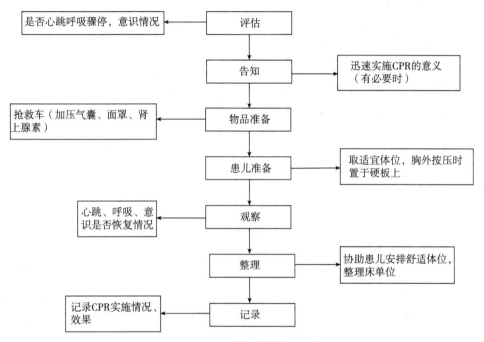

图4-6　小儿心肺复苏术操作流程图

【注意事项】

1.胸外按压

（1）一经确诊立即实施。

（2）不能按压剑突和肋骨。

（3）不同年龄段注意按压深度，新生儿、婴儿为4cm，儿童为5cm。

（4）按压频率至少为100次/分。

（5）注意胸外按压的连续性。

2.开放气道

（1）注意手指不要压颏下软组织。

（2）若托颌法不能使气道通畅，应使用仰头抬颏法开放气道。

3. 建立呼吸

（1）口对口人工呼吸时应避免过度通气。

（2）口对口人工呼吸操作时间过长，术者易疲劳，有感染疾病的潜在可能，如条件允许，应尽快采取辅助呼吸的方法。

（3）球囊 – 面罩通气时婴儿和低龄儿童容积至少为 450 ～ 500mL，年长儿容积为 1000mL；氧流量为 10L/min 时，氧浓度为 30% ～ 80%，氧流量为 10 ～ 15L/min 时，贮氧装置的气囊提供的氧浓度为 60% ～ 95%。

（4）胸外按压与人工呼吸的协调：高级气道建立后，胸外按压以不少于 100 次 / 分的频率不间断进行，呼吸频率为 8 ～ 10 次 / 分；有两个或更多的救助者，可每 2 分钟交换操作，以防术者疲劳。

4. 迅速启动急救医疗服务系统

（1）双人参与急救，一人实施 CPR，另一人迅速启动急救医疗服务系统（EMS）：电话联系 "120"，获取 AED 或手动除颤仪。

（2）只有一人实施 CPR，实施 5 个循环的 CPR 后，联络 EMS 并获取 AED 或手动除颤仪。

【评分标准】

表 4-12　心肺复苏术评分标准

项目	操作技术标准	应得分	实得分	扣分	说明
素质要求	服装、鞋帽整洁	3			
	仪表大方、举止端庄、态度和蔼	2			
操作前准备	用物准备：抢救车（加压气囊、面罩、肾上腺素）	3			
	环境宽敞、安静	2			
	评估：有无心跳呼吸骤停、意识状况	5			
操作步骤	体位：使患儿平卧于硬板上	5			
	儿童：用单手或双手按压胸骨下半部：①单手按压时，一只手固定患儿头部，另一手的掌根部置于胸骨下半段。②双手按压时，将一手掌根部重叠放在另一手背上，十指相扣，使下面手的手指抬起，手掌根部垂直按压胸骨下半部，按压深度约为 5cm	5			
	新生儿、婴儿：①单人使用双指按压法：将双指置于两乳头连线中点下方。②使用双手环抱拇指按压法：将双手掌及四指托住两侧背部，双手大拇指按压胸骨下 1/3 处，按压深度约为 4cm	5			
	清理口、咽、鼻的分泌物、异物或呕吐物，必要时进行上气道吸引	5			

续表

项目	操作技术标准	应得分	实得分	扣分	说明
操作步骤	开放气道：①仰头抬颏法：用一只手的小鱼际置于患儿前额，另一只手的食指、中指置于下颏，将下颌骨上提，使下颌角与耳垂的连线和地面垂直。②托颌法（疑有颈椎损伤者）：将双手放置在患儿头部两侧，捏住下颌角向上托下颌，使头部后仰程度为下颌角与耳垂连线和地面呈60°（儿童）或30°（婴儿）	10			
	建立呼吸： 1. 口对口人工呼吸：操作者先吸一口气，将嘴覆盖于口和鼻（1岁以下婴儿）或口对口封住（儿童），拇指和食指紧捏住患儿鼻子，保持其头后仰，将气吹入，停止吹气后放开鼻子；单人复苏婴儿和儿童时，胸外按压和人工呼吸的比例为30∶2，如双人复苏则为15∶2	10			
	2. 球囊－面罩通气（只需短期通气时使用）：常用自膨胀气囊，面罩紧密盖在面部，覆盖住患儿口鼻，并托颌保证气道通畅；采取"EC"钳方式：中指、无名指、小指呈"E"字形向面罩方向托颌，拇指和食指呈"C"字形将面罩紧紧扣在面部	5			
	除颤：在能够获取自动体外除颤器（AED）或手动除颤仪的条件下进行	5			
	医院外发生且未被目击的心脏骤停先给予5个周期的CPR，然后使用AED除颤；目击突发心脏骤停或心电监护有室颤或无脉性室性心动过速时，应尽早除颤。①1～8岁儿童：使用儿科剂量衰减型AED；婴儿首选手动型除颤仪，次选儿科剂量衰减型AED（也可用不带儿科剂量衰减型AED）。②除颤能量：初始2J/kg，第二次除颤至少升至4J/kg（<10J/kg）。③除颤后立即恢复CPR	10			
整理	整理衣服，盖好被子，协助患儿安排舒适体位，整理床单位	3			
	清理用物，洗手	2			
提问	目的及注意事项	10			
综合素质	操作方法正确，动作柔缓、熟练	10			
合计		100			

第七节　新生儿暖箱使用技术

【导学】

新生儿暖箱的使用主要是为新生儿创造一个温度和湿度适宜的环境，以保持患儿体温的恒定，从而提高早产儿的成活率，促进生长发育。其次，暖箱的使用也可为硬肿、体温不升患儿复温。临床上也常常将脓疱疹、尿布疹、烫伤等皮肤受损患儿置于暖箱内，暴露患处皮肤，保持局部干燥，减少摩擦，促进愈合。

【学习重点】

操作流程、注意事项。

【概述】

1. 实训学时　2 学时。

2. 实训类型　验证性实验。

3. 实训目的　使学生掌握暖箱使用技术。

【实训流程】

1. 核对、评估　查看医嘱，核对患儿床号、姓名及腕带。评估患儿，测量体温，了解胎龄、出生体重、日龄等。

2. 操作流程

（1）用物准备　预先清洁消毒的暖箱、蒸馏水、温度表、湿度表、尿布。

（2）操作前准备　温湿度适宜，病房无对流风，关闭门窗。评估患儿，了解患儿基本情况，着装整洁，修剪指甲。

（3）操作过程中　将暖箱预热，根据患儿的孕周、日龄和体重，将暖箱温度调节至 32 ～ 34℃，湿度调节至 55% ～ 65%，将患儿放入暖箱，并根据病情选择合适的体位，可置侧卧、仰卧、俯卧位，观察患儿的病情变化。

（4）操作结束后　整理好衣被，安置舒适体位，记录时间。

表 4–13　新生儿暖箱使用技术

操作前准备	1. 暖箱准备：①检查电线接头是否漏电、松脱，各项显示是否正常。②将蒸馏水加入暖箱水槽中至水位指示线。③接通电源，打开电源开关。④铺好包被，待暖箱温度升高到所需温度（暖箱预热到 32 ～ 34℃，湿度 55% ～ 65%）。⑤根据患儿的孕周、日龄、体重调节暖箱温度 2. 护士准备：服装、鞋帽整洁，修剪指甲，洗手 3. 评估新生儿：测量体温，了解胎龄、日龄、出生体重
操作过程中	1. 检查箱温：①暖箱水槽内加入蒸馏水。②接通电源，预热暖箱 2. 入暖箱：①核对新生儿腕带、身份识别卡、住院号，为新生儿穿单衣、裹尿布。②暖箱达到预热温度后，将新生儿放入暖箱，并根据病情选择合适的体位，可置侧卧、仰卧、俯卧位 3. 出暖箱：核对新生儿的腕带、身份识别卡、住院卡，为新生儿穿好单衣，包好棉包，放入小床并加被保暖
操作结束	1. 切断电源，暖箱终末消毒，检查暖箱功能，如有异常及时保修，使暖箱处于备用状态 2. 整理用物，洗手、记录

附：新生儿暖箱使用技术操作流程图，见图 4–7。

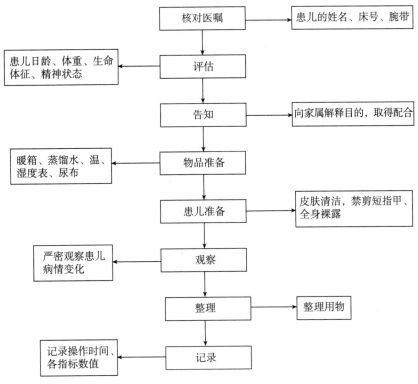

图 4-7　新生儿暖箱使用技术操作流程图

【注意事项】

1. 注意保持患儿体温，腋窝温度维持在 36.5 ～ 37.5℃，使用肤温模式控制时应防止探头脱落，造成患儿体温不升的假象，导致暖箱调节失控。

2. 暖箱避免放置在阳光直射、有对流风或取暖设备附近，以免影响箱内湿度。

3. 接触患儿前，必须洗手，防止交叉感染。

4. 操作应尽量集中进行，尽量减少开门次数和时间，以免箱内温度波动。

5. 密切观察患儿情况，治疗过程中适当补充水分，以防体液丢失过多。注意观察暖箱的使用状态，保持暖箱清洁。

【评分标准】

表 4-14　新生儿暖箱使用技术评分标准

项目	操作技术标准	应得分	实得分	扣分	说明
素质要求	服装、鞋帽整洁	3			
	仪表大方、举止端庄、态度和蔼	2			

续表

项目	操作技术标准	应得分	实得分	扣分	说明
操作前准备	修剪指甲、洗手、戴口罩	5			
	用物准备：预先清洁消毒的暖箱、蒸馏水、浴巾、尿布、温度表、湿度表、治疗卡	5			
	评估患儿情况、测体温，了解胎龄、出生体重、日龄，向家属解释操作的目的及意义	5			
	患儿准备：穿单衣、裹尿布	5			
操作步骤	检查暖箱各项均正常，暖箱水槽内加入蒸馏水	5			
	连接电源，打开电源开关，暖箱放置适宜位置，预热暖箱（30～60分钟），达到所需的温度	5			
	根据患儿的孕周、日龄、体重调节暖箱温度，维持在32～34℃，湿度55%～65%	10			
	核对患儿床头卡及腕带	5			
	将患儿放入暖箱，并根据病情选择合适的体位，可置侧卧、仰卧、俯卧位	5			
	开始2小时内，应30～60分钟测量1次体温，体温稳定后，1～4小时测量1次体温，记录箱温和患儿体温	5			
	出暖箱时核对患儿床头卡及腕带	5			
	为患儿穿好单衣，包好棉包，加被保暖	5			
	切断电源，整理用物，暖箱消毒备用	5			
	清理用物，洗手，记录	5			
提问	原理及注意事项	10			
综合素质	操作方法正确，动作熟练	10			
合　计		100			

第八节　新生儿光照疗法

【导学】

光照疗法又称光疗，是一种降低血清未结合胆红素的简便易行方法，主要通过一定波长的光线使新生儿血液中脂溶性的未结合胆红素转变为水溶性异构体，易于从胆汁和尿液排出体外，从而降低胆红素水平。

【学习重点】

操作流程、注意事项。

【概述】

1. 实训学时　2 学时。

2. 实训类型　验证性实验。

3. 实训目的　使学生掌握光照疗法。

【实训流程】

1. 核对、评估　查看医嘱，核对患者床号、姓名及腕带。了解患儿日龄、体重、黄疸、胆红素检查结果、生命体征、精神状态及反应等情况。

2. 操作流程

（1）用物准备　遮光眼罩，光疗箱、光疗灯或光疗毯，光疗尿布。光疗灯管和反射板应清洁无灰尘，光疗箱需预热至适中温度。

（2）操作前准备　患儿入暖箱前应进行皮肤清洁，切勿在皮肤上涂抹粉和油类，剪短指甲，戴眼罩，长条尿布遮盖会阴部。护士衣帽整齐，修剪指甲，洗手，戴口罩，戴墨镜。

（3）操作过程中　根据患儿的日龄、体重调节箱温至28～32℃，湿度55%～65%。将患儿全身裸露放入暖光疗箱中，若使用单面光疗箱，每2小时更换体位1次，仰卧、侧卧、俯卧交替使用，严密观察患儿的病情变化。

（4）操作结束后　整理好衣被，安置舒适体位，记录时间。

表 4-15　新生儿光照疗法

操作前准备	1. 光疗箱准备：①检查光疗箱有无损坏、漏电、松脱，蓝光灯有无破损、灯管有无不亮。②光疗箱水槽内加入足够的蒸馏水。③接通电源，打开电源开关，预热暖箱。④箱温预热至30～32℃（早产儿32～34℃），相对湿度55%～65% 2. 护士准备：服装、鞋帽整洁，修剪指甲，洗手 3. 评估患儿：了解日龄、体重、黄疸、胆红素检查结果、生命体征、反应等情况
操作过程中	1. 检查箱温：①暖箱水槽内加入蒸馏水。②接通电源 2. 入光疗箱：①核对患儿腕带、身份识别卡、住院号，将患儿全身裸露，用尿布遮盖会阴部，佩戴遮光眼罩。②给患儿剪短指甲，清洁皮肤，双足外踝处用透明薄膜保护性粘贴。③将患儿置于光疗箱的床中央。④记录光疗开始的时间。⑤每4小时测体温、脉搏、呼吸一次，每3小时喂乳一次。⑥光疗时需经常更换体位，仰卧、俯卧交替，常巡视，防窒息。⑦观察患儿病情变化，有无呼吸暂停、腹泻等情况。⑧有补液者需每小时记录入液量 3. 出光疗箱：①光疗结束后测量体温。②摘下眼罩，更换尿布，清洁全身皮肤。③为患儿穿衣、包裹。④核对患儿腕带、身份识别卡、住院号
操作结束	1. 切断电源，光疗箱终末消毒，检查其功能，如有异常及时报修，使光疗箱处于备用状态 2. 整理用物，洗手，记录停止时间、体温、脉搏、呼吸及黄疸情况

附：新生儿光照疗法操作流程图，见图 4-8。

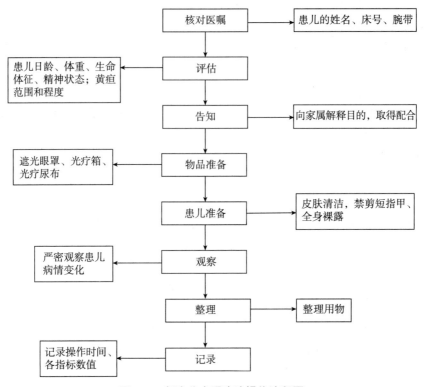

图 4-8　新生儿光照疗法操作流程图

【注意事项】

1. 患儿入暖箱前应进行皮肤清洁，切勿在皮肤上涂抹粉和油类，剪短指甲。

2. 工作人员为患儿检查、治疗、护理时，需戴墨镜，随时观察眼罩、会阴遮盖物有无脱落，注意皮肤有无破损。

3. 患儿光疗时，如体温高于37.8℃或低于35℃，应暂停光疗。

4. 光疗过程中患儿出现烦躁、嗜睡、高热、皮疹、呕吐、拒奶、腹泻及脱水等症状时，及时与医师联系，妥善处理，掌握出箱条件。

5. 光照结束后，做好清洁工作。

【评分标准】

表 4-16　新生儿光照疗法评分标准

项目	操作技术标准	应得分	实得分	扣分	说明
素质要求	服装、鞋帽整洁	3			
	仪表大方、举止端庄、态度和蔼	2			
操作前准备	护士准备：修剪指甲、洗手、戴口罩、戴墨镜	3			
	用物准备：预先清洁消毒的光疗箱、蒸馏水、遮光眼罩、光疗尿布、温度计、湿度计、治疗卡	2			
	评估患儿情况、测体温，了解日龄、体重、黄疸、胆红素检查结果、生命体征、反应等情况，向家属解释	5			
	患儿准备：戴遮光眼罩、裹尿布、全身裸露	5			
操作步骤	检查光疗箱各项均正常，清洁光疗箱，水槽内加入 2/3 的蒸馏水	5			
	连接电源，打开电源开关，光疗箱放置于适宜的位置，预热调至适中温度（30～60 分钟），达到所需的温度	5			
	根据患儿的日龄、体重调节光疗箱的温度，并维持在适中温度，湿度为 50%～60%	5			
	核对患儿（床号、姓名、胸牌、手足圈、光疗时间）	5			
	入箱：将患儿全身裸露，剪指甲，戴护眼罩，更换长条尿布遮盖会阴，测量体温并记录	5			
	将患儿置于光疗箱中央，灯管与皮肤距离 33～50cm，关好边门，记录入箱时间及箱温	5			
	光疗中每 2～4 小时测体温一次，单面疗法每 2 小时更换体位一次	5			
	观察患儿精神反应、呼吸、脉搏、黄疸进展程度、大小便情况，遵医嘱补充水分并记录。发现异常及时与医生联系	5			
	出箱：将包裹用的衣服预热后，再切断电源，摘掉眼罩，测量体温，更换普通尿布，皮肤无破损，包裹好患儿	5			
	记录出箱时间，并做好交班	5			
	将水槽内的水全部倒出，用消毒液及清水擦拭光疗箱备用	5			
	清理用物，洗手，记录	5			
提问	血清胆红素下降原理及注意事项	10			
综合素质	操作方法正确，动作熟练	5			
	患儿安全，眼睛和会阴部有保护，皮肤无破损	5			
合　计		100			

第九节 婴儿喂养技术

【导学】

合理的营养是小儿生长发育的物质基础，婴儿时期的营养需求则通过不同喂养方法而得到满足。婴儿喂养包括母乳喂养、部分母乳喂养和人工喂养3种。根据母亲和婴儿状况可采取相应的喂养方法，满足其营养需要，促进其生长发育，达到健康成长的目的。

【学习重点】

操作流程、注意事项。

【概述】

1. 实训学时 2学时。
2. 实训类型 操作性实训。
3. 实训目的 使学生掌握婴儿喂养技术。

【实训流程】

1. 核对、评估 查看医嘱，核对小儿床号、姓名及腕带。评估小儿喂养情况，每日排尿排便是否规律，排便的性质、颜色和量，指导家长操作方法。

2. 操作流程

（1）用物准备 尿布、毛巾、温水、配方奶粉、奶瓶、奶嘴、围嘴等。

（2）操作前准备 ①母乳喂养技术操作：更换尿布，用温水清洗双手及乳房；采取母婴均感舒适的姿势（坐位、站位、侧卧位等）。②人工喂养技术操作：更换尿布，洗手，配好适量奶粉，测试温度，围好围嘴，采取舒适体位。

（3）操作过程中 正确喂哺，随时观察婴儿吸吮情况。

（4）操作结束后 将婴儿直立抱起，头颈部靠在母亲肩上，轻拍背部，使吞入的空气排出。

表 4-16 婴儿喂养技术

母乳喂养	体位：采取舒适体位，如坐位、站位或侧卧位
	步骤： 1. 更换尿布，用温水清洗双手及乳房 2. 婴儿身体转向母亲，母婴身体紧贴，婴儿下颌贴紧乳房 3. 母亲一手托起婴儿肩背部，另一手将拇指和其他四指分别放在乳房的上下方托起整个乳房 4. 用乳头触碰婴儿嘴唇，当婴儿张口时将乳头及大部分乳晕送入婴儿口中 5. 喂完用食指轻压婴儿下颌，将乳头退出

续表

人工喂养	体位：同母乳喂养
	步骤： 1. 更换尿布，洗手，配好适量奶粉，测试温度，围好围嘴 2. 用奶嘴碰触婴儿嘴唇，当婴儿张口时将奶嘴送入婴儿口中 3. 奶瓶始终保持倾斜 4. 观察婴儿吸吮情况

附：婴儿喂养技术操作流程图，见图 4-9。

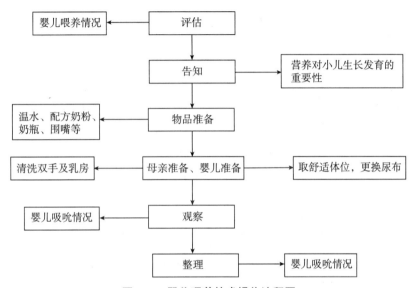

图 4-9　婴儿喂养技术操作流程图

【注意事项】

1. 母乳喂养

（1）注意事项：①母亲哺乳时应专心喂哺，随时观察婴儿吸吮情况，注意避免乳房或衣物堵住婴儿口部。②每次哺乳时尽量让婴儿先吸空一侧乳房，再换另一侧，下次哺乳时先喂未排空的一侧，使每侧乳房尽量吸空，以促进乳汁分泌。③哺乳后半小时内应保持右侧卧位，以防溢乳。④ 0 ～ 2 个月的婴儿提倡按需哺乳，3 个月以后的婴儿可采取按时哺乳，一般以 2 ～ 3 小时喂哺 1 次。⑤每次哺乳时间以 15 ～ 20 分钟为宜。

（2）母乳喂养禁忌证：①母亲患急性传染病或败血症者。②母亲患活动性结核病、重症心肾疾病、糖尿病、癌症、身体过于虚弱及患慢性疾病需长期用药者。③婴儿患先天性代谢性疾病。④乳头皲裂、乳腺炎或乳腺脓肿。⑤早产儿、低体重儿或患腭裂、唇裂等先天性疾病。

2. 人工喂养

（1）选择合适的奶嘴：奶嘴的软硬度、奶孔的大小应适宜，奶嘴孔大小一般以奶瓶倒置时液体呈滴状连续滴出为宜。

（2）正确试温：将乳汁滴在手腕掌测试温度，温度接近体温可喂哺。

（3）加强乳制品及食具卫生：乳液应分次配制，先配现用；冷藏可保存约 4 小时，再次使用时先确认有无变质；每次配乳所用的食具必须洗净、消毒。

（4）注意时间与乳量：一般每 3 ～ 4 小时喂养 1 次，以后根据情况减少次数，增加乳量；每次喂哺时间以 20 分钟为宜（不宜超过 30 分钟）。

【评分标准】

表 4–17　婴儿喂养技术评分标准

项目	操作技术标准	应得分	实得分	扣分	说明
素质要求	服装、鞋帽整洁	3			
	仪表大方、举止端庄、态度和蔼	2			
操作前准备	修剪指甲、洗手、戴口罩	5			
	用物：奶瓶、奶嘴、配好适量奶粉、围嘴	5			
	评估婴儿喂养情况，每日排便是否规律，粪便性质	10			
操作步骤	哺喂者体位：采取舒适体位，坐位、站位或侧卧位	5			
	哺乳前更换尿布	5			
操作步骤	口述母乳喂养指导：①用温水清洗双手及乳房。②婴儿身体转向母亲，母婴身体紧贴，婴儿下颌贴紧乳房。③母亲一手托起婴儿肩背部，另一手采用"C 字法"（将拇指和其他四指分别放在乳房的上下方托起整个乳房）或"剪刀法"。④用乳头触碰婴儿嘴唇，当婴儿张口时，将乳头及大部分乳晕送入婴儿口中。⑤尽量让婴儿先吸空一侧乳房，再换另一侧，下一次哺乳时先喂未排空的一侧。⑥喂完用食指轻压婴儿下颏，将乳头退出	15			
	人工喂养指导：①配好适量奶粉，将乳汁滴在手腕掌测试温度，围好围嘴。②用奶嘴碰触婴儿嘴唇，当婴儿张口时将奶嘴送入婴儿口中。③喂哺时奶瓶始终保持倾斜	15			
	口述：哺乳过程中正确喂哺，随时观察婴儿吸吮情况	5			
	喂哺后轻拍婴儿后背，促使吞入的空气排出	5			
	哺乳半小时内应保持右侧卧位，以防溢乳	5			
整理	整理衣服，盖好被子，安置合适体位，拉好床档	6			
	清理用物，归还原处，废弃物分类处理，洗手，记录	4			
综合素质	操作方法正确，动作熟练	10			
合　计		100			

第十节　头皮静脉穿刺技术

【导学】

正确安全地通过静脉途径给予药物以达到输入药物，治疗疾病的目的；维持患儿的体液电解质平衡；补充营养，维持热量；输入脱水剂，提高血液渗透压，达到利尿消肿，降低颅内压，改善中枢神经系统的作用。

【学习重点】

操作流程、注意事项。

【概述】

1. 实训学时 2 学时。
2. 实训类型 操作性实训。
3. 实训目的 使学生掌握小儿头皮静脉穿刺的操作流程。

【实训流程】

1. 核对、评估 查看医嘱，核对患儿床号、姓名及腕带。评估病情、年龄及生命体征，了解用药情况、穿刺部位皮肤及血管。

2. 操作流程

（1）用物准备 ①治疗车上层治疗盘内置 75％乙醇、碘伏、无菌棉签、无菌镊子缸、弯盘 2 个、输液贴、止血钳、一次性输液器、剃毛刀、毛刷、肥皂、纱布块及治疗巾。医嘱本、输液卡、巡视卡、静脉输液药物，必要时备约束用品。②治疗盘外输液架、生活垃圾桶、医用垃圾桶、锐器桶及洗手液。

（2）操作前准备 病室环境安静、整洁，避免对流风。

（3）操作过程中 手法正确、熟练；选用静脉，如额上静脉、颞浅静脉、耳后静脉、枕后静脉等；根据需要剃去穿刺部位的毛发；常规消毒皮肤；穿刺成功后妥善固定。

（4）操作结束后 整理好衣被，安置舒适体位，记录时间。

表 4–18 头皮静脉穿刺技术

操作前准备	1. 用物准备：①治疗盘内置 75％乙醇、碘伏、无菌棉签、无菌镊子缸、弯盘 2 个、输液贴、止血钳、一次性输液器、剃毛刀、毛刷、肥皂、纱布块及治疗巾。医嘱本、输液卡、巡视卡、静脉输液药物，必要时备约束用品。②治疗盘外输液架、生活垃圾桶、医用垃圾桶、锐器桶及洗手液 2. 环境准备：病室环境安静、整洁，避免对流风 3. 护士准备：服装、鞋帽整洁，洗手、戴口罩 4. 婴儿准备：确定婴儿沐浴前 1 小时未进食，已清醒
操作过程中	1. 检查药液、输液器，按医嘱加入药液，将输液器针头插入输液瓶塞内，关闭调节器 2. 备齐用物，放到患儿床旁，核对床号、姓名、腕带 3. 将输液瓶挂于输液架上，密闭排气，关闭调节器 4. 协助患儿取仰卧或侧卧位，头下垫橡胶单、治疗巾及小枕，助手站在患儿足端，固定其躯干肢体、头部。必要时采用全身约束法 5. 仔细选择静脉（额上静脉、颞浅静脉、耳后静脉及枕后静脉），必要时顺应头发方向剃去头部静脉周围的头发，消毒皮肤，再次核对 6. 排尽输液管内的空气。操作者以左手拇指、食指分别固定静脉两端的皮肤，右手持针，在距静脉最清晰点向后移 0.3cm 处，将针头近似平行刺入头皮，然后将针头稍挑起，沿静脉走行向心方向穿刺，用胶布固定 7. 根据病情、药物或遵医嘱调节好输液速度，将患儿安置于舒适卧位，再次核对，填写并挂好输液卡
操作结束	整理用物、洗手、记录 输液完毕，轻轻取下胶布，关闭调节器，用无菌棉球轻压，将针头快速拔出，压迫片刻至无出血

附：头皮静脉穿刺技术操作流程图，见图 4-10。

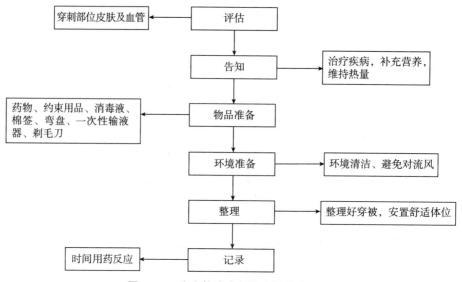

图 4-10　头皮静脉穿刺技术操作流程图

【注意事项】

1. 正确选择静脉血管，区分动静脉。

2. 根据病情、年龄、药物性质调节输液速度，并向患儿及家属强调不要自行调节输液速度。

3. 听取患儿主诉，观察输液是否通畅，观察局部静脉情况及全身反应等。

4. 血管细小或充盈不全常不见回血，进入极少量液体局部无隆起，证实穿刺成功。

5. 穿刺后若回血呈鲜红色，或输入少量液体后皮肤变白，说明穿刺针进入动脉，应拔出针头，重新选择静脉穿刺。

【评分标准】

表 4-19　头皮静脉穿刺技术评分标准

项目	操作技术标准	应得分	实得分	扣分	说明
素质要求	服装、鞋帽整洁	3			
	仪表大方、举止端庄、态度和蔼	2			
操作前准备	洗手、戴口罩	3			
	用物：治疗板、治疗车、静脉输液药物、输液架，必要时备约束用品 治疗盘内置 75% 乙醇、无菌棉签、无菌镊子缸、瓶筐、弯盘 2个、胶布、无菌棉球、止血钳、一次性输液器、剃毛刀、毛刷、肥皂、纱布块、橡胶单及治疗巾	10			
	各种用物摆放合理，以防污染	2			

续表

项目	操作技术标准	应得分	实得分	扣分	说明
操作步骤	输液药物的准备与成人周围静脉输液法相同	10			
	携用物至患儿床旁，核对床号、姓名、腕带	5			
	协助患儿取仰卧或侧卧位，头下垫橡胶单、治疗巾及小枕，助手站在患儿足端，固定其躯干肢体、头部。必要时采用全身约束法	5			
	将输液瓶挂于输液架上，密闭排气，关闭调节器	5			
	操作者立于患儿头端，仔细选择静脉，必要时顺应头发方向剃去头部静脉周围的头发，用纱布擦净局部，备皮时动作轻柔、敏捷，避免损伤皮肤，消毒皮肤，再次核对	10			
	排尽输液管内空气。操作者以左手拇指、食指分别固定静脉两端的皮肤，右手持针，在距静脉最清晰点向后移 0.3cm 处，将针头近似平行刺入头皮，然后将针头稍挑起，沿静脉走行向心方向穿刺，穿刺中注意患儿的面色和一般情况	10			
	当针头刺入静脉时阻力减小，有落空感，同时有回血，再进针少许。松开调节器，先固定针柄，再固定针眼处，用长胶布绕针柄后在针头前方交叉固定，将头皮针管在针头后绕一圈，用胶布固定，防止针头脱出	5			
	根据病情、药物或遵医嘱调节好输液速度，将患儿安置于舒适卧位，再次核对。填写并挂好输液卡，整理用物，洗手	5			
	输液完毕，轻轻取下胶布，关闭调节器，用无菌棉球轻压，将针头快速拔出，压迫片刻至无出血	5			
整理	整理床单位，物归原处，洗手，记录	10			
综合素质	操作方法正确，动作熟练	10			
合计		100			

第五章　急救护理学

第一节　院外止血技术

【导学】

出血是各类创伤最常见、最突出的症状。有效止血是挽救患者生命的一项重要技术。急救人员在现场应根据出血部位、类型、出血量、现场可用材料等，采取相应的、有效的止血方法。

【学习重点】

操作流程、注意事项。

【概述】

1. 实训学时　1 学时。

2. 实训类型　操作性实训。

3. 实训目的　使学生掌握急救止血技术的操作流程及注意事项。

【实训流程】

1. 核对、评估　查看医嘱，核对患者床号、姓名及腕带。评估周围环境是否安全，患者的伤情及伤口出血情况。

2. 操作流程

（1）用物准备　无菌纱布、绷带、三角巾（或干净的毛巾、手绢等）、橡皮止血带、纸片、笔等。

（2）操作前准备　表明身份，安慰患者，物品准备。

（3）操作过程中　随时观察患者的情况。

（4）操作结束后　置患者于舒适体位，记录时间，注意观察患者受伤肢体末梢的血液循环。

表 5-1　院外止血技术

指压止血法	适用范围：头、面、颈部和四肢外出血
	步骤： 1.根据出血部位选择按压的动脉 2.找出动脉体表搏动点 3.用手指将伤口近心端的表浅动脉压向深部的骨骼上
加压包扎止血法	适用范围：小动脉，中、小静脉或毛细血管出血
	步骤： 1.用无菌敷料覆盖、压迫伤口 2.用三角巾或绷带加压包扎
屈肢加垫止血法	适用范围：肘、膝关节远端肢体出血
	步骤： 1.确认伤肢无骨折 2.在肘窝或腘窝处垫上棉垫卷或绷带卷 3.将肘、膝关节尽力弯曲 4.用三角巾或绷带固定伤肢于屈曲位
填塞止血法	适用范围：大腿根、腋窝、肩部等部位较大、较深而难以加压包扎的伤口出血
	步骤： 1.用无菌敷料填入伤口内 2.外加大块敷料 3.用三角巾或绷带加压包扎
止血带止血法	适用范围：暂时不能用其他方法控制的四肢较大动脉出血
	常用止血带：橡皮止血带、卡式止血带和充气止血带
	橡皮止血带止血法步骤： 1.在肢体伤口的近心端放衬垫 2.以左手拇指、示指、中指持止血带头端，另一手拉紧止血带，缠绕肢体 2～3 圈，并将橡皮管末端压在紧缠的橡皮管下固定 3.在醒目位置安置标志，记录结扎的时间、部位、原因 4.每隔 30 分钟至 1 小时放松 2～3 分钟，放松期间配合指压法止血

附：院外止血技术操作流程图，见图 5-1。

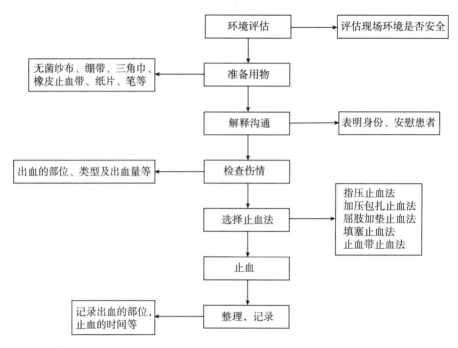

图 5-1　院外止血技术操作流程图

【注意事项】

1. 疑有骨折或关节损伤时禁用屈肢加垫止血法。

2. 止血带应缚在伤口的近心端并尽量靠近伤口。前臂和小腿止血带应缚在上臂和大腿的上 1/3 处。

3. 压力适度，一般以出血停止或不能摸到远端动脉搏动为度。充气止血带的标准压力是：上肢 250 ～ 300mmHg，下肢 400 ～ 500mmHg。

4. 上止血带前应先垫好衬垫。

5. 将注明结扎时间、部位和上止血带原因的标志放在醒目位置。

6. 定时放松止血带，一般每隔 30 分钟至 1 小时放松 2 ～ 3 分钟，总结扎时长不超过 3 小时。

【评分标准】

表 5-2　院外止血技术 - 止血带止血法（以前臂出血为例）

项目	操作技术标准	应得分	实得分	扣分	说明
素质要求	服装、鞋帽整洁	3			
	仪表端庄，语言得体，动作规范	2			

续表

项目	操作技术标准	应得分	实得分	扣分	说明
操作前准备	评估环境，报告环境安全	5			
	物品准备：止血带 1 根、三角巾 1 条或衬垫 1 块、卡片 1 张、笔 1 支	5			
	表明身份，抚慰患者	5			
检查伤情	检查并报告伤情（要求伤情报告完整、清晰）	5			
立即指压止血	根据出血部位选择按压的动脉，找出动脉体表搏动点，用手指将伤口近心端的表浅动脉压向深部的骨骼上	8			
	口述：抬高伤员患侧伤肢，高于心脏水平	2			
放置衬垫	在上臂上 1/3 处放置衬垫，衬垫宽度合适、放置平整	5			
正确扎止血带	以左手拇指、示指、中指持止血带头端，另一手拉紧止血带，缠绕肢体 2～3 圈，并将橡皮管末端压在紧缠的橡皮管下固定，止血带压力均匀、松紧适度	35			
检查止血效果	检查止血效果，以桡动脉搏动恰好消失为宜	5			
安置标志	在醒目位置安置标志，记录结扎的时间、部位	5			
	口述：每隔 30 分钟至 1 小时放松 2～3 分钟，放松期间配合指压法止血	5			
总体评价	体现人文关怀，有爱伤意识，护患沟通有效	5			
	动作紧张有序，操作熟练规范	5			
合计		100			

第二节　包扎技术

【导学】

包扎在院前外伤救护中应用最广泛，它具有压迫止血、保护伤口、减少污染、固定敷料和夹板、挟托受伤肢体及减轻疼痛等作用。包扎使用的器材简便，常用的方法有绷带包扎法、三角巾包扎法和多头带包扎法。本节重点介绍绷带包扎法和三角巾包扎法。

【学习重点】

操作流程、注意事项。

【概述】

1. 实训学时　3 学时。

2. 实训类型　操作性实训。

3. 实训目的　使学生掌握绷带包扎法和三角巾包扎法的操作流程及注意事项。

【实训流程】

1. 核对、评估　查看医嘱，核对患者床号、姓名及腕带。评估周围环境是否安全，以及患者的伤情和意识。

2. 操作流程

（1）用物准备　菌纱布、绷带、三角巾、剪刀和夹板（必要时用）、胶布。

（2）操作前准备　表明身份，安慰患者，物品准备。

（3）操作过程中　随时观察患者情况。

（4）操作结束后　置患者于舒适体位，洗手记录。

表 5-3　包扎技术 - 常用绷带包扎方法

环形包扎法	适用范围：绷带包扎的开始与结束，或包扎粗细大致相等的部位
	步骤： 1. 第一圈绷带斜置 2. 环绕第二或第三圈时将斜出圈外的绷带角反折到圈内 3. 将绷带环形重叠缠绕 4. 固定（用胶布固定尾端或将带尾分成两头，打结固定）
蛇形包扎法	适用范围：维持敷料或夹板固定
	步骤： 1. 在起始部位将绷带环形缠绕数周 2. 再以绷带宽度为间隔，斜行向上缠绕 3. 环形缠绕数周后固定
螺旋形包扎法	适用范围：包扎直径基本相同的部位
	步骤： 1. 在起始部位将绷带环形缠绕数周 2. 再以每圈遮盖上一圈的 1/3 ～ 1/2 斜行向上缠绕 3. 环形缠绕数周后固定
螺旋反折包扎法	适用范围：包扎粗细差别较大的部位
	步骤： 1. 在起始部位将绷带环形缠绕数周 2. 再以每圈遮盖上一圈的 1/3 ～ 1/2 斜行向上缠绕 3. 在必要时将绷带向下反折（反折方法：用左手拇指压住反折处，右手将绷带反折向下拉近缠绕肢体，绷带反折处应避开伤口和骨突起处） 4. 环形缠绕数周后固定
"8" 字形包扎	适用范围：包扎屈曲关节及其附近部位的伤口
	步骤： 1. 在起始部位将绷带环形缠绕数周 2. 然后将绷带由下而上，再由上而下，重复做 "8" 字形缠绕，每圈遮盖上一圈的 1/3 ～ 1/2 3. 环形缠绕数周后固定
回返包扎法	适用范围：包扎有顶端的部位
	步骤： 1. 在起始部位将绷带环形缠绕数周 2. 在中央部开始反折，来回反折直至需包扎的部位全部包扎后 3. 环形缠绕数周后固定

表 5–4　包扎技术 – 常用三角巾包扎方法

头部帽式包扎法	适用范围：包扎额部、枕部及头顶部等
	步骤： 1. 将三角巾底边折叠二指宽（3cm），放于齐眉处 2. 将顶角经头顶垂于枕后 3. 将两底角从前额水平经耳上向后绕 4. 在枕部交叉后再绕至前额打结 5. 将顶角拉紧向上反折塞入头后部交叉处
风帽式包扎法	适用范围：包扎头顶部和两侧面颊、枕部的外伤
	步骤： 1. 将三角巾的顶角和底边中点各打一结 2. 将顶角结置于前额部，底边结放于枕部，包住头部 3. 将两底角往面部拉紧，向外反折包绕下颌至枕后打结
单眼包扎法	适用范围：一侧眼部受伤
	步骤： 1. 将三角巾折成四指宽的带状 2. 将折好的三角巾上 1/3 斜盖住双眼，下 2/3 从耳下绕过枕后至健侧眼上方的前额处 3. 在前额处反折后绕至伤侧耳上打结
双眼包扎法	适用范围：双侧眼部受伤
	步骤： 1. 将三角巾折成四指宽的带状 2. 将折好的三角巾中段至于枕后 3. 两旁分别经耳上拉向双眼，在鼻梁处交叉 4. 持两端分别从耳上拉向头后枕部打结
单侧胸、背包扎法	适用范围：一侧胸、背部受伤
	步骤：（单胸包扎） 1. 将三角巾顶角越过受伤一侧的肩部 2. 底边向内折 3 ～ 5cm 横放在胸部，两端拉向背部打结 3. 顶角也和此结一起打结单背包扎方法与单胸包扎方法相同，只是位置相反
双侧胸、背包扎法	适用范围：双侧胸部、背部受伤
	步骤：（双胸包扎） 1. 将三角巾折成燕尾巾 2. 夹角向上，双燕尾置于双肩上并覆盖前胸 3. 将顶角系带与一侧底边相交打结 4. 将燕尾两角绕顶角系带在背后打结双背包扎方法与双胸包扎方法相同，只是位置相反
单肩包扎法	适用范围：一侧肩部受伤
	步骤： 1. 将三角巾折成燕尾巾 2. 燕尾夹角向上放于伤侧肩部（向后一角压住向前的角，向后一侧略大） 3. 燕尾底边包绕上臂上部，在腋前方打结固定 4. 将燕尾两角分别经胸、背部拉到对侧腋下打结

双侧肩部包扎法	适用范围：双侧肩部受伤
	步骤： 1. 将三角巾折成燕尾巾，两燕尾角等大 2. 燕尾夹角向上，将两燕尾放在双肩上 3. 两燕尾角分别经左右肩（包住肩部）拉至腋下与燕尾底角打结
腹部包扎法	适用范围：腹部受伤
	步骤： 1. 将三角巾底边向上，顶角向下，横放在腹部 2. 拉紧两底角并绕到腰后部打结 3. 将顶角由两腿间拉向后面与两底角连接处打结
单侧臀部包扎法	适用范围：一侧臀部受伤
	步骤： 1. 将三角巾折成燕尾巾 2. 将燕尾巾底边横放于脐部水平，燕尾夹角向下对准大腿外侧中线（向后一角压住向前的角，向后一侧略大） 3. 将底边内翻适宜宽度，拉紧两底角至腰背部打结 4. 将两燕尾角拉紧，在大腿根部打结
上肢包扎法	适用范围：上肢受伤
	步骤： 1. 将三角巾一底角打结后套在伤侧手上 2. 另一底角沿手臂后侧拉至对侧肩上 3. 将顶角缠绕包裹伤肢并用系带打结固定 4. 前臂屈到胸前，两底角在后背处打结
膝、肘关节包扎法	适用范围：膝部、肘部受伤
	步骤：（膝关节） 1. 将三角巾折成适当宽度的带状 2. 盖住膝关节 3. 两端拉至关节后交叉 4. 一端在上，一端在下，压住三角巾上下边缘，再由前向后绕至膝关节后打结肘关节包扎方法同膝关节
手、足部包扎法	适用范围：手、足部受伤
	步骤： 1. 三角巾放平，将手（足）放于三角巾中央，指（趾）尖对着顶角 2. 将顶角反转盖于全手（足背）上 3. 拉紧左右两底角，交叉压住顶角，环绕腕（踝）关节后打结

附：包扎技术操作流程图，见图 5-2。

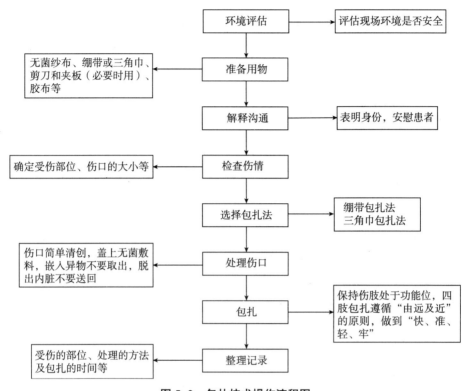

图 5-2 包扎技术操作流程图

【注意事项】

1. 包扎伤口前应先简单清创并盖上无菌敷料。

2. 不准随意取出伤口内异物和还纳脱出体腔的内脏。对嵌有异物或骨折断端的伤口应先固定后包扎。

3. 包扎时保持伤肢处于功能位。四肢应从远心端向近心端包扎。

4. 包扎时皮肤皱褶处、骨隆突处应垫衬垫。

5. 包扎打结应尽量避开伤口和坐卧受压的部位。

6. 包扎应做到"快、准、轻、牢"。

【评分标准】

表 5-5 包扎技术评分标准

项目	操作技术标准	应得分	实得分	扣分	说明
素质要求	服装、鞋帽整洁	3			
	仪表端庄，语言得体，动作规范	2			
操作前准备	评估环境及报告环境安全	5			
	无菌纱布、绷带、三角巾、剪刀、夹板（必要时用）、胶布	5			
	表明身份，抚慰患者	5			
检查伤情	检查并报告伤情（要求伤情报告完整、清晰）	5			
	检查伤口内有无异物	5			
清创、敷料压迫止血	口述：包扎伤口前应先简单清创并盖上无菌敷料	5			
	用大于伤口的无菌敷料直接压迫止血	3			
	正确指导伤员压迫伤口敷料	2			
包扎	根据伤口部位，选择正确的三角巾（绷带）包扎方法，并能正确实施三角巾（绷带）包扎	45			
观察	密切观察伤员反应，询问患者有无不适	5			
总体评价	体现人文关怀，有爱伤意识，护患沟通有效	5			
	动作紧张有序，操作熟练规范，动作轻柔，包扎松紧度适宜，整齐、平整、美观	5			
合计		100			

第三节　院外骨折固定技术

【导学】

骨折的院外临时固定是限制受伤部位的活动度，减轻疼痛，避免骨折断端等因素摩擦而损伤血管、神经甚至重要脏器；同时，也用以防治休克，便于患者的搬运。

【学习重点】

固定方法、注意事项。

【概述】

1. 实训学时　2 学时。

2. 实训类型　操作性实训。

3. 实训目的 使学生掌握骨折的院外固定方法。

【实训流程】

1. 核对、评估 查看医嘱，核对患者床号、姓名及腕带。评估周围环境是否安全，以及患者的伤情和意识等情况。

2. 操作流程

（1）用物准备 夹板（木质夹板、金属夹板、可塑性夹板、充气性塑料夹板等），也可就地取材选用竹板、木板等代替夹板，或用健侧肢体进行临时固定。此外，还应准备三角巾、绷带、毛巾等物品。

（2）操作前准备 表明身份，安慰患者，物品准备。

（3）操作过程中 随时观察患者的情况。

（4）操作结束后 整理床单位，置患者于舒适体位，洗手记录。

表 5-6 院外骨折固定技术

前臂骨折	1. 协助患者屈肘 90°，拇指向上 2. 取合适的夹板，其长度应超过肘关节至腕关节的长度，分别置于前臂的内、外侧，内加衬垫 3. 用两条带状三角巾于骨折的近心端、远心端分别固定，再用一条三角巾将前臂悬吊于胸前，呈功能位 4. 指端露出，检查末梢血液循环
肱骨骨折	1. 取长、短两块夹板，内加衬垫，长夹板置于上臂后外侧，短夹板置于前内侧 2. 用两条带状三角巾于骨折近心端、远心端分别固定 3. 将肘关节屈曲 90°，使前臂呈中立位后用三角巾悬吊于胸前 4. 再用一条带状三角巾经胸背于健侧腋下打结
股骨干骨折	1. 夹板固定法：①取两块夹板，长短不同，内加衬垫，长夹板置于伤腿的外侧，其长度自足跟至腋窝部，短夹板置于内侧，从足跟至腹股沟部。②分别在腋下、膝关节、踝关节骨隆突部位放置衬垫。③用七条带状三角巾，分别于骨折上下端、腋下、腰部和关节上下打结固定，先固定骨折上下端，然后自上而下固定。"8"字法固定脚踝 2. 健肢固定法：①用五条带状三角巾将双下肢固定在一起。②分别于两膝、两踝及两腿间垫好衬垫。③先固定骨折上下端，然后自上而下固定，"8"字法固定足踝
小腿骨折	1. 夹板固定法：①取长短两块夹板，内加衬垫，将长夹板置于外踝至髋关节伤腿的外侧，短夹板置于自内踝至腹股沟内侧。②在膝关节、踝关节骨隆突处放衬垫。③先固定骨折上下端，然后自上而下固定，"8"字法固定足踝 2. 健肢固定法：①用四条带状三角巾将双下肢固定在一起。②分别于两膝、两踝及两腿间隙垫好衬垫。③先固定骨折上下端，然后自上而下固定，"8"字法固定足踝
锁骨骨折	三角巾固定法： 1. 将两条带状三角巾分别环绕肩关节，并于肩部打结 2. 在两肩过度后张的情况下，在背部分别将三角巾的底角拉紧打结

附：院外骨折固定技术操作流程图，见图 5-3。

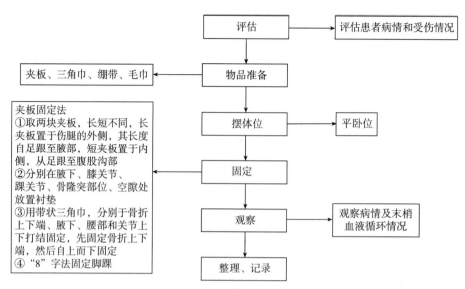

图 5-3　院外骨折固定技术操作流程图

【注意事项】

1. 开放性骨折者，应先止血、包扎，然后再固定骨折部位；如有休克，应先行抗休克处理，待病情好转后再固定。

2. 对骨折后造成的畸形，院前固定时禁止整复。开放性骨折，不可将骨折断端送回伤口。

3. 夹板的长度与宽度要与骨折的肢体相适应，下肢骨折固定的夹板长度必须超过骨折的上、下两个关节。绑扎固定夹板时除骨折部位上、下两端外，还要固定上、下两个关节。

4. 夹板不可与皮肤直接接触，中间应放置衬垫，尤其在夹板两端、悬空部和骨隆突处应加厚垫，以防局部组织受压或固定不牢。

5. 固定应松紧适宜，以捆扎夹板的三角巾可上下移动 1cm 为宜。肢体固定时，需将手指（足趾）端暴露，便于观察末梢循环的情况。

【评分标准】

表 5-7　院外骨折固定技术（以股骨干骨折为例）

项目	操作技术标准	应得分	实得分	扣分	说明
素质要求	服装、鞋帽整洁	3			
	仪表端庄，语言得体，动作规范	2			
操作前准备	快步走到伤者身边，确定周围环境安全，表明身份	5			
	初步判断骨折的部位	5			
	告知患者不能随意活动	5			

续表

项目	操作技术标准	应得分	实得分	扣分	说明
操作流程	用物准备：急救员按分工准备夹板2块，固定带，衬垫等	5			
	取合适体位：患者仰卧位	5			
	安置夹板：长夹板置于伤肢外侧，短夹板置于伤肢内侧	5			
	放衬垫：正确放置衬垫，注意骨隆突及空隙部位。切忌固定后再填塞衬垫	10			
	绑扎夹板： 1. 用绑扎带固定夹板	10			
	2. 绑扎位置正确：绑扎在关节上下及受伤部位上下。切忌在受伤部位进行绑扎	10			
	3. 牢固固定，松紧适宜	5			
	固定踝关节：用"8"字法，将伤肢的踝关节固定在功能位	10			
	搬运伤员至担架： 1. 术者指挥，施救者平稳将伤员置于担架上	5			
	2. 伤员安置方向正确	5			
总体评价	体现急救意识、人文关怀和爱伤意识，护患沟通有效	5			
	动作紧张有序，操作熟练规范	5			
合计		100			

第四节　院外搬运技术

【导学】

搬运伤员的方法是院前急救的重要技术之一。搬动的目的是使伤员迅速脱离危险地带，纠正当时影响伤病员的病态体位，以减少痛苦，减少再受伤害，并安全迅速地送往理想的医院治疗，以免造成伤员残废。

【学习重点】

操作方法、注意事项。

【概述】

1. 实训学时　2学时。

2. 实训类型　操作性实训。

3. 实训目的　使学生掌握现场搬运、徒手搬运的操作方法。

【实训流程】

1. 核对、评估　查看医嘱，核对患者床号、姓名及腕带。评估周围环境是否安全，患者的伤情。

2. 操作流程

（1）用物准备　担架是院外急救搬运伤员的常用工具，紧急情况下多为徒手搬运，或用临时制作的替代工具，但不可因寻找搬运工具而贻误搬运时间。

（2）操作前准备　确定环境安全，表明身份，安慰患者，物品准备。

（3）操作过程中　随时观察患者的情况。

（4）操作结束后　置患者于舒适体位，记录时间。

表 5-8　院外搬运技术

担架搬运法	步骤： 1. 伤病员仰卧或侧卧在担架上搬运；特殊伤病员要在医生指导下按照特殊疾病体位摆放 2. 用专业捆带将伤病员固定在担架上，防止伤病员的肢体伸出担架外，同时必须使用肩带钩搬运 3. 担架搬运时，伤员的脚在前，头在后，先抬头，后抬脚，放下时先放脚，后放头。担架员应步调一致；向高处抬时，伤员头朝前，足朝后（如上台阶、过桥），前面的担架员要放低担架，后面的要抬高，以使患者保持水平状态。下台阶时相反
单人搬运法	扶持法：适用于伤情较轻，能行走的患者。救护者与患者同侧，将其手臂放在自己的颈、肩部，一手拉其手腕部，另一手扶着患者的腰部行走
	背负法：适用于体重较轻及神志清楚的伤员 步骤： 1. 将伤员双上肢拉向施救者的前方，前胸压在施救者背上 2. 然后双手手臂托其大腿中部使大腿向前弯曲，并握住伤员双手 3. 急救人员身体略向前倾斜行走 4. 胸部创伤、心脏病、哮喘发作及呼吸困难者禁用
	抱持法：适用于身体较轻及神志不清的伤员 步骤： 1. 将伤员一上肢搭在施救者肩上 2. 施救者一手抱住伤员的腰部，另一手托起大腿，手掌托起臀部
单人搬运法	肩背搬运法：适用于身体较轻及神志清楚的伤员 步骤： 1. 将伤员置于施救者肩上，其躯干绕颈背后，上肢垂于胸旁 2. 施救者可用一手握住其前上肢，另一手托其臀部
	拖行法：适用于地震、塌方、火灾或不能采用其他搬运方法的情况。救护者可借助工具，如大浴巾、床单等进行拖拽患者，使其撤离到安全地带
双人搬运法	椅托式：适用于体重较重的伤员 步骤： 1. 由两名施救者对立于两侧 2. 两人弯腰跪地，各以一手伸入伤员大腿之下相互握紧，另一手彼此交替支持伤员背部，或两施救者双手交叉成椅子 3. 伤员坐在人椅上前进
	拉车式：适用于非脊柱损伤的伤员 步骤： 1. 一名施救者站在伤员头部，双手从伤员腋下穿过，将其头部抱在自己的怀里 2. 另一名施救者跨在伤员两腿之间，两臂钩起其两腿膝部前进 3. 要求两名施救者步调一致，抬抱稳妥

续表

双人搬运法	平拖式：不适用于脊柱损伤者 步骤： 1. 两人并排将伤员平抱 2. 两人一前一后或一左一右将伤员平抬前进
三人搬运或多人搬运法	三人搬运或多人搬运：适用于体重较重或怀疑骨折的伤员 步骤： 1. 三人并排，将伤员抱起齐步一致前进 2. 四人或六人可面对面站立将伤员抱起
脊柱骨折搬运	脊柱骨折搬运（四人搬运法）：适用于脊柱骨折的患者 步骤： 1. 一人在伤员的头部，双手掌抱于头部两侧轴向牵引颈部，有条件时带上颈托再搬运 2. 另外三人在伤员的同一侧（一般为右侧），分别在伤员的肩背部、腰臀部、膝踝部，双手掌平伸至伤员的对侧 3. 四人单膝跪地 4. 四人同时用力，步调一致，保持脊柱中立位，将伤员平稳地抬起，置于脊柱板上 5. 用头部固定器或布带固定头部 6. 用固定带将伤员固定于脊柱板 7. 2～4人搬运

附：院外搬运技术操作流程图，见图5-4。

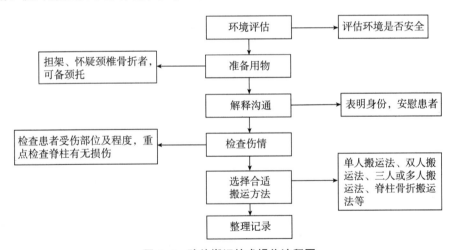

图 5-4 院外搬运技术操作流程图

【注意事项】

1. 搬运动作应轻巧、敏捷、步调一致，避免振动，避免增加伤员的痛苦，应根据患者伤情和现场具体情况选择恰当的搬运方法，避免造成二次损伤。

2. 非特殊情况，必须原地检伤、止血、包扎及固定等救治后搬运。对怀疑脊柱、脊髓损伤者，搬运前必须先固定，注意轴线转动，避免身体弯曲和扭转，以免加重伤情。

3. 搬运途中应严密观察生命体征，保持呼吸道通畅，防止窒息。

4. 寒冷季节应注意保暖。

【评分标准】

表 5-9 院外搬运技术（以怀疑颈椎骨折为例）

项目	操作技术标准	应得分	实得分	扣分	说明
素质要求	服装、鞋帽整洁	3			
	仪表端庄、语言得体、动作规范	2			
操作前准备	快步走到伤者身边，确定周围环境安全，表明身份	5			
	初步判断伤情	5			
	告知患者不能随意活动	5			
操作流程	急救员按分工准备物品及脊柱板，做好操作准备	5			
	调整颈部位置： 1.施救者位置正确	5			
	2.第一助手使用头锁固定，姿势正确	3			
	3.术者检查颈部	2			
	测量颈部长度，正确安置颈托	5			
	助手由头锁调整为改良肩锁	5			
	在助手协助下将伤员翻身，并按顺序检查椎体	5			
	平移伤员于脊柱板： 1.将脊柱板稍倾斜置于伤员背部适当位置	5			
	2.术者指挥，并与助手左右手交叉，将伤员轴位翻身仰卧于脊柱板上	5			
	3.由改良肩锁改为肩锁，并保持中线平移伤员	5			
	固定伤员： 1.安置头部固定器	5			
	2.按头部、胸部、大腿、小腿分别规范固定	10			
	搬运伤员： 1.术者指挥，四位施救者将伤员平稳地抬起，头在后，足在前	5			
	2.搬运过程中，观察患者病情	5			
总体评价	体现人文关怀，有爱伤意识，护患沟通有效	5			
	动作紧张有序，操作熟练规范	5			
合计		100			

第五节　心肺复苏技术

【导学】

心搏骤停是临床上最危重的急症，如不及时抢救，可迅速导致死亡。心跳停止后，循环及呼吸随即停止，全身组织细胞缺血缺氧，脑细胞对缺血、缺氧最敏感，一般在4～6分钟即可发生严重损害。对于心搏骤停患者的抢救能否成功，关键取决于第一目击者能否在黄金时间内实施高质量的心肺复苏，复苏越早，患者存活率越高。

【学习重点】

现场心肺复苏术的操作方法。

【概述】

1. 实训学时 4学时。

2. 实训类型 操作性实训。

3. 实训目的 使学生掌握现场心肺复苏术的操作流程。

【实训流程】

1. 核对、评估 查看医嘱，核对患者床号、姓名及腕带。评估周围环境是否安全。

2. 操作流程

（1）用物准备 纱布块、瞳孔笔、简易呼吸器、AED。如为院外心肺复苏术可就地取材。

（2）操作前准备 表明身份，安慰患者，准备物品。

（3）操作过程中 随时观察患者的意识及呼吸情况。

（4）操作结束后 置患者于仰卧位头偏向一侧或侧卧位，记录复苏成功时间，注意观察患者意识、生命体征等情况。

表 5-10 心肺复苏技术

评估现场环境	发现有人倒地，快步跑到患者身边。"十"字手法，环顾四周，包括上方后，确定周围环境安全
判断意识	用单手轻拍患者单肩并大声呼叫患者，判断有无反应；在10秒内完成
启动急救系统	抢救者向周围人群求救，指挥周围人参与救护或帮助拨打当地的急救电话，启动急诊医疗服务系统（EMSS）
判断大动脉搏动和呼吸状态	步骤： 成人检查颈动脉，施救者一手按住患者前额，另一只手示指、中指并拢，从患者的气管正中部位（男性可先触及喉结）向旁滑移2～3cm，在近侧胸锁乳突肌内侧触摸颈动脉。同时判断患者有无呼吸。要求判断时间不超过10秒
安置体位	步骤： 1. 患者仰卧于平地或硬板上 2. 松开患者紧扎的衣领和腰带，将头、颈、躯干置于一条直线上，双手位于身体的两侧，身体无扭曲
循环支持（C）	步骤： 1. 确定按压部位：胸骨中下1/3交界处，两乳头连线的中点 2. 按压方法：掌根压在按压区，两掌根重叠，十指相扣，手指尽量翘起，身体稍前倾，使肩、肘、腕位于同一轴线上，与患者胸部保持垂直；按压时，双臂应伸直，肘部不可弯曲，利用上半身重量垂直向下按压；按压深度为5～6cm，频率100～120次/分；按压30次后给予口对口人工呼吸
开放气道（A）	步骤： 1. 判断患者无颈部损伤时，将其头偏向一侧，清除口鼻腔的污物，取出活动性义齿 2. 开放气道：①仰头抬颏法：一手置于患者前额，使头部后仰，另一手的示指与中指放在下颏处，向上抬起下颏，使患者下颏与耳垂的连线与地面垂直。②托下颌法：对于怀疑有头、颈部损伤的患者，用此法更安全。患者平卧，施救者位于患者头部，肘部支撑在病人所躺的平面上，双手拇指分别位于患者两侧口角旁，其余四指托住患者下颌角，在保证头部和颈部固定的前提下，用力将患者下颌抬起，使下齿高于上齿

续表

人工呼吸（B）	步骤： 1. 口对口人工呼吸：正常吸气后，用口罩住患者口唇部，将气吹入患者口中，每次吹气时间应大于1秒，吹气时眼睛观察胸廓抬起，不允许漏气，每次吹气后要放开鼻孔，判断呼吸同时吸气后再吹第二次。成人每次吹气量在6～7mL/kg，以胸廓上抬为标准，人工呼吸的频率为10～12次/分 2. 简易呼吸器通气法：如患者在医院内发生心搏骤停，可用简易呼吸器进行人工加压呼吸
除颤	步骤： 1. 电极片位置：一个放在胸骨右缘锁骨下方，另一个放在左胸第五肋间锁骨中线上 2. 除颤波形和能量选择：一般主张成人单相波除颤，首次电击能量选择为360J，双向波除颤首次为200J
心肺复苏效果判断	5个循环后评估患者的脉搏、呼吸、面色、瞳孔等。如复苏有效，则可见颈动脉搏动恢复，散大的瞳孔开始回缩，面色、皮肤、甲床由紫绀转为红润，出现自主呼吸，有知觉反射等

附：心肺复苏技术操作流程图，见图5-5。

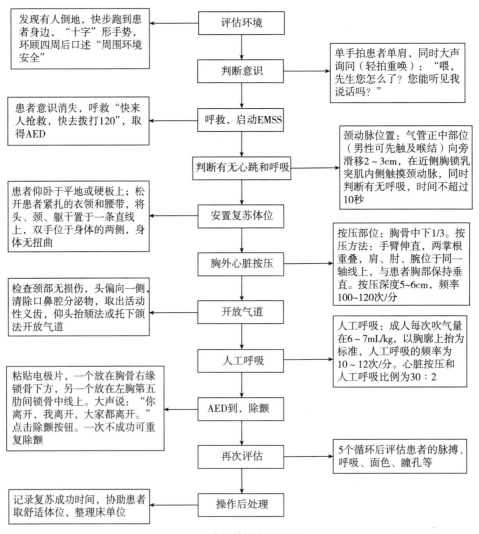

图5-5　心肺复苏技术操作流程图

【注意事项】

1. 患者仰卧，争分夺秒地抢救，避免因搬动而延误时机。尽可能在 15～30 秒内进行，因脑耐受循环停止的临界时限为 4～6 分钟，由于大脑缺氧而造成的损害是不可逆的，超过时限可造成终生残疾或复苏失败。

2. 清除口咽分泌物、异物，保证气道通畅。注意呼吸复苏失败最常见的原因是呼吸道阻塞和口对口接触不严密。由于呼吸道阻塞，舌起到了活瓣作用，只让空气压下进入胃内，不让空气再由胃排出，造成严重的胃扩张，可使膈肌显著升高，阻碍充分通气。更甚者会导致胃内容物反流，造成将呕吐物吸入的危险。

3. 按压部位要准确，用力合适。严禁按压胸骨角、剑突下及左右胸部。按压力度要适度，过轻达不到效果，过重易造成肋骨骨折、血气胸，甚至肝脾破裂等。姿势要正确，注意两臂伸直，两肘关节固定不动，双肩位于双手的正上方。为避免心脏按压时呕吐物逆流至气管，患者头部应适当放低。

4. 人工呼吸和胸外心脏按压同时进行，吹气应在放松按压的间歇进行，肺充气时，不可按压胸部，以免损伤肺部，降低通气效果。在未恢复有效的自主心律前，不宜中断按压。需要更换操作者时，动作应尽量迅速，按压停歇时间不要超过 5～7 秒。

【评分标准】

表 5-11　心肺复苏技术（以院外心肺复苏术为例）

项目	操作技术标准	应得分	实得分	扣分	说明
操作前准备	着装整洁，仪表端庄（要求穿平跟鞋、扎上头发）	3			
	用物准备齐全（纱布块 2 块，瞳孔笔）	2			
环境评估	发现有人倒地，快步跑到患者身边，"十字"形手势，环顾四周后口述"周围环境安全"	5			
判断意识	单手拍患者单肩，同时大声询问（轻拍重唤）："喂，先生您怎么了？您能听见我说话吗？"	5			
呼救	口述：患者意识消失，呼吸心跳停止，快来人抢救，快去拨打 120，取得 AED	5			
检查颈动脉，同时判断呼吸	颈动脉位置：气管正中部位向旁滑移 2～3cm，在近侧胸锁乳突肌内侧触摸颈动脉	3			
	同时判断有无呼吸，时间不超过 10 秒 口述：患者心跳、呼吸停止，立即心脏按压	2			
安置复苏体位	口述：患者仰卧于平地上，头、颈、躯干在同一直线上，双手放于身体两侧，身体无扭曲，解开衣扣，松开腰带	5			
确定按压部位	快速定位法：两乳头连线与胸骨中线交点，胸骨中下 1/3 交界处	5			
胸外心脏按压	按压频率 100～120 次 / 分	5			
	肘关节伸直，肩部位于患者胸部正上方，垂直按压，掌根部不离开胸部	5			
	按压深度 5～6cm	5			
	数数，按压时观察患者面部表情	5			

续表

项目	操作技术标准	应得分	实得分	扣分	说明
开放气道	口述：检查颈部无损伤，头偏向一侧，清除口、鼻腔分泌物，取出活动性义齿	5			
	仰头举颏法开放气道	5			
人工呼吸	每次吹气时间大于1秒	5			
	要求：吹气时眼睛观察有胸廓抬起，不漏气	10			
再次评估	5个循环后再次评估：①动脉搏动恢复。②自主呼吸恢复。③颜面、口唇、甲床及皮肤色泽转为红润。④昏迷变浅，出现反射或挣扎。⑤散大的瞳孔开始缩小	5			
整理	去掉纱布块，恢复气道	2			
	系腰带，穿衣服	2			
	记录复苏成功时间	1			
解释、安慰	先生您好，您刚才的情况非常危险，但经过我们的抢救您已经好多了，不要担心，120急救人员很快就会赶到，并将您送入医院进行进一步治疗，您家人的电话是多少？我会尽快和他们联系，请您放心	5			
质量评分	具有急救意识和爱伤观念；动作连贯、熟练；时间要求在4分钟30秒内完成；真实感强；口述流利；态度认真	5			
合计		100			

第六节　气道梗阻急救技术

【导学】

上气道梗阻 (upper airway obstruction，UAO) 是一种由多种原因所致的上气道气流严重受阻的临床急症，其临床表现不具特异性，易与支气管哮喘及阻塞性肺病等疾病相混淆。临床上，该症以儿童多见，在成人较为少见。引起上气道阻塞的原因较多，其中以外源性异物所致者最为常见。吸入异物所致者，可有呛咳史，常有明显的呼吸窘迫，表情异常痛苦，并不时抓搔喉部，此即海姆立克征象。常用的急救方法为海姆立克急救手法。

【学习重点】

急救手法、注意事项。

【概述】

1. 实训学时　1学时。

2. 实训类型　操作性实训。

3. 实训目的　使学生熟练掌握上呼吸道梗阻的急救手法。

【实训流程】

1. 核对、评估 核对患者信息。确定患者是否发生了气道阻塞，询问"患者是否被卡住了"，了解患者能否咳嗽和说话。观察患者是否有特殊表现（常常不由自主地以一手呈"V"字状紧贴颈前喉部，面部发红或紫绀）。

2. 操作流程

（1）用物准备 无。

（2）操作前准备 现场环境安全，适宜操作。

（3）操作过程中 随时观察患者的情况。

（4）操作结束后 整理衣物，观察记录。

表 5-12 气道梗阻急救技术

成人 Heimlich（海姆立克）急救手法	1. 施救者应站在患者的背后 2. 左手握拳，以拇指抵住患者上腹部（一般置于患者脐上） 3. 右手放在左手上，紧抱患者 4. 利用拳头的冲击力，向后、向上挤压患者的腹部 5. 待把食物挤压到口腔时，用一手拇指和食指抓住患者的舌和下颌并向下牵拉 6. 另一只手的食指沿口腔颊部轻轻伸向舌头根部 7. 食指弯曲如钩状，将误入的食物抠出，或鼓励患者咳嗽吐出 8. 注意千万不要用手指直接捅食物
婴幼儿气道梗阻急救-背部叩击法	1. 支撑其头颈并翻成面朝下头低脚高位 2. 在其后背部两肩胛骨之间拍击 5～6 次 3. 再托住颈部将小儿翻转成仰面头低脚高位 4. 用食、中指按压其胸骨下端 5～6 次 5. 反复拍背及压胸直至异物咯出，或用手指将异物从口内掏出

附：气道梗阻急救技术操作流程图，见图 5-6。

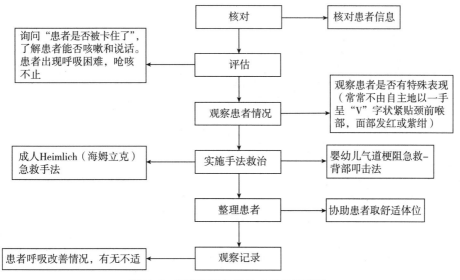

图 5-6 气道梗阻急救技术操作流程图

【注意事项】

1. 避免患者因呕吐再次发生误吸，及时清除口鼻分泌物。
2. 避免因呛咳无力发生摔倒。
3. 运用手法救治时，避免因用力过大或方法错误而发生骨折。
4. 肥胖患者、孕妇在胸骨下半段中央垂直向内做胸部按压，直到气道阻塞解除。

【评分标准】

表 5-13　气道梗阻急救技术评分标准

项目	操作技术标准	应得分	实得分	扣分	说明
素质要求	护士着装整齐，仪表端庄	5			
评估患者	核对患者信息，询问患者"是否被卡住了"，了解患者能否咳嗽和说话，是否出现呼吸困难，呛咳不止。观察患者是否有特殊表现（常常不由自主地以一手呈"V"字状紧贴颈前喉部，面部发红或紫绀）。确认患者发生气道异物阻塞	10			
环境准备	现场环境安全，适宜操作	5			
成人海姆立克急救手法	施救者应站在患者的背后	5			
	左手握拳以拇指抵住患者上腹部（一般置于患者脐上）	5			
	右手放在左手上，紧抱患者	5			
	利用拳头的冲击力，向后、向上挤压患者的腹部	5			
	待把食物挤压到口腔时，用一手拇指和食指抓住患者的舌和下颌并向下牵拉	5			
	另一只手的食指沿口腔颊部轻轻伸向舌头根部	5			
	食指弯曲如钩状，将误入的食物抠出，或鼓励患者咳嗽吐出	5			
	注意千万不要用手指直接捅食物	5			
婴幼儿背部叩击法	支撑其头颈并翻成面朝下头低脚高位	5			
	在其后背部两肩胛骨之间拍击 5～6 次	5			
	再托住颈部，将小儿翻转成仰面头低脚高位	5			
	用食、中指按压其胸骨下端 5～6 次	5			
	反复拍背及压胸直至异物咯出，或用手指将异物从口内掏出	5			
整理	协助患者取舒适体位，整理用物	5			
总体评价	正确指导患者	3			
	操作规范，熟练有序	3			
	与患者沟通合理有效，体现出对患者的人文关怀	4			
合计		100			

第七节 PICC 技术

【导学】

经外周中心静脉导管置入术（PICC），是一种将中心静脉导管经外周静脉插入、放置于上腔静脉的方法。常用的外周静脉有贵要静脉、正中静脉、头静脉等；导管的尖端位于上腔静脉的下 1/3 处。PICC 已经成为继中心静脉穿刺置管之后的又一种重要的输液途径和置管方式。PICC 简化了中心静脉的穿刺过程，降低了中心静脉的穿刺风险和感染率，延长了导管的留置时间，广泛用于外科、内科和 ICU 等科室。

【学习重点】

操作流程、注意事项。

【概述】

1. 实训学时 2 学时。

2. 实训类型 操作性实训。

3. 实训目的 使学生正确、熟练地实施 PICC 技术。

【实训流程】

1. 核对、评估 核对医嘱，核对知情同意书的签署，有效地核对患者信息，向患者做好解释告知工作，以便取得患者配合。评估患者意识、病情、穿刺部位的皮肤情况、穿刺部位的血管情况、手术史、过敏史。

2. 操作流程

（1）用物准备 无菌治疗巾、无菌手术衣、止血带、一次性垫巾、PICC 导管包、PICC 穿刺包、皮肤消毒剂、透明敷料（纱布）、输液接头、无菌胶带、10mL（20mL）注射器 2 ～ 3 个、无菌手套 2 副、500mL 生理盐水、手消毒液、弹力绷带、皮尺、锐器桶、油性笔、治疗车。

（2）操作前准备 核对医嘱，备齐用物，携用物至床旁，解释操作目的、意义及注意事项，取得患者合作，协助术前如厕，取平卧位，暴露术侧上肢。

（3）操作过程中 随时观察患者的情况。

（4）操作结束后 置患者于舒适体位，向患者及家属交代注意事项，整理用物，洗手，做好术后记录。

表 5-14 PICC 技术

PICC 技术	1. 选择静脉
	2. 摆放体位
	3. 测量导管长度
	4. 测量臂围
	5. 洗手，打开穿刺包
	6. 戴无菌手套，铺治疗巾
	7. 消毒
	8. 穿刺，置入导管
	9. 固定
	10. X 线摄片
	11. 记录

附：PICC 技术操作流程图，见图 5-7。

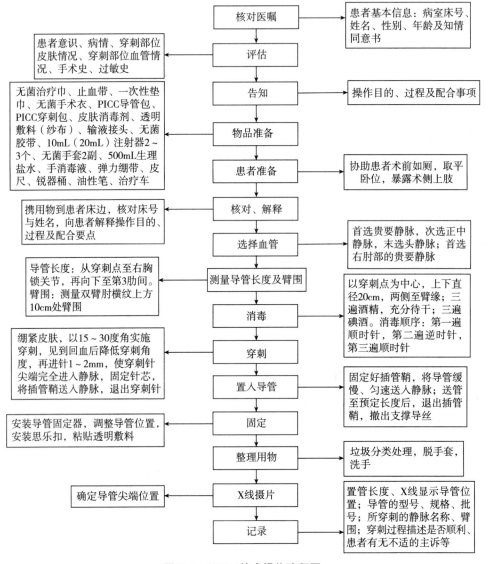

图 5-7 PICC 技术操作流程图

【注意事项】

1. 做好解释工作，帮助患者放松（紧张和激动会使血管收缩）。

2. 凝血功能障碍者、免疫力低下者慎用。

3. 了解穿刺部位血管情况、皮肤情况、肢体功能等。

4. 退出针芯之前，务必先松开止血带，套管尖端加压后再撤出针芯。

5. 穿刺部位会有少许渗血，需用纱布加压止血，有出血倾向的患者，加压止血的时间要延长。

6. 不要在置管侧手臂扎止血带，避免在该侧手臂测血压。

7. 严禁高压注射，CT、核磁共振检查时所需要的加强给药易造成导管破裂。

8. 禁止使用小于 10mL 的注射器封管、给药。

9. 置管 24 小时后换药一次。

【评分标准】

表 5-15　PICC 技术评分标准

项目	操作技术标准	应得分	实得分	扣分	说明
素质要求	护士着装整齐，仪表端庄	5			
核对医嘱	核对医嘱、知情同意书	5			
评估患者	评估患者意识、病情、穿刺部位的皮肤情况、血管情况、手术史、过敏史	5			
用物准备	无菌治疗巾、止血带、一次性垫巾、无菌手术衣、PICC 导管包、PICC 穿刺包、皮肤消毒剂、透明敷料（纱布）、输液接头、无菌胶带、10mL（20mL）注射器 2 ~ 3 个、无菌手套 2 副、500mL 生理盐水、手消毒液、弹力绷带、皮尺、锐器桶、油性笔、治疗车	8			
洗手、戴口罩	洗手、戴口罩	2			
患者准备	解释操作目的、过程及配合事项，协助患者术前如厕，取平卧位，暴露术侧上肢	3			
环境准备	环境整洁，光线充足，温湿度适宜	2			
PICC 操作	安置体位：取舒适卧位，上肢与躯干成 90°角	3			
	测量臂围：肘横纹上方 10cm 处	3			
	选择穿刺静脉，首选贵要静脉，次选正中静脉，末选头静脉；首选右肘部贵要静脉（上臂 1/3 处扎止血带，选好血管后松开止血带）	3			
	测量导管长度（从预穿刺点沿静脉走向至右胸锁关节再向下延至第三肋间隙）	3			
	打开无菌包，戴无菌手套，建立消毒区，合理摆放无菌物品。将第一块无菌治疗巾垫在患者手臂下，助手将止血带放好	3			

续表

项目	操作技术标准	应得分	实得分	扣分	说明
PICC 操作	皮肤消毒：以穿刺点为中心，上下直径 20cm，两侧至臂缘；酒精消毒三遍，待干；碘酒消毒三遍。消毒顺序：第一遍顺时针，第二遍逆时针，第三遍顺时针。弃去手套	3			
	洗手，穿无菌手术衣，戴无菌手套，铺无菌大单及洞巾	3			
	静脉穿刺：助手位于对侧扎止血带，嘱患者握拳。绷紧皮肤，以 15°~30° 角实施穿刺，见到回血后降低穿刺角度，再进针 1~2mm，使穿刺针尖端完全进入静脉，固定针芯，将插管鞘送入静脉。助手协助松开止血带，嘱患者松拳。左手食指按压插管鞘前段静脉，拇指固定插管鞘，右手撤出针芯，妥善放置	3			
	置入导管：将导管插入插管鞘，缓慢送入导管。当导管尖端达到患者肩部时，嘱患者向穿刺侧转头，并将下颌贴肩，以防止导管误入颈内静脉，导管达到预定长度后嘱患者头恢复原位	3			
	退出插管鞘：送管至预定长度后，可退出插管鞘；按压插管鞘上端的静脉，盖无菌纱布，退出插管鞘使其远离穿刺部位，	3			
	撤出支撑导丝：将导管与导丝的金属柄分离，左手轻压穿刺点固定导管，右手撤出导丝，移去导丝时要缓慢匀速	3			
	修剪导管长度：将导管保留体外 5cm 左右，以便安装连接器，以无菌剪刀剪断导管，注意不要剪出斜面和毛碴。安装连接器	3			
	抽取回血，再次确认穿刺成功，用 10mL 生理盐水脉冲式冲管，导管末端链接输液接头，正压封管	3			
	安装导管固定器：清洁穿刺点周围皮肤，调整导管位置，安装思乐扣	3			
	粘贴透明敷料：在穿刺点放置 2cm×2cm 小纱布；无张力放置无菌透明敷料，透明敷料下缘对齐思乐扣下缘；取第一条无菌胶带蝶形交叉固定思乐扣下缘导管，取第二条无菌胶带固定贴膜边缘；在胶带上注明穿刺日期、时间	3			
整理	垃圾分类处理，钢针及导丝放入利器盒，脱手套及隔离衣，洗手	5			
确定导管位置	拍 X 线片确定导管尖端的位置	5			
记录	术后记录：置管长度、X 线显示导管位置；导管的型号、规格、批号；所穿刺的静脉名称，臂围；穿刺过程是否顺利、患者有无不适的主诉等	5			
总体评价	正确指导患者	2			
	严格遵守无菌原则和查对制度	2			
	操作规范，熟练有序	3			
	与患者沟通合理有效，体现出对患者的人文关怀	3			
合计		100			

第八节 多功能监护仪的使用

【导学】

多功能监护仪是指可对患者的生理参数进行实时、连续监测的医疗设备。它不但可以进行心电监测、经皮血氧饱和度监测、无创和有创动脉血压监测、呼吸力学监测，还能对血流动力学功能监测，如对中心静脉压等指标进行监测，所以多功能监护已经成为监测和管理危重患者的重要手段。

【学习重点】

正确使用多功能监护仪。

【概述】

1. 实训学时 1 学时。
2. 实训类型 操作性实训。
3. 实训目的 熟练掌握多功能监护仪的使用方法。

【实训流程】

1. 核对、评估 核对医嘱，核对患者信息，解释操作目的以便取得配合。评估患者一般情况、皮肤、合作程度、肢体功能、意识状态、有无导管、静脉通路。

2. 操作流程

（1）用物准备 多功能监护仪 1 台、心电导联线、血压袖带、血氧饱和度探头、电源线、电极片 5～10 个、酒精、棉签、记录本。

（2）操作前准备 核对医嘱，备齐用物，携用物至床旁，做好核对解释工作，以取得配合。

（3）操作过程中 随时观察患者的反应及呼吸情况。

（4）操作结束后 置患者于舒适体位，给予患者健康教育，洗手，记录监护时间及患者的一般状态。

表 5-16 多功能监护仪的使用

多功能监护仪的使用	核对患者信息，取仰卧位，接通电源，打开监护仪开关，清洁皮肤，连接导联线，缠血压袖带，放置血氧饱和度探头，设定参数，告知患者注意事项

附：多功能监护仪的使用操作流程图，见图 5-8。

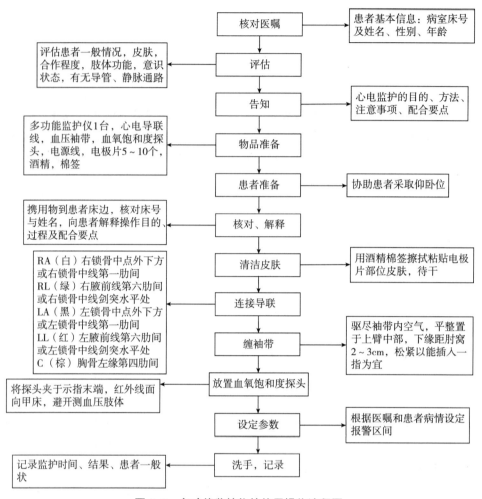

图 5-8 多功能监护仪的使用操作流程图

【注意事项】

1. 正确安放电极片。

2. 告知患者及家属在监护期间不要使用手机，防止干扰。

3. 患者应避免剧烈运动，更换体位时妥善放置导线。

4. 长期监护应定期更换电极片的安放位置，防止皮肤过敏和破溃。同时也要防止导线对皮肤造成的损伤。

5. 报警系统应始终打开，出现报警应及时处理。

6. 血氧探头应与测血压的手臂分开，以免在测血压时阻断血流，而出现不准确的血氧饱和度；长时间监测须注意更换监测手指，防止血氧指夹对手指产生压迫感。

【评分标准】

表 5–17　多功能监护仪的使用评分标准

项目	操作技术标准	应得分	实得分	扣分	说明
素质要求	护士着装整齐，仪表端庄	5			
核对医嘱	核对患者信息	5			
评估患者	评估患者一般情况、皮肤、合作程度、肢体功能、意识状态、有无导管、静脉通路	5			
用物准备	多功能监护仪 1 台、心电导联线、血压袖带、血氧饱和度探头、电源线、电极片 5 ~ 10 个、酒精、棉签、记录本	10			
洗手、戴口罩	洗手、戴口罩	5			
核对患者	携用物到患者床旁，进行有效核对	5			
安置体位	协助患者采取仰卧位	5			
监护仪操作	妥善安置监护仪，连接电源，打开开关	5			
	将电极片与导联线连接	5			
	暴露患者胸前皮肤，选择好粘贴电极片的位置，用酒精棉签擦拭待干	5			
	将电极片贴于相应部位： 1.RA（白）右锁骨中点外下方或右锁骨中线第一肋间 2.RL（绿）右腋前线第六肋间或右锁骨中线剑突水平处 3.LA（黑）左锁骨中点外下方或左锁骨中线第一肋间 4.LL（红）左腋前线第六肋间或左锁骨中线剑突水平处 5.C（棕）胸骨左缘第四肋间	10			
	驱尽袖带内的空气，平整置于上臂中部，下缘距肘窝 2 ~ 3cm，松紧以能插入一指为宜	5			
	将血氧饱和度探头夹于示指末端，红外线面向甲床，避开测血压的肢体	5			
	调节设定各参数	5			
整理	清理用物，协助患者安排合理舒适的体位	5			
洗手记录	洗手并做记录	5			
总体评价	正确指导患者	2			
	严格遵守查对制度	2			
	操作规范、熟练	3			
	与患者沟通合理有效，体现出对患者的人文关怀	3			
合计		100			

第九节　人工气道建立

一、通气管应用技术

【导学】

口咽通气管又称简易人工气道，是将后坠的舌根与咽后壁分开，保持呼吸道通畅的一种最简单、有效且经济的气道辅助物。口咽通气管的结构主要包括翼缘、牙垫、咽弯曲三部分。

鼻咽通气管是一次性医疗器材，是由硅胶或塑料制成的软管道，能在数秒内从患者鼻腔插入咽腔，迅速解除因舌后坠所致的呼吸道梗阻。具有操作简单，刺激性较小，同时因其留置过程中不刺激咽喉三角，无恶心反射，具有患者耐受好的优点。

【学习重点】

操作流程、注意事项。

【概述】

1. 实训学时　2 学时。
2. 实训类型　操作性实训。
3. 实训目的　使学生掌握口咽通气管和鼻咽通气管的操作方法。

【实训流程】

1. 核对、评估　查看医嘱，核对患者床号、姓名及腕带，院外或急诊患者视病情而定。评估患者病情、呼吸情况或鼻腔情况。

2. 操作流程

（1）用物准备　口咽通气管或鼻咽通气管、液状石蜡、胶布或固定带。

（2）操作前准备　核对医嘱，备齐用物，携用物至床旁，向家属做好核对解释工作，取得合作。

（3）操作过程中　随时观察患者的反应及呼吸情况。

（4）操作结束后　整理床单位，患者取舒适体位，记录时间，护士签名。

表 5-18　人工气道建立 - 通气管应用技术

口咽通气管	体位：协助患者取平卧位，头后仰
	选管润滑：选择合适型号的口咽通气管，测量导管长度，用液状石蜡充分润滑
	插管： 1. 反向置入法：迫使患者张口，将口咽通气管凸面顺患者舌面插入口腔，当插入导管全长的1/2时，将导管旋转180°，借患者吸气时顺势向下推送至合理的位置 2. 直接置入法：用压舌板下压舌体，将导管沿其上方顺势滑行入咽腔固定
	固定：确认口咽通气管的位置适宜、气流通畅后固定

续表

鼻咽通气管	体位：协助患者取仰卧位或侧卧位
	1. 评估：使用前检查患者鼻腔的大小、通畅性、是否有鼻腔疾患 2. 选管：选择合适型号的鼻咽通气管，用液状石蜡充分润滑，插入长度是鼻尖到耳垂的距离，一般为 13 ～ 15cm 3. 插管：清洁并润滑一侧鼻腔，取与腭板平行的方向插入，直至感到越过鼻咽腔的转角处，再向前推进至气流最通畅处 4. 调整位置：将鼻咽通气管插入足够深度后，如果患者呛咳或抗拒，应将其后退 1 ～ 2cm 5. 固定

附：通气管应用技术 – 口咽通气管操作流程图见图 5-9，通气管应用技术 – 鼻咽通气管操作流程图，见图 5-10。

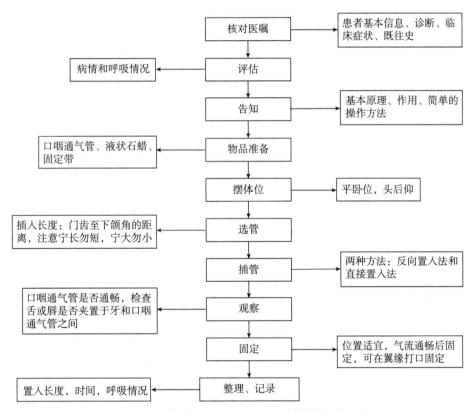

图 5-9 通气管应用技术 – 口咽通气管操作流程图

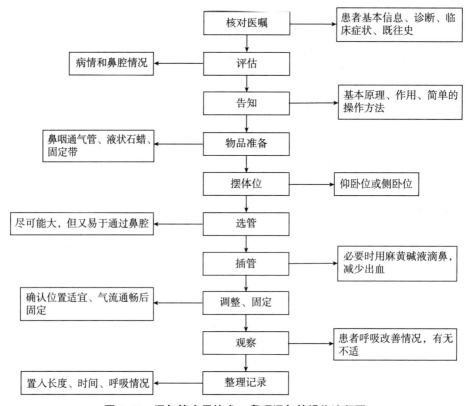

图 5-10 通气管应用技术 – 鼻咽通气管操作流程图

【注意事项】

1. 及时吸痰，清理呼吸道，防止误吸甚至窒息。

2. 严密观察病情变化，并记录病情进展，在口咽通气管治疗过程中，若患者呼吸频率、血氧饱和度进行性下降甚至呼吸骤停，应配合医生拔除口咽通气管，迅速改行气管插管。

3. 加强呼吸道的温化、湿化，预防鼻黏膜干燥出血。口咽管外口盖一层生理盐水湿纱布，既湿化气道又防止吸入异物与灰尘。

4. 昏迷者口咽管可持续放置于口腔内，但每隔 4 ~ 6 小时要清洁口腔 1 次，每天更换口咽管，防止痰痂堵塞。换下的口咽管浸泡在消毒液内，清水冲洗后晾干备用。

5. 鼻气道阻塞、鼻骨骨折、明显鼻中隔偏移、凝血机制异常、颅底骨折、脑脊液耳鼻漏的患者禁用。

6. 做好鼻腔护理，保持鼻咽通气管通畅，及时清除鼻腔分泌物，及时评价通气效果。每 1 ~ 2 天更换鼻咽通气管 1 次，并于另一侧鼻孔插入，防止鼻腔黏膜受压。

【评分标准】

表 5-19　人工气道建立（通气管应用技术 – 口咽通气管）评分标准

项目	操作技术标准	应得分	实得分	扣分	说明
素质要求	护士着装整齐，仪表端庄	5			
核对医嘱	核对医嘱	5			
评估患者	核对患者床号、姓名及腕带	2			
	询问、了解患者病情和呼吸情况	5			
	向患者解释操作的意义	3			
用物准备	口咽通气管、液状石蜡、固定带	7			
洗手、戴口罩	洗手、戴口罩	5			
检查用物	检查用物的有效期	3			
核对患者	携用物到患者床旁，再次进行有效核对	5			
安置体位	根据病情选择平卧位，头后仰	5			
插管步骤	选择合适型号的口咽通气管，测量导管的长度，用液状石蜡润滑	5			
	插管： 1. 反向置入法：迫使患者张口，将口咽通气管凸面顺患者舌面插入口腔，当插入导管全长的 1/2 时，将导管旋转 180°，借患者吸气时顺势向下推送至合理位置 2. 直接置入法：用压舌板下压舌体，将导管沿其上方顺势滑行入咽腔固定	15			
	确认口咽通气管的位置适宜、气流通畅	5			
	固定	5			
整理	观察患者呼吸情况	2			
	协助患者安排合理舒适的体位	2			
	整理用物和床单位	2			
	口述： 1. 导管长度为门齿到下颌角的距离 2. 仅适用于尚存在自主呼吸且无咳嗽反射的意识障碍患者 3. 插管时避免损伤牙齿	4			
洗手记录	洗手，做记录	5			
总体评价	正确指导患者	2			
	操作动作轻柔，避免造成损伤	2			
	操作熟练，沉着冷静，手法正确	3			
	与患者沟通合理有效，体现出对患者的人文关怀	3			
合计		100			

表 5-20　人工气道建立（通气管应用技术 – 鼻咽通气管）评分标准

项目	操作技术标准	应得分	实得分	扣分	说明
素质要求	服装、鞋帽整洁，仪表端庄，语言得体，动作规范	5			
核对医嘱	核对医嘱	5			
评估患者	核对患者床号、姓名及腕带	2			
	询问、了解患者的呼吸情况和鼻腔情况	5			
	解释操作的意义	3			
用物准备	鼻咽通气管、液状石蜡、固定带	7			
洗手、戴口罩	洗手、戴口罩	5			
检查用物	检查用物的有效期	3			
核对患者	携用物到患者床旁，再次进行有效核对	5			
安置体位	取仰卧位或侧卧位	5			
插管步骤	评估：检查患者鼻腔的大小、通畅性、是否有鼻腔疾患	5			
	选管：选择合适型号的鼻咽通气管，用液状石蜡充分润滑，插入长度是鼻尖到耳垂的距离，一般为 13 ～ 15cm	5			
	插管：清洁并润滑一侧鼻腔，取与腭板平行的方向插入，直至感到越过鼻咽腔的转角处，再向前推进至气流最通畅处	10			
	调整位置：将鼻咽通气管插入足够深度后，如果患者呛咳或抗拒，应将其后退 1 ～ 2cm	5			
	固定	5			
整理	观察患者呼吸情况，询问患者有无不适	2			
	协助患者安排合理舒适的体位	2			
	整理用物和床单位	2			
	口述：①每日做好口腔护理，及时清除鼻腔分泌物。②做好湿化，预防鼻腔黏膜干燥出血。③保持气道通畅，无痰痂堵塞	4			
洗手记录	洗手并做记录	5			
总体评价	正确指导患者	2			
	动作轻柔，避免造成损伤	2			
	操作熟练，沉着冷静，手法正确	3			
	与患者沟通合理有效，体现出对患者的人文关怀	3			
合计		100			

二、环甲膜穿刺技术

【导学】

环甲膜穿刺是对呼吸道梗阻、严重呼吸困难的患者采用的急救方法之一。它可为气管插管、气管切开术赢得时间,是现场急救的重要组成部分。此外,环甲膜穿刺术还具有简便、快捷、有效的优点。

【学习重点】

操作流程、注意事项。

【概述】

1. 实训学时 2 学时。

2. 实训类型 操作性实训。

3. 实训目的 使学生掌握环甲膜穿刺方法及注意事项。

【实训流程】

1. 核对、评估 查看医嘱,核对患者床号、姓名及腕带,紧急情况视病情而定。评估患者病情及呼吸道阻塞情况。

2. 操作流程

(1)用物准备 环甲膜穿刺针、无菌注射器、给氧装置。

(2)操作前准备 核对医嘱,备齐用物,携用物至床旁,向家属做好解释工作,取得合作,协助患者取仰卧位,头尽量后仰。

(3)操作过程中 随时观察患者的情况。

(4)操作结束后 置患者于舒适体位,记录时间,护士签名。

表 5-21 环甲膜穿刺技术

环甲膜穿刺技术	1. 定位:在甲状软骨与环状软骨之间确定环甲膜的位置 2. 消毒:穿刺部位及术者左手的食指及中指 3. 穿刺:左手在两软骨之间定位,右手持针垂直刺入环甲膜,有落空感并有气体溢出,上呼吸道梗阻缓解,证明穿刺成功 4. 连接氧气:经环甲膜套管针穿刺后,拔出针芯,外套管留置于气管内,外套管的外端与供氧装置连接,呼出气体经喉自然气道排出。当上呼吸道完全阻塞难以排气时,再插入一根粗针头进入气管排气

附:环甲膜穿刺技术操作流程图,见图 5-11。

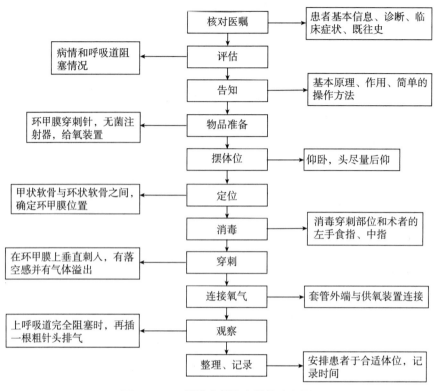

图 5-11　环甲膜穿刺技术操作流程图

【注意事项】

1.出血较多者,注意止血,避免血液返流至气管引起窒息。

2.穿刺时用力不可过大,以免进针过深,穿破食管,形成食管 - 气管瘘。

3.环甲膜穿刺针留置时间不宜超过 24 小时,有条件时应尽早行气管切开术。

【评分标准】

表 5-22　环甲膜穿刺技术评分标准

项目	操作技术标准	应得分	实得分	扣分	说明
素质要求	护士着装整齐,仪表端庄	5			
核对医嘱	核对医嘱	5			
评估患者	核对患者床号、姓名及腕带	2			
	询问、了解患者病情和呼吸道阻塞情况	5			
	解释操作的意义	3			
用物准备	环甲膜穿刺针、无菌注射器、给氧装置	7			
洗手、戴口罩	洗手、戴口罩	5			

续表

项目	操作技术标准	应得分	实得分	扣分	说明
检查用物	检查用物的有效期及性能	3			
核对患者	携用物到患者床旁,再次进行有效核对	5			
安置体位	患者仰卧,头尽量后仰	5			
穿刺步骤	定位:在甲状软骨与环状软骨之间确定环甲膜的位置	10			
	消毒:穿刺部位及术者左手的食指、中指	5			
	穿刺:左手在两软骨之间定位,右手持针垂直刺入环甲膜,有落空感并有气体溢出,上呼吸道梗阻缓解,证明穿刺成功	10			
	连接氧气:经环甲膜套管针穿刺后,拔出针芯,外套管留置于气管内,外套管的外端与供氧装置连接	5			
整理	观察患者呼吸情况	2			
	协助患者安排合理、舒适的体位	2			
	整理用物和床单位	2			
	口述: 1.出血较多者,注意止血,避免血液返流至气管引起窒息 2.穿刺时用力不可过大,以免进针过深,穿破食管,形成食管–气管瘘 3.环甲膜穿刺针留置时间不宜超过24小时,有条件时应尽早行气管切开术	4			
洗手记录	洗手并做记录	5			
总体评价	正确指导患者	2			
	动作轻柔,避免造成损伤	2			
	操作熟练,沉着冷静,手法正确	3			
	与患者沟通合理有效,体现出对患者的人文关怀	3			
合计		100			

三、气管插管技术

【导学】

气管插管术是指将特制的气管导管,通过口腔或鼻腔插入患者气管内,是从事急诊、急救工作的医护人员必须掌握的一项技术。其目的是保持上呼吸道通畅,保障气体交换;有利于直接进行气管内吸引,保护气管,减少误吸;提供气管内给药的途径。

【学习重点】

操作流程、注意事项。

【概述】

1. 实训学时 2 学时。

2. 实训类型 操作性实训。

3. 实训目的 使学生掌握气管插管技术及注意事项。

【实训流程】

1. 核对、评估 查看医嘱，核对患者床号、姓名及腕带。评估患者病情、头颈活动度、张口度、牙齿及鼻腔通畅情况，了解有无气管狭窄、移位等。

2. 操作流程

（1）用物准备 喉镜、气管导管、导管芯、牙垫、注射器、胶布、石蜡油、纱布、插管钳、吸引器、表面麻醉喷雾器、面罩、简易呼吸器、听诊器、氧饱和度检测仪。

（2）操作前准备 核对医嘱，备齐用物，携用物至床旁，向家属做好核对解释工作，取得合作，协助患者平卧，用软枕将患者头位垫高约 10cm，使口、咽、喉三轴线接近重叠。

（3）操作过程中 随时观察患者的情况。

（4）操作结束后 置患者于舒适体位，记录时间，护士签名。

表 5-23　人工气道建立 - 气管插管技术

气管插管技术	1. 加压给氧：使用简易呼吸器面罩加压给氧，给患者吸 100% 纯氧 1～2 分钟，使血氧饱和度保持在 95% 以上，插管时暂停通气
	2. 准备导管：在导管内放入导丝并塑型，在气管导管前端和套囊涂好润滑剂
	3. 准备喉镜：气管导管准备好后，选择合适形状和大小的喉镜镜片，放置备用
	4. 准备牙垫、固定胶布和听诊器
	5. 暴露声门：打开喉镜，操作者用右手拇、食指拨开患者口唇及上下齿，左手紧握喉镜柄，把镜片送入患者口腔的右侧，向左推开舌体，以避免舌体阻挡视线，切勿把口唇压在镜片与牙齿之间，以免造成损伤。然后，缓慢地把镜片沿中线向前推进，暴露患者的口、悬雍垂、咽和会厌，镜片可在会厌和舌根之间，挑起会厌，暴露声门
	6. 插入气管导管：操作者用右手从患者右口角将气管导管沿着镜片插入口腔，并对准声门送入气管内，请助手协助将导丝拔除，继续将导管向前送入一定深度，插管时导管尖端距门齿距离通常在 21～23cm。注意气管导管不可送入过深，以防止进入单侧主支气管造成单侧通气。操作过程中如声门暴露不满意，可请助手从颈部向后轻压喉结，或向某一侧轻推，以取得最佳视野
	7. 确认导管位置：给导管气囊充气后，立即请助手用简易呼吸器通气，在通气时观察双侧胸廓有无对称起伏，并用听诊器听诊双侧肺尖，以双肺呼吸音对称与否判断气管导管的位置正确无误
	8. 固定导管：放置牙垫后将喉镜取出，用胶布以"八字法"将牙垫和气管导管固定于面颊

附：气管插管技术操作流程图，见图 5-12。

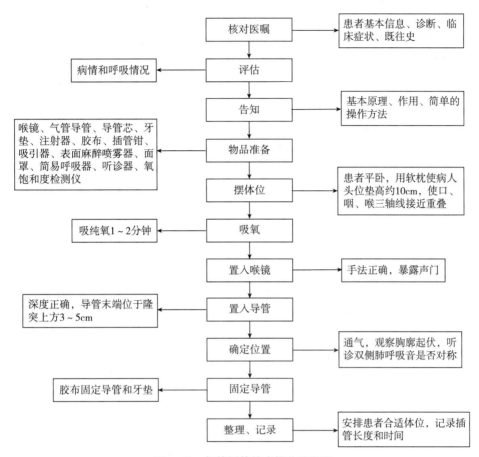

图 5-12 气管插管技术操作流程图

【注意事项】

1. 应按置管的目的和患者的不同选择插管方法，若需较长时间置管可选经鼻插管，而手术麻醉一般选口插管。

2. 对鼻插管者，应先检查鼻腔是否中隔歪曲异常等，选择通气良好侧鼻孔。

3. 操作喉镜时，不应以门牙为支持点，以防门牙脱落。

4. 对颈短、喉结过高、体胖而难以暴露声门者，可借助手按压喉结、肩垫高以便清楚暴露声门。

5. 插管时，喉头、声门应充分暴露，动作要轻柔、准确而迅速，以防损伤组织，尽量减少患者的缺氧时间以免发生心肺骤停，或迷走反射亢进等并发症而产生不良后果。如 30 秒内插管未成功，应立即用简易呼吸器给予 100% 纯氧，稍后再插管。

6. 插管后应检查两肺呼吸音是否对称，以确保导管位置正确，防止过深或过浅。导管插入深度一般为鼻尖至耳垂外加 4 ～ 5cm（小儿 2 ～ 3cm)，通常女性 20 ～ 22cm，男性 22 ～ 24cm，然后适当固定，以防引起单侧通气或滑脱。

7. 导管留置时间一般不超过 2 ～ 3 周。

8. 拔除气管导管时，应注意发生喉头水肿的可能，须采取必要的防范措施。

9. 拔管后应观察患者发音情况，必要时给予适当的对症处理。若发现由于杓状关节脱位而导致的发音困难，应及时给予复位。

【评分标准】

表 5-24　人工气道建立（气管插管技术）评分标准

项目	操作技术标准	应得分	实得分	扣分	说明
素质要求	护士着装整齐，仪表端庄	5			
核对医嘱	核对医嘱	5			
评估患者	核对患者床号、姓名及腕带	2			
	询问、了解患者病情，检查患者头颈活动度、张口度、牙齿及鼻腔通畅情况，了解有无气管狭窄、移位等，决定能否插管及插管的途径、方法	5			
	解释操作的意义，向家属交代可能发生的意外并签气管插管知情同意书	3			
用物准备	准备喉镜、气管导管、导管芯、牙垫、注射器、胶布、石蜡油、纱布、插管钳、吸引器、表面麻醉喷雾器、面罩、简易呼吸器、听诊器、氧饱和度检测仪	7			
洗手、戴口罩	洗手、戴口罩	5			
检查用物	检查用物的有效期及性能	3			
核对患者	携用物到患者床旁，再次进行有效核对	5			
安置体位	患者平卧，用软枕使患者头位垫高约 10cm，使口、咽、喉三轴线接近重叠	5			
插管步骤	加压给氧：使用简易呼吸器面罩加压给氧，给患者吸 100% 纯氧 1～2 分钟，使血氧饱和度保持在 95% 以上，插管时暂停通气	3			
	准备导管：在导管内放入导丝并塑型，在气管导管前端和套囊涂好润滑剂	3			
	准备喉镜：选择合适形状和大小的喉镜镜片，放置备用	2			
	准备牙垫、固定胶布和听诊器	2			
	暴露声门：打开喉镜，用右手拇、食指拨开患者口唇及上下齿，左手紧握喉镜柄，把镜片送入患者口腔的右侧，向左推开舌体，以避免舌体阻挡视线，切勿把口唇压在镜片与牙齿之间，以免造成损伤。缓慢地把镜片沿中线向前推进，暴露患者的口、悬雍垂、咽和会厌，镜片可在会厌和舌根之间，挑起会厌，暴露声门	5			
	插入气管导管：用右手从患者右口角将气管导管沿着镜片插入口腔，并对准声门送入气管内，助手协助将导丝拔除，继续将导管向前送入一定深度，插管时导管尖端距门齿的距离在 21～23cm。注意气管导管不可送入过深，以防止进入单侧主支气管造成单侧通气。操作过程中如声门暴露不满意，请助手从颈部向后轻压喉结，或向某一侧轻推，以取得最佳视野	5			

续表

项目	操作技术标准	应得分	实得分	扣分	说明
插管步骤	确认导管位置：给导管气囊充气后，立即请助手用简易呼吸器通气，在通气时观察双侧胸廓有无对称起伏，并用听诊器听诊双侧肺尖，以双肺呼吸音对称与否判断气管导管的位置正确无误	5			
	固定导管：放置牙垫后将喉镜取出，用胶布以"八字法"将牙垫和气管导管固定于面颊	5			
整理	观察患者呼吸情况	2			
	协助患者安排合理、舒适的体位	2			
	整理用物和床单位	2			
	口述注意事项： 1.气管导管的选择应按年龄、性别、身材大小等决定 2.插管时喉头应暴露良好，视野清楚，操作轻柔，防止损伤 3.导管插入气管后，应检查两肺呼吸音是否正常，防止误入支气管，然后固定导管，防止滑脱，并同时吸引气管内分泌物，检查导管是否通畅，有无扭曲 4.气管导管套囊内充气要适度，其内压一般不高于30mmHg，长时间留置时，需4～6小时做一次短时间放气	4			
洗手记录	洗手并做记录	5			
总体评价	操作动作轻柔，避免造成损伤	2			
	关心患者，体贴患者	2			
	反复插管时，避免时间过长，中间要注意给患者吸氧	2			
	操作熟练，沉着冷静，手法正确	2			
	与患者沟通合理有效，体现出对患者的人文关怀	2			
合计		100			

四、气管切开技术

【导学】

气管切开术是切开颈段气管，放入气管套管，以解除喉源性呼吸困难、呼吸机能失常或下呼吸道分泌物潴留所致呼吸困难的一种常见急救技术。

【学习重点】

操作流程、注意事项。

【概述】

1. 实训学时　2 学时。

2. 实训类型　操作性实训。

3. 实训目的　使学生掌握气管切开技术及注意事项。

【实训流程】

1. 核对、评估 查看医嘱，核对患者床号、姓名及腕带。评估患者病情及呼吸道梗阻情况。

2. 操作流程

（1）用物准备 气管切开包、吸引器、吸痰管、气管套管、呼吸机、吸氧装置、照明设备、麻醉药及抢救药。

（2）操作前准备 核对医嘱，备齐用物，携用物至床旁，向患者及家属做好核对解释工作，交代手术的基本过程，告知可能存在的风险，并签署知情同意书。取得合作，协助患者取仰卧位，垫肩，头后仰，下颌对准颈静脉切迹，保持头部正中位。病情不允许时可采用半卧位。

（3）操作过程中 随时观察患者的情况。

（4）操作结束后 置患者于舒适体位，记录时间，护士签名。

表 5-25 人工气道建立 – 气管切开技术

气管切开技术	1. 消毒：颈部皮肤常规消毒，术者戴无菌手套，铺孔巾
	2. 麻醉：2% 利多卡因于颈前中线做局部浸润麻醉。如情况紧急或深昏迷患者也可不予麻醉
	3. 手术切口：左手拇指及中指固定环状软骨，示指至于环状软骨上方，右手持刀自环状软骨下缘至接近胸骨上窝上一横指处做纵切口
	4. 分离组织并确认气管：分离组织后，用示指触摸有一定弹性及凹凸感，不能确认时，可用注射器穿刺，抽出气体即为气管
	5. 切开气管：在第 3、4 或 4、5 软骨环之间，用尖刀头自下向上切开气管，注意刀尖不宜插入过深，以免穿刺气管后壁，并发气管 – 食管瘘
	6. 插入套管并固定：撑开气管切口，插入气管套管。系带缚于颈后正中打结固定，如皮肤切口较长，在其上方缝合 1～2 针。套管下方不予缝合，以防皮下气肿，且便于伤口引流。最后用开口纱布块，夹于套管两侧，覆盖伤口

附：气管切开技术操作流程图，见图 5-13。

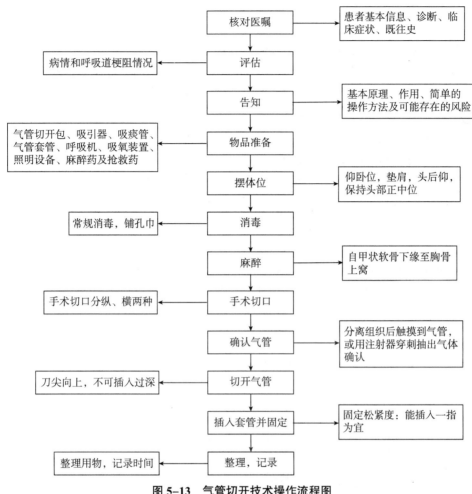

图 5-13　气管切开技术操作流程图

【注意事项】

1. 加强气道的管理　将患者安置于安静、清洁、空气新鲜的病室内，室温保持在 22℃，湿度保持在 90% 以上，气管套口覆盖 1～2 层温湿纱布，湿化防尘，定时以紫外线消毒室内空气。注意气道湿化，避免产生气管干燥、纤毛运动障碍、痰痂形成而阻塞气道。可在套管外口接人工鼻；定时向套管内滴入少许生理盐水、糜蛋白酶溶液，以稀释痰液，便于咳出；上呼吸机的患者可以调节呼吸机吸入管道的气体温度，使之保持在 32～36℃ 之间，避免气体在管道内形成冷凝，以降低呼吸机相关性肺炎的发生。

2. 谨防套管阻塞或脱出　气管切开后患者如再次发生呼吸困难，应考虑以下三种原因，并及时处理：①内套管阻塞：迅速拔出内套管，呼吸即可改善，清洁后放入。②外套管阻塞：拔出内套管后呼吸仍无改善，滴入抗生素药液，并吸除管内深处分泌物后呼吸困难即可缓解。③套管脱出：脱管的原因多见于套管缚带太松，或为活结易解开；套管太短或颈部粗肿；气管切口过低；皮下气肿及剧烈咳嗽、挣扎等。如脱管，应立刻重新插入套管。因此，气管切开后，特别是术后 3 天内，应经常检查伤口出血情况、颈部皮下气肿情况和缚带松紧情况，以便及时发现问题，及时处理。

3. 及时吸痰　气管切开的患者，咳嗽、排痰困难，应随时清除气道中的痰液。

4. 预防局部感染　气管内套管每天取出清洁消毒 2 ～ 3 次，外套管一般在手术后 1 周气管切口形成窦道之后可拔出更换并消毒。气管切口每日至少消毒一次并更换剪口纱布。经常检查切口周围皮肤有无感染或湿疹。

5. 关心体贴患者，给予精神安慰　患者经气管切开术后不能发音，可采用书面交谈或动作表示，预防患者因急躁而自己将套管拔出，必要时可设法固定双手。

6. 拔管的护理　拔管应在病情稳定，呼吸肌功能恢复，咳嗽有力，能自行排痰，解除对气管切开的依赖心理时，才能进行堵塞试验。堵管时，一般第一天塞住 1/3，第二天塞住 1/2，第三天全堵塞，如堵 24 ～ 48 小时后无呼吸困难，能入睡、进食、咳嗽即可拔管。拔管后的瘘口用 75% 酒精消毒后，用蝶形胶布拉拢 2 ～ 3 天即可愈合，愈合不良时可以缝合。早期拔管可降低气管感染、溃疡等并发症的发生。

【评分标准】

表 5–26　人工气道建立（气管切开技术）评分标准

项目	操作技术标准	应得分	实得分	扣分	说明
素质要求	护士着装整齐，仪表端庄	5			
核对医嘱	核对医嘱	5			
评估患者	核对患者床号、姓名及腕带	2			
	询问、了解患者病情，交代手术的基本过程	5			
	解释操作的意义，告知可能存在的风险，并签署知情同意书	3			
用物准备	气管切开包、吸引器、吸痰管、气管套管、呼吸机、吸氧装置、照明设备、麻醉药及抢救药	7			
洗手、戴口罩	洗手、戴口罩	5			
检查用物	检查用物的有效期及性能	3			
核对患者	携用物到患者床旁，再次进行有效核对	5			
安置体位	仰卧位，垫肩，头后仰，下颌对准颈静脉切迹，保持头部正中位。病情不允许时可采用半卧位	5			
切开步骤	消毒：颈部皮肤常规消毒，术者戴无菌手套，铺孔巾	5			
	麻醉：2% 利多卡因于颈前中线做局部浸润麻醉。如情况紧急或深昏迷患者也可不予麻醉	5			
	手术切口：左手拇指及中指固定环状软骨，示指至于环状软骨上方，右手持刀自环状软骨下缘至接近胸骨上窝上一横指处做纵切口	5			

续表

项目	操作技术标准	应得分	实得分	扣分	说明
切开步骤	分离组织并确认气管：分离组织后，用示指触摸有一定弹性及凹凸感，不能确认时，可用注射器穿刺，抽出气体即为气管	5			
	切开气管：在第3、4或4、5软骨环之间，用尖刀头自下向上切开气管，注意刀尖不宜插入过深，以免穿刺气管后壁，并发气管–食管瘘	5			
	插入套管并固定：撑开气管切口，插入气管套管。系带缚于颈后正中打结固定，如皮肤切口较长，在其上方缝合1～2针，套管下方不予缝合，以防皮下气肿，且便于伤口引流。最后用开口纱布块，夹于套管两侧，覆盖伤口	5			
整理	观察患者呼吸情况	2			
	协助患者安排合理、舒适的体位	2			
	整理用物和床单位	2			
	口述注意事项：气管内套管每天取出清洁消毒2～3次，外套管一般在手术后1周气管切口形成窦道之后可拔出更换并消毒。气管切口每日至少消毒一次并更换剪口纱布，经常检查切口周围皮肤有无感染或湿疹	4			
洗手记录	洗手并做记录	5			
总体评价	物品齐全	2			
	运用套管合适，术中出血少	2			
	严格无菌操作，无污染	3			
	操作熟练，稳、准、轻、快，沉着冷静，手法正确	3			
合计		100			

五、呼吸机应用技术

【导学】

呼吸机是利用机械装置，产生一定压差的气流和提供不同氧浓度而建立人工通气的一种方法，应用于急诊、麻醉、各种监护病房中呼吸功能障碍患者的呼吸支持。其目的是改善气体交换功能，增加通气量和血流量，提高氧分压；改善组织缺氧，同时减少呼吸功能的消耗，减少肺负担。

【学习重点】

操作流程、注意事项。

【概述】

1. 实训学时 2学时。

2. 实训类型 操作性实训。

3. 实训目的 使学生掌握呼吸机的操作流程及注意事项。

【实训流程】

1. 核对、评估 查看医嘱，核对患者床号、姓名及腕带。评估患者病情、年龄、性别、身高、体重、诊断和有无自主呼吸、人工气道情况、对机械通气的特殊要求等。

2. 操作流程

（1）用物准备 呼吸机及管路，湿化器、吸痰器、无菌蒸馏水。

（2）操作前准备 核对医嘱，备齐用物，携用物至床旁，向患者及家属做好核对解释工作，取得合作，签署知情同意书。患者取仰卧位，如无禁忌证建议抬高床头30°～45°。

（3）操作过程中 随时观察患者的情况。

（4）操作结束后 置患者于舒适体位，记录时间，呼吸机的模式、参数，护士签名。

表 5-27 人工气道建立 – 呼吸机应用技术

呼吸机应用技术	1. 连接：连接呼吸管路吸入和呼出端，安装细菌过滤器，湿化罐装滤纸并加无菌蒸馏水至标准水位线，连接模拟肺
	2. 调试自检：连接电源、氧源，开机自检，打开加温湿化器开关
	3. 确定机械通气模式：根据患者有无自主呼吸选择合适的模式
	4. 设置呼吸机参数：根据患者病情、体重、年龄、性别和选择的通气模式调节呼吸机参数，包括呼吸频率、潮气量、吸气流速、氧浓度等
	5. 确定报警范围和气道压安全阀：报警范围为正常值上下限20%，气道安全阀应高于吸气峰压 5～10cm H_2O
	6. 设置湿化器温度：将湿化器温度档调节在 4～6之间，保证气道口温度在 32～34℃之间
	7. 连接气道：按开始键，呼吸机正常运转后，将呼吸机与患者连接
	8. 观察病情：观察病情变化、呼吸机运转情况及动脉血气变化
	9. 撤机：导致呼吸衰竭的原因解除，自主呼吸增强，咳嗽反射良好或 FIO_2 降至 40% 或血气分析结果无异常，可考虑撤机

附：呼吸机应用技术操作流程图，见图 5-14。

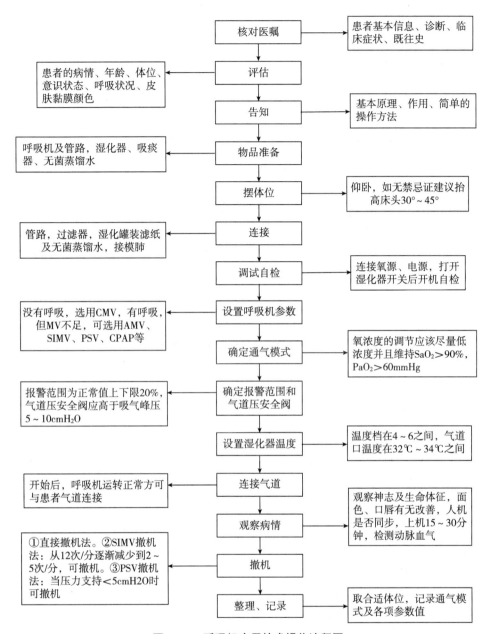

图 5-14　呼吸机应用技术操作流程图

【注意事项】

1. 观察患者两侧胸壁运动是否对称，听双肺呼吸音是否一致，检查通气效果。

2. 随时监测心率、心律、血压、血氧饱和度、潮气量、每分通气量、呼吸频率、气道压力、吸入气体温度等指标的变化。

3. 妥善固定，防止插管脱出或移位。

4. 保持呼吸管道通畅，随时注意检查管道是否有折弯、松脱的地方，注意调整。

5. 调节呼吸机机械臂时，取下呼吸机管道，调节好后再安装，以免调节过程中误牵拉导管，并注意锁住呼吸机底部滑轮，防止机器移动。

6. 加强气道护理，包括定时翻身、拍背、吸痰、湿化等。

7. 放置胃管，定期减压防止胃胀。

8. 观察吸入气体的温度，应保持在 32～34℃，避免温度过高烫伤患者呼吸道黏膜或温度过低使呼吸道黏膜过于干燥。

9. 经常添加湿化罐内蒸馏水，使之保持在所需刻度处。集水瓶底处于朝下方向，随时倾倒集水瓶内的水，避免水反流入机器内或患者气道内。

10. 呼吸机管道一人一管，持续使用者每周更换呼吸机管道。

11. 冷凝水的收集与无害化处理。配制含有效氯为 2000mg/L 的消毒液，置于有盖的塑料桶内，将冷凝水倒入桶内并盖好，当倒入冷凝水达到 1000mL 时，将塑料桶及时倾倒，并重新配制消毒液；如 24 小时内冷凝水未达 1000mL，也应重新配制消毒液，保证有效浓度。

【评分标准】

表 5-28 人工气道建立（呼吸机应用技术）评分标准

项目	操作技术标准	应得分	实得分	扣分	说明
素质要求	护士着装整齐，仪表端庄	5			
核对医嘱	核对医嘱	5			
评估患者	核对患者床号、姓名及腕带	2			
	询问、了解患者的病情、年龄、体位、意识状态、呼吸状况、皮肤黏膜颜色	5			
	解释操作的意义，取得合作，签署知情同意书	3			
用物准备	呼吸机及管路、湿化器、吸痰器、无菌蒸馏水	7			
洗手、戴口罩	洗手、戴口罩	5			
检查用物	检查用物的有效期及性能	3			
核对患者	携用物到患者床旁，再次进行有效核对	5			
安置体位	患者仰卧位，如无禁忌证，建议抬高床头 30°～45°	5			
上机步骤	连接：连接呼吸管路吸入和呼出端，安装细菌过滤器，湿化罐装滤纸并加无菌蒸馏水至标准水位线，连接模拟肺	5			
	调试自检：连接电源、氧源，开机自检，打开加温湿化器开关	5			
	确定机械通气模式：根据患者有无自主呼吸，选择合适的模式	2			
	设置呼吸机参数：根据患者病情、体重、年龄、性别和选择的通气模式调节呼吸机参数，包括呼吸频率、潮气量、吸气流速、氧浓度等	3			
	确定报警范围和气道压安全阀：报警范围为正常值上下限 20%，气道安全阀应高于吸气峰压 5～10cmH₂O	3			
	设置湿化器温度：将湿化器温度档调节在 4～6 之间，保证气道口温度在 32～34℃之间	2			

项目	操作技术标准	应得分	实得分	扣分	说明
上机步骤	连接气道：按开始键，呼吸机正常运转后，将呼吸机与患者连接	5			
	观察病情：观察病情变化、呼吸机运转情况及动脉血气变化	3			
	撤机：导致呼吸衰竭的原因解除，自主呼吸增强，咳嗽反射良好或FIO$_2$降至40%，或血气分析结果无异常，可考虑撤机	2			
整理	观察人机是否同步	2			
	协助患者安排合理、舒适的体位	2			
	整理用物和床单位	2			
	口述注意事项： 1. 观察患者两侧胸壁运动是否对称，听双肺呼吸音是否一致，检查通气效果 2. 随时监测心率、心律、血压、血氧饱和度、潮气量、每分通气量、呼吸频率、气道压力、吸入气体温度等变化 3. 妥善固定，防止插管脱出或移位 4. 保持呼吸管道通畅，随时注意检查管道是否有折弯、松脱的地方，注意调整	4			
洗手记录	洗手并做记录	5			
总体评价	尊重、关心、爱护患者	2			
	无菌观念强，用物、污物处置恰当	2			
	操作熟练，沉着冷静，手法正确	3			
	与患者沟通合理有效，体现出对患者的人文关怀	3			
合计		100			

第六章　常见病症案例分析

第一节　呼吸系统疾病综合护理

一、慢性阻塞性肺疾病（COPD）

【病例】

王某，女，86 岁，主诉：反复咳嗽 40 余年，活动后喘促 33 年，加重 4 个月。

患者 40 余年前因感染肺炎后出现咳嗽、咯痰，于附近诊所静点抗生素（具体不详）后好转，此后上症每于冬春季节反复发作，未重视及诊治，症状逐年加重；33 年前患者出现上症加重伴喘促、呼吸困难，自行应用抗生素及止咳平喘药后症状缓解，未系统诊治，病情呈渐进性发展。近 2 年反复于某市化工医院及我院住院，诊断为慢性支气管炎、Ⅱ型呼吸衰竭等，平素按需口服硫酸特布他林片、孟鲁斯特钠片、吸入沙美特罗替卡松干粉吸入剂（50/250μg）维持治疗，病情逐渐加重。4 个月前患者上症加重，3 次在某市化工医院住院治疗，诊断同前，予抗感染、解痉平喘、强心利尿等对症治疗，期间抢救近 6 次，现病情较前稳定。间断吸入舒利迭 50/250μg，口服孟鲁斯特纳、止咳宝、地高辛片（偶服，近一周服用过一次）等药物维持病情，今日为中医系统治疗入我科室。

现症：咳嗽、咳痰，色白质黏量少，难出，活动后喘促，气短，胸部膨满、胀闷如塞，口干，乏力，可平卧，腹胀，纳差，睡眠差，尿少，大便秘结。

平素身体健康状况较差；既往冠心病病史 4 年；心律失常病史 20 年；高血压病史 1 年，间断服用尼群地平片降压（具体不详）；否认血脂异常；否认糖尿病；否认脑梗死、脑出血等病史；青光眼病史 4 年；否认肺结核、肝炎等传染病史；否认外伤史；否认输血史；无食物过敏史；左氧氟沙星注射液过敏。

体格检查：体温 36.5℃，脉搏 88 次 / 分，呼吸 24 次 / 分，血压 155/92mmHg。神志清楚，发育正常，体型瘦长，营养不良，轮椅推入病房，慢性面容。皮肤弹性减退，全身浅表淋巴结未触及肿大。颈软，颈部无抵抗感，颈静脉怒张，肝颈静脉回流征阳性，气管居中，双侧甲状腺未触及肿大，桶状胸。呼吸过缓，呼吸节律整齐，深度均匀，呼吸运动对称，肋间隙增宽。双侧语颤对称，呼吸活动度对称，无胸膜摩擦感。肺部叩诊过清音，无皮下捻发感。

辅助检查：血常规：中性粒细胞 71.70%，淋巴细胞 19.72%。生化：随机血糖 7.17mmol/L；总蛋白 61g/L，白蛋白 36.4g/L。血气分析：pH 7.35，PCO_2 69mmHg，PO_2 126mmHg，HCO_3 38.1mmol/L，BEecf 12.5mmol/L，SO_2 99%。

问题：

1. 该患者的诊断是什么？

2. 简述本病概况、病因、发病机制及健康教育。

3. 该患者现存及潜在的护理诊断是什么？

4. 该患者主要的护理措施有哪些？

【答案解析】

1. 诊断　慢性阻塞性肺疾病急性加重期。

2. 慢性阻塞性肺疾病相关知识

（1）慢性阻塞性肺疾病是一种具有气流受限特征的疾病，气流受限不完全可逆，呈进行性发展，与肺脏对有害气体或有害颗粒的异常炎症反应有关。该病不但影响肺，也可引起显著的全身反应，病情恶化导致劳动能力丧失，生活质量降低，最终发展成为呼吸衰竭和肺源性心脏病。尽管如此，但个体间自然病程不完全相同，3～20年不等。如果能及早防治，完全可以有效控制病情，减缓疾病进展，因此认为慢性阻塞性肺疾病是一种可以预防、可以治疗的疾病。

（2）慢性阻塞性肺疾病的病因、发病机制：本病是由多种病因引起，环境和遗传因素共同作用，多种机制如慢性炎症、蛋白酶－抗蛋白酶失衡、氧化－抗氧化失衡、气道重塑等参与的一类疾病。

（3）慢性阻塞性肺疾病的健康教育和管理是本病防治工作中十分重要的组成部分。建立医患之间的合作关系是实现有效管理的前提，医患之间持续、有效的健康教育和沟通是慢性阻塞性肺疾病管理的核心部分。

1）饮食指导，增加营养、增强体质。有呼吸衰竭时减少碳水化合物的摄入。

2）起居指导，改善居住环境，避免有害气体、颗粒；增强体质，适当锻炼，避免感冒。

3）情志指导，保持良好心态，不对疾病过于紧张、恐惧，积极乐观的面对生活。

4）用药指导，定时、有效、遵医嘱用药。

5）长期低流量氧疗能影响慢性阻塞性肺疾病的预后，特别提倡中重度慢性阻塞性肺疾病患者的居家氧疗。

6）坚持在医生指导、监督下康复治疗，实现从被动到主动的运动方式，将收获到药物治疗不能达到疗效。

7）定期到医院监测肺功能变化。

3. 现存及潜在的护理诊断

（1）焦虑，与呼吸困难、知识缺乏有关。

（2）清理呼吸道无效，与感染重、分泌物多、气道痉挛、痰液黏稠有关。

（3）活动无耐力，与肺功能下降引起慢性缺氧、活动时供氧不足有关。

4. 主要护理措施

（1）焦虑　评估患者心理活动，帮助患者认识焦虑的危害；讲解疾病发生的原因和转归，提高自我预防、处理的能力，提高生活质量；枚举疾病治疗的成功病例，鼓励患者与患者之间的经验交流，以提高患者信心；解释告知如何配合治疗护理，以尽快改善症状，减轻焦虑。

（2）清理呼吸道无效　观察患者咳嗽、痰液黏稠度和排痰量；采用合理体位，给予床头抬高 30°，以利咳痰；保持呼吸道通畅，指导患者有效咳痰，翻身拍背，机械辅助排痰能够更好地促进痰液咳出；正确留取痰液标本，为合理应用抗生素提供依据。

（3）活动无耐力　鼓励患者积极配合治疗，尽快改善症状；少食多餐，食用高蛋白、易消化食物；保证排便通畅，调整消化系统正常运转；加强看护，避免摔伤和坠床等意外发生；增加与患者的有效沟通，了解患者所需，给予及时、有效的帮助。

二、支气管哮喘

【病例】

张某，男，59 岁，主诉：发作性喘促，喉间哮鸣 8 年，加重 1 个月。

患者 8 年前无明显诱因出现发作性喘促，喉间哮鸣，自行应用止咳平喘药后，症状未见改善，遂于某市前卫医院就诊，经相关检查后诊断为支气管哮喘，予解痉平喘、抗感染等对症治疗后，病情好转出院，此后上述症状反复发作，并逐年加重，未系统诊治，间断应用沙丁胺醇气雾剂及止咳平喘药（具体剂量不详）维持病情，但症状控制不佳。病程中曾应用邮购药物治疗。1 个月前无明显诱因上述症状加重，自行应用止咳平喘药后，症状未改善，并呈进行性加重，今为中西医系统治疗，经门诊收入我疗区。

现症：发作性喘促，喉间哮鸣，夜间难以平卧，咳嗽，咳少量淡黄色痰，难出，乏力，口干苦，腹胀，腰痛，怕冷，纳眠可，小便正常，大便黏腻，日 1～2 行。

平素身体健康状况一般；否认高血压病、冠心病史；否认血脂异常；否认糖尿病史；否认脑梗死、脑出血等病史；否认肺结核、肝炎等传染病史；肝脏囊肿切除术后30 年；否认输血史；无食物及药物过敏史。

体格检查：体温 36.2℃，脉搏 78 次 / 分，呼吸 24 次 / 分，血压 127/87mmHg。神志清楚，发育正常，体型中等，营养良好。皮肤弹性减退，皮肤黏膜无黄染。全身浅表淋巴结未触及。口唇发绀，伸舌居中，牙龈无异常，口腔黏膜未见异常，颈软，颈部无抵抗感，颈静脉正常，肝颈静脉回流征阴性，气管居中，双侧甲状腺未及肿大。呼吸过速，呼吸节律整齐，深度均匀，呼吸运动对称，肋间隙正常。双侧语颤对称，呼吸活动度对称，无胸膜摩擦感。肺部叩诊清音，无皮下捻发感，右下腹可见 15cm 左右术后疤痕。双肺呼吸音弱，双上肺可闻及散在哮鸣音，语音传导正常。

辅助检查：血常规：红细胞 $4.26×10^{12}$/L，总蛋白 58g/L，球蛋白 16.50g/L，镁 0.70mmol/L，碱性磷酸酶 40 IU/L，胆碱酯酶 4806U/L，二氧化碳结合力 21.4mmol/

L，降钙素原未见异常。血气分析：pH 7.39，PCO_2 55mmHg，PO_2 71mmHg，HCO_3^- 33.3mmol/L，SO_2 94%。十二导心电图：窦性心律，QRS 额面心电图轴正常范围，大致正常心电图。

问题：

1. 该患者的诊断是什么？

2. 简述本病的病因、发病机制及健康教育。

3. 该患者现存及潜在的护理诊断是什么？

4. 该患者的主要护理措施有哪些？

【答案解析】

1. 诊断　支气管哮喘急性发作期。

2. 支气管哮喘的相关知识

（1）支气管哮喘的病因　目前认为支气管哮喘是一种具有明显家族聚集倾向的多基因遗传性疾病，它的发生既受遗传因素又受环境因素的影响。与遗传、变应原（尘螨、职业性变应原的谷物粉、面粉、动物皮毛、木材、丝、麻等）、促发因素（感染、气候改变、环境污染、精神因素、运动、药物、月经妊娠、围生期胎儿的环境）息息相关。

（2）支气管哮喘的发病机制　支气管哮喘是多种炎症细胞与炎症介质参与的气道慢性炎症，该炎症过程与气道高反应性和哮喘症状密切相关；气道结构细胞特别是上皮细胞和上皮下基质、免疫细胞的相互作用以及气道神经调节的异常均加重气道高反应性，其直接或间接加重了气道炎症。

（3）支气管哮喘的教育和管理　是本病防治工作中十分重要的组成部分，是哮喘维持控制的保障。建立医患之间的合作关系是实现有效哮喘管理的前提，医患之间持续、有效的健康教育和沟通是支气管哮喘管理的核心部分。

1）饮食指导　增加营养，避免易引起过敏的食物。

2）起居指导　避免尘螨、粉尘、动物皮毛、花草等；根据医生制定的运动处方，实现有效监督下的运动治疗；接受冬病夏治、药物口服、外敷为主的中医中药疗法。

3）情志指导　保持良好的心态，不对疾病过于紧张、恐惧，积极乐观的面对生活。

4）用药指导　正确使用吸入药物，保证足量、规律。

5）医患沟通　与医生建立有效联系，以获得持续、正确的健康指导。

6）定期检查　提倡患者自测峰流速变异率，更好评估日常生活的能力；定期到医院监测肺功能变化。

3. 现存及潜在的护理诊断

（1）焦虑　与呼吸困难影响生活质量、疾病知识缺乏有关。

（2）低效性呼吸形态与支气管平滑肌痉挛、气道炎症有关。

（3）清理呼吸道无效与无效咳嗽、痰液黏稠、排痰不畅有关。

4. 主要护理措施

（1）焦虑　评估患者心理活动，帮助患者认识焦虑的危害；学习疾病知识，提高自我预防、处理的能力，提高生活质量；枚举疾病治疗的成功病例，鼓励患者与患者之间的经验交流，以提高患者信心。根据患者文化层次、理解能力、疾病程度介绍雾化吸入器、吸入药物的正确使用方法；患者反复练习，医护人员评估使用情况，指出不足及改正方法；指导患者雾化吸入药物后彻底漱口。

（2）低效性呼吸形态　避免诱因、远离花草、地毯、皮毛等物质，保持空气流通；遵医嘱实施各项治疗措施，及时评价效果；戒烟。

（3）清理呼吸道无效　观察患者咳嗽、痰液黏稠度和量；补充水分，稀释痰液，改善呼吸功能，痰液黏稠者可定时雾化吸入；指导患者有效咳嗽，协助翻身，拍背，使用器械辅助排痰，以促进痰液的排出。

三、血气胸

【病例】

张某，女，24 岁，家属代诉：高处坠落摔伤，呈轻度昏迷状态 4 小时。

患者 4 小时前从高处坠落摔伤，呈轻度昏迷状态，无明显呼吸困难，急诊检查肺部 CT 及胸片提示左侧血气胸，左侧第 5 ～ 12 后肋骨折，全身多处软组织损伤及擦皮伤。拟"左侧血气胸"于 10 点 50 分急诊收入我科治疗，入院后在局麻下行胸腔闭式引流术，引出深红色血性液体约 200mL，水柱波动良好，同时给予吸氧、补液、扩容、升压等对症支持治疗。

平素身体状况良好；否认高血压病及冠心病史；否认血脂异常；否认糖尿病；否认脑梗死、脑出血等病史；否认肺结核、肝炎等传染病史；否认外伤手术史；否认输血史；无食物及药物过敏史。

体格检查：体温 36℃，脉搏 104 次 / 分，呼吸 30 次 / 分，血压 151/109mmhg。神志模糊，发育正常，体型中等，营养良好，平车推入病房，正常面容，被动体位，查体合作，声音低微，皮肤黏膜无黄染，双眼球活动自如，双瞳孔等大等圆，对光反射灵敏，耳郭无畸形，鼻外形正常，口唇红润，咽腔无充血，扁桃体无肿大，颈软，颈部无抵抗感，颈静脉正常，肝颈静脉回流征阴性，气管居中，甲状腺未触及肿大，心尖搏动正常，心尖搏动位置正常，无剑突下搏动，心前区无隆起，心脏相对浊音界正常，心率：104 次 / 分，率齐，心音正常，$A_2 > P_2$，未触及病理性杂音，无心包摩擦感，未触及心脏震颤，外形正常，肝脏未触及，胆囊未触及，Murphy 征阴性，双肾区叩痛阴性，生理反射存在，病理反射未查。右侧脸颊可见一处长约 3cm 条状擦皮伤，胸部因疼痛拒绝进一步检查，左肺呼吸音消失，右肺呼吸音正常，无干啰音及湿啰音，左侧语音传导减弱，右侧语音传导正常。左侧膝部可见一处圆形淤青，右侧脚趾可见多处擦皮伤。

辅助检查：CT 提示：左侧血气胸，左侧第 5 ～ 12 后肋骨折。全腹 CT 检查结果肝、胆、脾、胰及双肾未见异常。

问题:

1. 该患者的入院诊断是什么?

2. 简述本病的概述、病因及发病机制。

3. 如何减轻患者疼痛?

4. 该患者现存及潜在的护理诊断是什么?

5. 该患者主要护理措施有哪些?

【答案解析】

1. 诊断　左侧血气胸、肋骨骨折。

2. 概述　胸膜腔内积气称之为气胸;胸膜腔内积血称之为血胸;血胸常与气胸同时存在,所以称之为血气胸。多数因胸部损伤所致。肋骨断端或利器损伤胸部均可能刺破肺、心脏、血管而导致胸膜腔积血、积气。

随损伤部位、程度的范围而有不同的病理生理变化。随着胸膜腔内血液集聚和压力的增高,使伤侧肺受压萎陷,纵隔被推向健侧,致健侧肺也受压,从而阻碍腔静脉血回流,严重影响呼吸和循环。由于心包、肺和膈肌的运动具有去纤维蛋白作用,故积血不宜凝固。但短期内胸腔内迅速积聚大量血液时,去纤维蛋白作用不完善,即可凝固成血块,形成凝固性血胸。凝血块机化后形成的纤维组织束缚肺和胸廓,并影响呼吸运动和功能。由于血液是良好的培养基,细菌可通过伤口或肺破裂口进入,在积血中迅速滋生繁殖,并发感染,引起感染性血胸,最终形成脓胸。

3. 减轻疼痛　遵医嘱行胸带固定。应用镇痛、镇静剂或 1% 普鲁卡因做肋间神经封闭。当患者咳嗽咳痰时,协助或指导患者及其家属用双手按压患侧胸壁,以减轻咳嗽时的疼痛。

4. 现存及潜在的护理诊断

(1)组织灌注量改变　与失血引起的血容量不足有关。

(2)气体交换受损　与肺组织受压有关。

(3)潜在并发症　感染、开放性气胸。

(4)恐惧、焦虑　与突发疾病有关,担心预后。

5. 主要护理措施

(1)组织灌注量改变

1)建立静脉通路并保持其通畅,积极补充血容量和抗休克;遵医嘱,合理安排和输注晶体和胶体液体,根据血压和心肺功能状态等控制补液速度。

2)密切监测生命体征,重点监测生命体征和观察胸腔引流液量、色质和性状,若每小时引流量超过 200mL 并持续 3 小时及以上,引流出的血液很快凝固,胸部 X 线显示胸腔大片阴影,说明有活动性出血的可能,应积极做好开胸手术的术前准备。

(2)促进气体交换受损

1)观察:密切观察呼吸形态、频率、呼吸音变化和有无反常呼吸运动。

2)吸氧:根据病情给予的鼻导管或面罩吸氧,观察血氧饱和度。

3）体位：若生命体征平稳，可取半卧位，以利呼吸。

4）排痰：协助患者拍背、咳嗽、有效清除呼吸道分泌物；指导患者有效呼吸和深呼吸。

5）镇痛：对因胸部伤口疼痛影响呼吸者，按医嘱予以镇痛。

（3）潜在并发症

1）感染

①合理足量使用抗生素，并保持药物的有效浓度。

②指导和协助患者咳嗽、咳痰，排除呼吸道分泌物，保持呼吸道通畅，预防肺部并发症。

③密切观察体温、局部伤口和全身情况的变化。

④在进行胸腔闭式引流护理过程中，严格无菌操作，保持引流通畅，以防胸部继发感染。

2）开放性气胸

①保持管道的密闭和无菌，使用前注意引流装置是否密封，胸壁伤口引流管周围，用油纱布包盖严密，更换引流瓶、运送患者或下床活动时，必须先双重夹闭引流管，以防空气进入胸膜腔。

②如引流管不慎脱落，及时用手指挤压伤口皮肤，消毒后以无菌敷料封闭，报告医生及时处理，切不可将脱出的引流管再插入胸膜腔内，以免造成污染或挫伤。

③如24小时以后，平静呼吸时，引流管内仍有大量气体溢出，则考虑有支气管断裂或肺组织破裂的可能，如咳嗽或深呼吸时有大量气泡逸出，且水柱波动大，应考虑肺泡破裂或胸腔内有大量残留气体的可能，必要时可以从第2肋间再置胸腔引流管。

（4）恐惧、焦虑　患者起病突然，毫无思想准备，焦虑恐惧，医护人员应多加安慰、体贴、照顾，使其镇静、安心住院配合治疗。针对产生焦虑、恐惧及情绪不稳等心理反应的原因，予以正确引导和及时纠正异常的心理变化。

1）给患者发问的机会，认真耐心的回答患者所提出的任何问题，以减轻其焦虑不安或恐惧的程度。

2）向患者及家属详细说明手术方案及手术后可能出现的问题，各种治疗护理的意义、方法、大致过程、配合要点与注意事项，让患者有充分的心理准备。

3）给予情绪支持，关心、同情、体贴患者，动员亲属给患者以心理和经济方面的全力支持。

（5）胸腔闭式引流的术前术后护理

1）胸腔闭式引流术前应向患者说明目的和意义，告诉患者术中配合的方法，消除其紧张的心理。指导患者练习腹式深呼吸、有效咳嗽和翻身，可促进肺扩张，利于术后配合。

2）术中密切观察患者的反应，如发生头晕、心悸、胸闷、面色苍白、出冷汗、刺激性咳嗽、甚者晕厥等胸膜反应时，及时协助医生就地抢救。

3）保持引流管封闭，严格执行无菌技术操作，防止感染，更换水封瓶时，以两把止血钳将引流管近端夹闭，更换后检查无误方可开放。妥善放置引流瓶，水封瓶液面低于胸腔出口平面 60cm，保持引流通畅，防止引流管扭曲受压。

4）引流观察：注意观察引流液的性状、引流量及速度，并详细记录。若出血或引流量过多，应与医师联系处理。

5）拔除引流管：如引流液明显减少，膨胀良好，无漏气现象，患者一般情况良好，即可拔除引流管，拔管后 24 小时内应注意患者的呼吸情况，局部有无渗液、出血、漏气、皮下气肿等。

6）胸腔闭式引流术后给予半卧位，利于引流液的流出，指导患者有效咳嗽咳痰，鼓励患者活动四肢，防止静脉血栓的形成。

第二节 循环系统疾病综合护理

一、心肌梗死

【病例】

李某，女，72 岁，主诉：阵发性胸闷痛 8 年，加重 7 小时。

患者 8 年前无明显诱因出现胸闷痛，向左肩背放散，持续 3～5 分钟，经口服速效救心丸不缓解，就诊于四六一医院，心电图检查：急性前壁、侧壁心肌梗死，给予溶栓治疗。此后胸闷痛反复发作，多次住院，经药物治疗后好转。7 小时前，无明显诱因胸闷痛再次发作，伴大汗、恶心，持续不缓解，为进一步系统治疗，由门诊收入我疗区。

现症：胸闷痛，恶心，怕冷，汗出，乏力，气短，食纳可，睡眠不佳，二便可。

患者平素身体健康状况一般；有高血压病 20 年（最高血压达 190/110mmHg）；否认血脂异常；否认糖尿病史；否认脑梗死、脑出血等病史；否认肺结核、肝炎等传染病史；否认外伤手术史；否认输血史；无食物过敏史；有药物过敏史，过敏药物为磺胺类药物。

体格检查：体温 36℃，脉搏 57 次 / 分，呼吸 17 次 / 分，血压 126/64mmHg。皮肤黏膜未见异常，无水肿；淋巴结未见异常；颈部未见异常；胸部未见异常；周围血管未见异常；腹部未见异常；脊柱四肢未见异常；神经系统未见异常。

辅助检查：床头心电图：窦性心律，QRS 额面电轴不偏，不正常心电图，Ⅱ、Ⅲ、avF 导联 ST 段抬高 0.1～0.2mV，V_1-V_3 导联呈 QS 型，ST-T 段改变。心肌酶：肌酸激酶 1576IU/L，肌酸酶同工酶 174 IU/L；心肌损伤标志物：心肌肌钙蛋白 I > 50.00ng/mL，肌红蛋白 390.50ng/mL。

问题：

1. 该患者的入院诊断是什么？

2. 简述该病的病因和发病机制。

3. 该病的并发症有哪些？

4. 该患者现存及潜在的护理诊断有哪些？

5. 该患者的主要护理措施是什么？

【答案解析】

1. 诊断　冠状动脉粥样硬化性心脏病；急性下壁心肌梗死；陈旧性前间壁心肌梗死。

2. 病因病机　本病的病因病机是冠状动脉粥样硬化（偶为冠状动脉栓塞、炎症、先天性畸形、痉挛和冠状动脉口阻塞所致），造成一支或多支血管管腔狭窄和心肌供血不足，而侧支循环尚未充分建立。一旦血供急剧减少或中断，使心肌严重而持久地急性缺血达 20 ～ 30 分钟以上，即可发生急性心肌梗死。心肌梗死的原因多数是不稳定冠脉粥样硬化斑块破溃，继而出现或管腔内血栓形成，使血管腔完全闭塞，少数情况是粥样斑块内或其下发生出血或血管持续痉挛，也可以使冠状动脉完全闭塞。促使粥样斑块破溃出血及血栓形成的诱因有饱餐、重体力活动、情绪过分激动、血压剧升或用力排便、休克、脱水、出血、外科手术或严重心律失常等。

3. 并发症　①乳头肌功能失调或断裂。②心脏破裂。③栓塞。④心室壁瘤。⑤心肌梗死后综合征。

4. 现存及潜在的护理诊断

（1）疼痛　胸痛，与心肌缺血坏死有关。

（2）活动无耐力　与心肌氧的供需失调有关。

（3）有便秘的危险　与进食少、活动少、不习惯床上排便有关。

（4）潜在并发症　猝死。

（5）潜在并发症　心力衰竭。

5. 主要护理措施

（1）疼痛　胸痛，与心肌缺血坏死有关。

1）休息：发病 12 小时内应绝对卧床休息，保持环境安静，限制探视。

2）饮食：起病后 4 ～ 12 小时内给予流质饮食，以减轻胃扩张。随后过渡到低脂、低胆固醇清淡饮食，提倡少食多餐。

3）给氧：氧流量 2 ～ 5L/min，以增加心肌氧的供应，减轻缺血和疼痛。

4）心理护理：疼痛发作时应有专人陪伴，允许患者表达内心感受，给予心理支持，缓解患者的恐惧心理，帮助患者树立战胜疾病的信心。

5）止痛治疗的护理：遵医嘱给予吗啡或哌替啶止痛，注意有无呼吸抑制等不良反应。给予硝酸酯类药物时应随时监测血压的变化，维持收缩压在 100mmHg 以上。

6）溶栓治疗的护理：配合医生做好溶栓相关的护理工作，并做好溶栓后的病情观察。

7）介入治疗的护理：向患者介绍术前、中、后的相关配合知识，讲解注意事项，做好相关护理。

（2）活动无耐力　与心肌氧的供需失调有关。

1）评估进行康复训练的适应证。

2）解释合理运动的重要性，主张早期运动，实现早期康复。急性期卧床休息稳定期应逐渐增加活动量，促进侧支循环的形成，有利于心功能恢复。

3）制定个体化运动处方。

4）活动时的监测。开始进行康复训练时，必须在护士的监测下进行，以不引起任何不适为度。

（3）有便秘的危险　与进食少、活动少、不习惯床上排便有关。

1）评估排便情况。如排便次数、性状及排便难易程度，平时有无习惯性便秘，是否服用通便药物。

2）指导患者采取通便措施。合理饮食，增加富含纤维素的食物如水果、蔬菜的摄入；无糖尿病者每天清晨给予蜂蜜 20mL 加温开水同饮；适当腹部顺时针按摩，以促进肠蠕动；一旦出现排便困难，应立即告知医护人员，可使用开塞露或低压盐水灌肠。

（4）潜在并发症　猝死。急性期严密心电监测，及时发现心率及心律的变化，准备好急救药物及抢救设备，如除颤仪、起搏器等，随时备用。

（5）潜在并发症　心力衰竭。急性心肌梗死患者在起病最初几天，甚至在梗死演变期可发生心力衰竭，特别是急性左心衰竭。应严密观察患者有无呼吸困难、咳嗽、咳痰、少尿、颈静脉怒张、低血压、心率加快等，听诊肺部有无湿罗音。避免情绪激动、饱餐、用力排便等可加重心脏负担的因素。一旦发生心力衰竭，则按心力衰竭进行护理。

二、高血压

【病例】

刘某，女，44 岁，主诉：反复发作性头晕 18 年，加重 15 天。

患者 18 年前无明显诱因出现头晕、头痛，自述测血压 230/130mmHg，平素口服氯沙坦钾氢氯噻嗪、酒石酸美托洛尔片治疗，血压控制在 130/90mmHg 左右，未经系统治疗，此后头晕、头痛症状反复发作，多与血压升高有关。15 天前，无明显诱因头晕、头痛再次发作，测血压 180/110mmHg 左右，为进一步系统治疗而入我疗区。

现症：头晕，头痛，恶心，乏力，汗出，睡眠可，纳食尚可，二便正常。

患者平素健康状况一般；高血压病病史 18 年，使用氯沙坦钾氢氯噻嗪、酒石酸美托洛尔片治疗（血压控制不佳）；否认冠心病史；否认血脂异常；否认糖尿病史；否认脑梗死、脑出血等病史；否认肺结核、肝炎等病史；否认外伤手术史；否认输血史；否认食物及药物过敏史。

体格检查：体温 36.2℃，脉搏 97 次 / 分，呼吸 18 次 / 分，血压 174/99mmHg。皮肤黏膜未见异常，无水肿；淋巴结未见异常；颈部未见异常；胸部未见异常；周围血管未见异常；腹部未见异常；脊柱四肢未见异常；神经系统未见异常。

辅助检查：心电图：窦性心律，QRS额面电轴不偏，大致正常心电图。

问题：

1. 该患者的入院诊断是什么？

2. 简述本病的分级。

3. 简述该病的病因和发病机制。

4. 该病的并发症有哪些？

5. 在家庭如何监测血压？

6. 该患者现存及潜在的护理诊断有哪些？

7. 该患者的主要护理措施是什么？

【答案解析】

1. **诊断** 高血压病3级（极高危险组）。

2. **高血压病分3级** 1级高血压（轻度），收缩压140～159mmHg和（或）舒张压90～99mmHg；2级高血压（中度），收缩压160～179mmHg和（或）舒张压100～109mmHg；3级高血压（重度），收缩压≥180mmHg和（或）舒张压≥110mmHg。

3. **病因病机** 高血压病的病因及发病机制未完全阐明，可能与遗传因素、年龄增大、肥胖、摄盐过多、吸烟、饮酒、精神紧张、有噪音的工作环境等因素有关，此外，服用避孕药、阻塞性睡眠呼吸暂停综合征也可能与高血压的发生有关。发病机制认为高血压是在上述多种因素的影响下使血压的调节功能失调而产生的。

4. **并发症** 高血压病最常见的并发症是脑血管意外，如出血性脑卒中、缺血性脑卒中、高血压脑病；其次是心脏的并发症，如左心室肥厚、心绞痛和心肌梗死、心力衰竭；肾脏的并发症如高血压肾病及慢性肾衰竭；其他并发症如眼底改变及视力及视野异常、鼻出血、主动脉夹层等。

5. **家庭血压监测方法**

（1）家庭血压监测适用于一般高血压患者的血压监测；白大衣高血压识别；难治性高血压的鉴别；评价长时血压变异；辅助降压疗效评价；预测心血管风险及预后等。

（2）家庭血压值一般低于诊室血压值，高血压的诊断标准为≥135/85mmHg，与诊室血压的140/90mmHg相对应。

（3）进行家庭血压监测时需选择合适的血压测量仪器，可使用经过验证的上臂式全自动或半自动电子血压计。

（4）血压测量步骤：被测者取坐位，至少安静休息5分钟后开始测量；测量时裸露上臂，上臂与心脏（乳头）处于同一水平；将袖带紧贴缚于上臂，袖带下缘在肘弯上2.5cm；测压时不讲话，不活动肢体，保持安静。

（5）测量方案：建议每天早晨和晚上测量血压，每次测2～3遍，取平均值；血压控制平稳者，可每周1次监测血压。

（6）最好能够详细记录每次测量血压的日期、时间以及所有血压读数，而不是只记录平均值。应尽可能向医生提供完整的血压记录。

（7）对于精神高度焦虑的患者，不建议自测血压。

6. 现存及潜在的护理诊断

（1）疼痛　头痛，与血压升高有关。

（2）有受伤的危险　与头晕或发生直立性低血压有关。

（3）知识缺乏　缺乏疾病保健知识和高血压用药知识。

（4）潜在并发症　高血压急症。

7. 主要护理措施

（1）疼痛　头痛，与血压升高有关。

1）减少引起或加重头痛的因素：为患者提供安静、舒适的环境，尽量减少探视；嘱患者注意休息，抬高床头，改变体位时动作要缓慢；向患者解释头痛主要与高血压有关，血压恢复正常且平稳后头痛症状可减轻或消失；指导患者使用放松技术，如心理训练、音乐治疗、缓慢呼吸等；避免劳累、情绪激动、精神紧张、环境嘈杂等不良因素。

2）用药护理：遵医嘱应用降压药物治疗，监测血压的变化以判断疗效，并密切观察药物不良反应。

（2）有受伤的危险　与头晕或发生直立性低血压有关。

1）避免受伤：患者有头晕、眼花、视力模糊等症状时，应嘱患者卧床休息，上厕所或外出时有人陪伴，若头晕严重，应协助在床上大小便；伴恶心、呕吐的患者，应将痰盂放在患者触手可及处，防止取物时跌倒；避免迅速改变体位、活动场所光线暗、病室内有障碍物、地面滑、厕所无扶手等危险因素，必要时病床加用床栏。

2）直立性低血压的预防及处理：首先告诉患者直立性低血压的表现为乏力、头晕、心悸、出汗、恶心、呕吐等，在联合用药、服首剂药物或加量时应特别注意；避免长时间站立，尤其是在服药后最初的几个小时内；改变姿势，特别是从卧、坐位起立时动作宜缓慢，如在睡前服药，夜间起床排尿时应注意；指导患者在直立性低血压发生时，采取下肢抬高平卧位，以促进下肢血液回流。

（3）知识缺乏　缺乏疾病保健知识和高血压用药知识。

1）疾病知识指导：让患者了解自己的病情，告知患者高血压的风险和有效治疗的益处，指导患者调整心态，尽量避免导致血压升高的各种诱因，积极配合治疗。

2）饮食指导：限制钠盐摄入，每日钠盐摄入量应低于6g，减少含钠较高的加工食品如咸菜、火腿、罐头等；控制能量摄入以控制体重，减少脂肪摄入，补充适量蛋白质，多吃蔬菜、增加粗纤维食物摄入。

3）运动指导：指导患者根据年龄和血压水平选择适宜的运动方式，合理安排运动量，具体项目可选择步行、慢跑、太极拳、气功、游泳等，以活动时不出现不适反应为度，避免竞技性和力量型运动。

4）用药指导：向患者强调长期药物治疗的重要性，增加患者服药依从性，指导患者要遵医嘱按时按量服药，不可擅自停药或更改药量。

5）病情监测指导：教会患者和家属正确的家庭血压测量方法，并做好记录，每次就诊要携带记录，作为医生调整药量或选择用药的依据。

（4）潜在并发症　高血压急症。

1）避免诱因：向患者阐明不良情绪可诱发高血压急症，根据患者的性格特点，提出改变性格的方法，避免情绪激动，保持情绪平和、轻松、稳定；指导其按医嘱服用降压药物，不可擅自增减药量，更不可突然停服，以免血压突然急剧升高；同时指导其避免过劳和寒冷刺激。

2）病情监测：定期监测血压，一旦发现血压急剧升高、剧烈头痛、呕吐、大汗、视力模糊、面色及神志改变，肢体运动障碍等症状，立即通知医生。

3）高血压急症的护理：患者绝对卧床休息，抬高床头，避免一切不良刺激和不必要的活动，协助生活护理；保持呼吸道通畅，吸氧；安定患者情绪，必要时用镇静剂；连接好心电、血压、呼吸监护；迅速建立静脉通路，遵医嘱尽早应用降压药物，用药过程中注意监测血压的变化，避免出现血压骤降，特别是应用硝普钠和硝酸甘油时，应严格遵医嘱控制滴速，密切观察药物的不良反应。

三、院内心脏骤停

【病例】

陈某，男，60岁，胸痛反复发作20天，加重1天，意识不清1分钟。

患者20天前无明显诱因出现胸痛，未特殊诊疗，昨日加重，今日于我院一楼大厅突然意识不清，家属遂于急诊科呼救。患者意识不清，呼之不应，颜面紫绀，叹气样呼吸，大动脉搏动消失，心音消失。初步诊断为猝死。

抢救经过：08时25分就地心肺复苏，由急诊科医生护士经平车转入抢救室。持续心肺复苏，球囊辅助通气。皮肤紫绀，瞳孔散大固定，对光反射消失，角膜反射消失。心电监护示：血氧60%，室颤，血压测不出。指尖血糖6.0mmol/L。电除颤1次，开静脉通路，静推肾上腺素1mg，持续心肺复苏、辅助通气；盐酸胺碘酮300mg配液泵推。先后给予电除颤4次。经抢救30分钟，于08时55分，患者心跳恢复，呼吸改善，瞳孔对光反射未恢复，皮肤紫绀。心电监护：心率118～126次/分（窦性心律），血氧90%～100%，呼吸18～26次/分，血压94/59mmHg。意识仍未恢复。继续给予参附注射液50mL、醒脑静20mL、纳美芬2mL静推，碳酸氢钠50mL静推。09时30分，患者意识恢复，各种反射恢复，躁动，给予地西泮5mg肌注。收入急诊观察病房。患者心脏彩色多普勒超声示：左室中下部后侧壁心肌肌层内似可见弱回声，达心内膜下。认为患者猝死，与心内肿物导致心脏电生理异常，出现恶性心律失常导致猝死发生。经系统诊疗后，患者病情稳定出院。

问题：

1. 简述心脏骤停的概述。

2. 简述心脏骤停的病因。

3. 简述心脏骤停的病机。

4. 简述心脏骤停的并发症。

5. 简述心脏骤停的预防。

6. 写出本病的护理诊断。

7. 写出主要护理措施。

【答案解析】

1. 概述 心脏骤停是指各种原因引起的心脏突然停止跳动，有效泵血功能消失，引起全身严重缺氧、缺血。临床表现为扪不到大动脉搏动和心音消失；继之意识丧失，呼吸停止，瞳孔散大，若不及时抢救可引起死亡。一般认为，心脏停搏 5～10 秒可出现眩晕或晕厥，超过 15 秒可出现晕厥和抽搐，超过 20 秒可出现昏迷；若循环停止后 4～6 分钟可发生严重损害，10 分钟内未进行心肺复苏，脑神经功能极少能恢复至发病前水平。因此，心脏骤停是临床上最危重的急症，必须争分夺秒积极抢救。

2. 心脏骤停的原因

（1）心源性因素 原发性心脏疾患，缺血性心脏病是心脏骤停的最常见原因，例如冠心病。此外也可见于心肌病、心瓣膜病、主动脉疾病及先天性心脏病等。

（2）非心源性因素

1）意外事件，如电击伤、严重创伤、溺水、雷击等。

2）麻醉和手术中的意外。

3）电解质的紊乱，如高血钾症、低血钾症、低镁血症、高镁血症、低钙血症和严重的酸中毒都可促使心脏骤停。

4）药物中毒或过敏，如洋地黄、奎尼丁等中毒或青霉素、头孢过敏等。

3. 心脏骤停的病理生理机制 导致心脏骤停的病理生理机制最常见为快速型室性心律失常（室颤和室速），其次为缓慢性心律失常或心室停顿，较少见的为无脉性电活动。心跳呼吸骤停首先导致机体缺氧和二氧化碳潴留。心肌对缺氧十分敏感，缺氧可导致心肌劳损、心肌收缩力减弱，严重缺氧时心率减慢，心排血量减少，血压下降，心律失常和代谢性酸中毒，从而抑制心肌收缩力，可使心脏出现心室纤颤而致心脏停搏。因脑耗氧量占全身耗氧量的 20%～50%，严重缺氧使脑组织受损害，一旦呼吸心跳停止，脑血循环停止，会迅速出现昏迷，心跳呼吸停止 4～6 分钟即可导致脑细胞死亡。

4. 心脏骤停的并发症

（1）低血压和休克 缺氧和二氧化碳积聚可影响心肌功能；胸内心脏按压或心内穿刺注射药物次数过多，均影响心肌的功能，使心脏搏出量减少，以致引起低血压。心肺复苏患者的心泵功能变化，复苏早期心搏出量多数偏低，因心率增快，心输出量尚能代偿，但左心室每搏功指数及外周血管阻力增加，心肌收缩功能明显下降，心脏指数减少。

（2）心力衰竭 心脏复跳的时间过长，心肌长时间处于缺血缺氧状态，造成心脏的损害；在抢救中应用大量血管收缩药物，使周围血管阻力增加，相应增加心脏负担。加之心律失常、液体的输入过多、过快及电解质紊乱和酸碱平衡失调等都损伤心肌，增加心脏的负担，易引起急性左心衰竭。

（3）心律失常　心律失常产生的原因主要包括心脏骤停后心肌缺氧性损害，严重的电解质或酸碱平衡紊乱，复苏药物的影响，心室内注射时部分药物误入心肌内，过度低温等。由于以上的病理生理及生化改变直接作用于心肌，使心肌的应激性增加而引起各种心律失常。

（4）呼吸功能不全　心肺复苏的抢救过程中，患者处于昏迷状态，咳嗽反射消失，气道分泌物不能及时清除，易引起肺不张，通气/血流比例失调，肺内分流增加，导致低氧血症；同时痰液的吸入和胃内容物的反流，以及脱水、冬眠药物、低温与大剂量肾上腺皮质激素应用，均可导致肺部感染；故在复苏早期就可以出现成人呼吸窘迫综合征。

（5）神经系统并发症　心脏呼吸骤停患者虽经初步复苏成功，但在神经系统方面的病残率极高。可从局灶性到弥漫性脑损害，从暂时性到永久性损害，从轻度的功能障碍到不可逆性昏迷和死亡。所以，脑复苏不但要迅速改善和纠正脑缺血的即时影响，同时更应积极防治骤停后继发性脑缺血缺氧性损害，促使脑功能得以尽快地恢复。

（6）肾功能衰竭　由于心脏骤停和低血压使肾脏血流量停止或减少，引起肾脏皮质缺血和肾血管收缩。当血压低于8.0kPa(60mmHg)时，肾小球滤过作用停止，并使血管紧张素和肾素活性上升，进一步引起肾血管收缩及肾缺血，这种状态持续时间过长，可引起肾功能衰竭。

（7）水与电解质平衡失调　在抢救心脏呼吸骤停患者的过程中，易发生水与电解质的紊乱，多见高钾血症、低钾血症、高钠和低钠血症等。

（8）酸碱代谢失衡　心脏骤停及复苏的过程中，组织酸中毒以及由此引起的酸血症是由于通气不足和缺氧代谢所致的动态过程。这一过程取决于心脏停搏时间的长短和CPR期间的血流水平。

（9）感染　复苏后继发感染的原因不仅和病原菌的入侵有关，更重要的是在复苏的过程中，由于机体防御能力的削弱，病原菌乘虚而入，尤其一些在人体或环境中未被重视的非致病菌或弱度病菌却成了感染的重要病原。可出现肺炎、败血症、尿路感染和其他感染等。

（10）消化系统并发症　心脏呼吸骤停患者复苏成功后，微血管低氧区仍持续存在，低氧区激发和增强免疫反应，进而增加氧需求，同时氧摄取能力降低，引起低氧血症的加重。由于肠黏膜组织脆弱，对缺氧耐受极差，容易遭受低灌注损伤，可出现肠功能衰竭和上消化道出血等。

（11）其他并发症

1）高血糖症　机体在遭受严重创伤应激后，会出现血糖反应性升高。

2）高淀粉酶血症　可能与心脏停搏后胰腺缺血、缺氧导致胰淀粉酶大量释放有关。

5. 心脏骤停的预防

（1）心脏骤停与心源性猝死发生后，心肺复苏的成功率很低，因此目前主要是对其积极预防。急救干预（现场急救）主要在于加强普及社区公众的心肺复苏训练，提高公众的急救意识；加强急救体系的建设，扩大急救网络以及缩短呼叫至到达现场的时间，使患者得到及时救治，降低猝死率。

（2）加强对常见心血管疾病的环境因素、遗传因素的监控，遵循合理的生活方式，避免暴饮、暴食、剧烈运动及情绪激动等猝死的诱因。

（3）熟悉心脏骤停高危患者的识别，下列几种情况极易出现心脏骤停：①既往有过原发性室颤史。②冠心病患者，曾有快速室性心动过速发作史。③急性心肌梗死恢复后6个月内，有室性期前收缩，分级在 Lown 氏 Ⅱ 级以上，特别是伴有严重左室功能不全 (EF < 40%) 或有明显心力衰竭者。④有 Q–T 间期延长及 Q–T 间期离散度增加，尤其是伴晕厥者。

（4）心脏骤停再发的预防：对于持续性室性心动过速或心室颤动的存活者，为预防潜在致死性心律失常的再发，可采用抗心律失常药物治疗；若无效，则新近开展的外科治疗或植入抗心动过速和抗心室颤动装置都可考虑。

6. 护理诊断

（1）恐惧　与心脏骤停濒临死亡有关。

（2）不能维持自主呼吸　与复苏后呼吸功能不全有关。

7. 护理措施

（1）心肺复苏　立即行心肺复苏术。

（2）建立静脉通路　迅速建立至少两条静脉通路，以维持有效循环和使用各类抢救药物。

（3）保持呼吸道通畅　吸氧（流量为 5 ～ 6L），必要时行气管插管和使用人工呼吸器。

（4）心电监护　观察抢救效果，必要时除颤起搏。

（5）记录　及时准确记录患者的情况及抢救过程。

（6）复苏后的处理　①设专人监护，密切观察患者神志、瞳孔、心率、心律、血压的变化。心率应维持在 80 ～ 120 次 / 分，心率过缓或过速，心律不齐均易再次出现停搏或心功能不全，应及时采取防治措施；患者血压应维持在 80 ～ 90 / 50 ～ 60mmHg，若血压测不到，应通知医生。②头部抬高 15°～ 30°，有利于减轻脑水肿，足部抬高 15°～ 20°，有利于下肢静脉回流。③降低颅内压，预防脑水肿，可置冰袋、冰帽于头部，足底置热水袋保暖，保持体温 32 ～ 35℃，遵医嘱给以脱水剂，细胞活化剂，保护脑组织。④复苏后的呼吸功能不健全，可表现为呼吸不规则、表浅、潮式呼吸、间断呼吸等，鼓励患者咳嗽排痰等，必要时行气管插管，使用人工呼吸机或做气管切开术。⑤严格记录 24 小时尿量，以判断病情。⑥加强基础护理，角膜涂软膏，盐水纱布遮盖，防止角膜炎；做好口腔护理，2 次 / 日，防止口腔炎症；注意皮肤护理，定时翻身，保持皮肤的清洁干燥。⑦预防感染，严格遵守各项无菌操作，尽早拔除插管，合理使用抗生素。⑧做好心理护理，安慰患者，告知患者抢救成功已无风险。

第三节　消化系统疾病综合护理

一、消化性溃疡

【病例】

顾某，男，52 岁，主诉：间断性胃脘部胀闷不适，加重 3 天。

患者 4 个月前，无明显诱因出现胃脘部胀闷不适，未在意，自行饮食控制，未见明显改善。2017 年 6 月就诊于我院，胃镜示：胃溃疡、十二指肠多发溃疡等，予以住院治疗。

现症：胃脘部胀闷不适，反酸，胃灼热，乏力，口苦，口干，恶心，打嗝，纳差，二便可。

平素身体健康状况良好；否认冠心病史；否认高血压病史；否认血脂异常；否认糖尿病史；否认脑梗死、脑出血等病史；否认肺结核、肝炎等传染病史；胃溃疡病史 20 余年；否认外伤手术史；否认输血史；无食物及药物过敏史。

体格检查：体温 36.7℃，脉搏 94 次 / 分，呼吸 20 次 / 分，血压 103/65mmHg。皮肤黏膜未见异常，无水肿；淋巴结未见异常；颈部未见异常；胸部未见异常；周围血管检查未见异常；腹部未见异常；脊柱四肢未见异常；神经系统未见异常。

辅助检查：胃镜：食管炎，慢性浅表性胃炎伴糜烂性改变，胃底部息肉，胃窦多发性溃疡（性质待查），幽门管炎，十二指肠球部多发溃疡（活动期）。

问题：

1. 该患者的入院诊断是什么？

2. 该病的病因和发病机制都有哪些？

3. 试述该病的胃镜及组织病理检查。

4. 该病的并发症都有哪些？

5. 该患者现存及潜在的护理诊断有哪些？

6. 该患者采取的主要护理措施是什么？

7. 如何为该患者做好饮食指导？

【答案解析】

1. 诊断　胃溃疡。

消化性溃疡（peptic ulcer，PU）指胃肠道黏膜被自身消化而形成的溃疡，可发生于食管、胃、十二指肠、胃 – 空肠吻合口附近，以及含有胃黏膜的 Meckel 憩室。胃、十二指肠球部溃疡最为常见。

2. 病因和发病机制　胃酸、胃蛋白酶的侵袭作用与黏膜的防御能力间失去平衡，胃酸对黏膜产生自我消化。消化性溃疡的常见病因如下：

（1）幽门螺杆菌 Hp 感染。已经确认 Hp 感染是消化性溃疡的重要病因，十二指肠球部溃疡患者的 Hp 感染率最高达 90% ～ 100%，胃溃疡为 80% ～ 90%。同样，在 Hp 感染高的人群，消化性溃疡的患病率也较高。清除 Hp 可加速溃疡的愈合，显著降低消化性溃疡的复发率。

（2）药物因素。长期服用非甾体抗炎药（NSAIDs）、糖皮质激素、氯吡格雷、化疗药物、双磷酸盐、西罗莫司等药物的患者可以发生溃疡。NSAIDs 是导致胃黏膜损伤最常见的药物，有 10% ～ 25% 的患者可发生溃疡。

（3）部分消化性溃疡患者有该病的家族史，提示可能的遗传易感性。正常人的胃黏膜内，大约有 10 亿壁细胞，平均每小时分泌盐酸 22 mmoL，而十二指肠球部溃疡患者的壁细胞总数平均为 19 亿，每小时分泌盐酸约 42 mmoL，比正常人高出 1 倍左右。但是个体之间的壁细胞数量也有很大的差异，十二指肠球部溃疡患者和正常人之间存在显著的重叠现象。

（4）十二指肠 – 胃反流可导致胃黏膜损伤；胃排空延迟及食糜停留过久可持续刺激胃窦 G 细胞，使之不断分泌促胃液素。

应激、吸烟、长期精神紧张、进食无规律等是消化性溃疡发生的常见诱因。尽管胃溃疡和十二指肠球部溃疡同属于消化性溃疡，但胃溃疡在发病机制上以黏膜屏障功能降低为主要机制，十二指肠球部溃疡则以高胃酸分泌起主导作用。

3. 胃镜及组织病理　胃镜及组织病理：胃镜下所见典型的胃溃疡多见于胃角和胃窦小弯，活动期消化性溃疡一般为单个，也可多个，呈圆形或卵圆形。大多数活动性溃疡直径 <10mm，边缘光整，底部由肉芽组织构成，覆以灰黄色渗出物，周围黏膜常有炎症水肿。溃疡深者可累及胃壁肌层甚至浆膜层，累及血管时可导致出血，侵及浆膜层时可引起穿孔。愈合期溃疡，可见瘢痕。十二指肠球部溃疡的形态与胃溃疡相似，多发生在球部，以紧邻幽门环的前壁或后壁多见，十二指肠球部可因反复发生溃疡，瘢痕收缩而形成假性憩室。显微镜下，溃疡所致的黏膜缺损超过黏膜肌层。

4. 该病的主要并发症

（1）出血　消化性溃疡是上消化道出血中最常见的病因，约占所有病因的 50%，十二指肠球部溃疡较胃溃疡易发生。当消化性溃疡侵蚀周围或深处的血管，可产生不同程度的出血。轻者表现为黑粪，重者出现呕血。有慢性腹痛的患者，出血后腹痛可减轻。胃镜下溃疡出血病灶的 Forrest 分型，有助于评估病灶再出血的概率。

（2）穿孔　当溃疡向深处发展，穿透胃、十二指肠壁，可有以下三种后果：

1）溃破入腹腔引起弥漫性腹膜炎　呈突发剧烈腹痛，持续而加剧，先出现于上腹，继之延及全腹。体征有腹壁板样僵直，压痛、反跳痛，肝浊音界消失，部分患者出现休克。

2）溃破穿孔并受阻于毗邻实质性器官　如肝、胰、脾等（穿透性溃疡）发生较慢，改变了腹痛规律，变得顽固而持续。如穿透至胰腺，则腹痛放射至背部，血淀粉酶可升高。

3）穿入空腔器官形成瘘管　十二指肠球部溃疡可以穿破胆总管，胃溃疡可穿破入十二指肠横结肠，可通过钡餐或 CT 检查确定。

（3）幽门梗阻　多由十二指肠球部溃疡及幽门管溃疡引起。炎性水肿和幽门平滑肌痉挛所致暂时梗阻可因药物治疗、溃疡愈合而消失；瘢痕收缩或与周围组织粘连而阻塞胃流出道，则呈持续性梗阻，需要手术治疗。临床症状常有明显上腹胀痛，餐后加重，呕吐后腹痛可稍缓解，呕吐物可为宿食；严重呕吐可致失水，低氯、低钾性碱中毒；体重下降、营养不良。体检可见胃蠕动波及震水声。

（4）癌变　溃疡由良性演变为恶性的概率很低，估计小于1%的胃溃疡有可能癌变，十二指肠球部溃疡一般不发生癌变。

5. 该患者现存及潜在的护理诊断

（1）疼痛　与胃酸刺激溃疡面，引起化学性炎症反应有关。

（2）体液不足，低于机体需要量　与疼痛致摄入量减少及消化吸收障碍有关。

（3）活动无耐力　患者虚弱、疲乏。

（4）知识缺乏　有关消化性溃疡病因及预防知识的缺乏。

（5）上消化道出血　患者有上消化道出血的危险。

6. 该患者采取的主要护理措施

（1）注意观察及详细了解患者疼痛的规律和特点，并按其特点指导患者缓解疼痛的方法；嘱患者遵医嘱按时服药；尽量避免疼痛的诱发因素；告诉患者剧烈疼痛时及时报告。

（2）建立静脉通路，遵医嘱补液；调节补液速度，开始扩容阶段输液速度稍快，以恢复有效循环血容量，尤其是出现低血容量休克时就快速滴入；遵医嘱补钾。

（3）嘱患者活动时，一旦出现头晕、心慌、出汗、憋气等症状，立即卧床休息；患者外出时由家属或护工陪同；随着病情的好转，逐渐增加活动量。

（4）指导患者劳逸结合，避免过度劳累和精神紧张；保持乐观情绪，避免情绪抑郁；指导患者平时饮食要规律，多吃清淡、易消化的食物，以面食或软食为主，少量多餐，避免辛辣刺激食物，避免暴饮暴食，戒烟酒，不饮浓茶或咖啡。

（5）指导患者按溃疡病的疗程服药，以及服药的注意事项；指导患者避免应用加重溃疡的药物，如阿司匹林等；及时观察大便的性质、颜色、量，及时发现有无潜血；疼痛剧烈或合并消化道出血时，嘱患者卧床休息，协助生活护理，遵医嘱给予止血药或血液制品。

7. 饮食指导

（1）少量多餐，定时定量。每天5～7餐，每餐量不宜多，减少对胃肠道的负担。

（2）避免机械性和化学性刺激的食物。去除一切对胃肠道黏膜有化学性刺激的食物，如香料、胡椒、辣椒、咖啡、可可等。禁忌易产酸的食物，如地瓜、土豆、过甜点心及糖醋食品等；禁忌易产气的食物，如生葱、生蒜、生萝卜、蒜苗、洋葱等；禁忌生冷食物，如大量的冷饮、凉拌菜等；禁忌坚硬的食物，如腊肉、火腿、香肠、蚌肉、干果类等。去除粗糙的食物，不宜食用含粗纤维多的食物，如粗粮、芹菜、韭菜、雪菜、竹笋等。

（3）不需严格限制脂肪。因为脂肪可以抑制胃酸分泌，适量的脂肪对胃肠黏膜没有刺激。

（4）摄取适量的蛋白质。蛋白质对胃酸起缓冲作用，可中和胃酸，但蛋白质在胃内的消化产物又可促进胃酸分泌，应供应适量的蛋白质以维持机体需要。

（5）多食碳水化合物。碳水化合物不是胃酸分泌的强刺激物，每天可供给 300～350g。选择易消化食物如面条、混沌等。蔗糖不宜太多，以避免使胃酸分泌增加，引起胀气。

（6）供给丰富的维生素。选富含 B 族维生素、维生素 A 和维生素 C 的食物，适当食用富含 B 族维生素的粗粮。

二、肝硬化

【病例】

王某，女，59 岁，主诉：间断性胁部不适，加重 5 天。

患者 4 个月前无明显诱因出现胁部不适，未予治疗。5 天前，上述症状加重，为中医药系统治疗，门诊以肝硬化收入疗区。自带某大学附属一院检查结果，其消化系统彩超示：肝硬化、慢性胆囊炎，脾肿大。

现症：胁部不适，胃胀，头晕，口苦，怕热，纳少，眠差，小便黄，大便每日一次，量少，不成形。

平素身体健康状况一般，否认冠心病史；否认高血压病史；否认血脂异常；Ⅱ型糖尿病 3 年，自服降糖一号，血糖控制尚可；否认脑梗死、脑出血等病史；脑动脉硬化 7年；否认肺结核；乙肝 50 年；肝硬化 4 个月；否认外伤手术史；否认输血史；无食物及药物过敏史。

体格检查：体温 36.4℃，脉搏 73 次/分，呼吸 20 次/分，血压 105/60mmHg。皮肤黏膜正常，无水肿；淋巴结未见异常；颈部未见异常；胸部未见异常；周围血管未见异常；腹部未见异常；脊柱四肢未见异常；神经系统未见异常。

辅助检查：消化系统彩超示：肝硬化，慢性胆囊炎，脾肿大；乙肝相关检查：表面抗原 25.87；e 抗体 0.01；核心抗体 0.12，肝功：AST 37U/L，GGT 6IU/L，TBA 23.10μmol/L，PA 45.02mg/L，ALB 35.6g/L，TBLL 366.7μmol/L，DBLL 12.1μmoL/L，IBLL 24.6μmol/L；血常规：白细胞 2.94×10^9，PLT 60×10^9。

问题：

1. 该患者的入院诊断是什么？

2. 该病的病因和发病机制都有哪些？

3. 该病的并发症都有哪些？

4. 该患者现存及潜在的护理诊断有哪些？

5. 该患者主要的护理措施有哪些？

6. 如何为该患者做饮食指导？

【答案解析】

1. 诊断　肝炎肝硬化；乙型；代偿期。

肝硬化是一种常见的慢性肝病，可由一种或多种原因引起肝脏损害，肝脏呈进行性、弥漫性、纤维性病变。具体表现为肝细胞弥漫性变性坏死，继而出现纤维组织增生和肝细胞结节状再生，这三种改变反复交错进行，其结果是肝小叶结构和血液循环途径逐渐被改建，使肝变形、变硬而导致肝硬化。该病早期无明显症状，后期则出现一系列不同程度的门静脉高压和肝功能障碍，直至出现上消化道出血、肝性脑病等并发症及死亡。

2. 病因和发病机制　引起肝硬化的病因很多，在我国以病毒性肝炎为主，欧美国家以慢性酒精中毒多见。病毒性肝炎主要为乙型、丙型和丁型肝炎病毒感染，约占60%～80%，通常经过慢性肝炎阶段演变而来，急性或亚急性肝炎如有大量肝细胞坏死和肝纤维化可以直接演变为肝硬化，乙型和丙型或丁型肝炎病毒的重叠感染可加速发展至肝硬化。

各种因素导致肝细胞损伤，发生变性坏死，进而肝细胞再生和纤维结缔组织增生，肝纤维化形成，最终发展为肝硬化。其病理演变过程包括以下 4 个方面：

（1）致病因素的作用使肝细胞广泛的变性、坏死，肝小叶的纤维支架塌陷。

（2）残存的肝细胞不沿原支架排列再生，形成不规则结节状的肝细胞团（再生结节）。

（3）大量纤维结缔组织增生，包绕再生结节或将残留肝小叶重新分割，导致假小叶形成，这是肝硬化的典型形态改变。

（4）受再生结节挤压，肝内血管扭曲、血循环紊乱，以致门静脉高压、侧支循环建立和开放。

3. 常见并发症

（1）上消化道出血　最常见的并发症。病因为食道、胃底静脉破裂、消化性溃疡、门脉高压性胃病等。常突然大量呕血、黑便、伴出血性休克或诱发肝性脑病。

（2）肝性脑病　最严重的并发症，亦是最常见的死亡原因。

（3）自发性腹膜炎（SBP）　发热、腹痛、腹水迅速增长、轻重不等的腹膜刺激征或腹部压痛。

（4）原发性肝癌　症状迅速变化，肝脏迅速肿大，持续肝区疼痛，肝表面发现肿块，腹水呈血性。

（5）肝肾综合征 (hepatorenal syndrome，HRS)　出现大量腹水时，有效循环血量不足及肾内血流重分布等因素，发生此病。特征：①自发性少尿或无尿；②氮质血症；③稀释性低血钠和低尿钠；④肾无重要病理改变。

（6）肝肺综合征（hepatopulmonary syndrome，HPS）　严重肝病、肺血管扩张和低氧血症组成的三联征。表现为呼吸困难及低氧血症，内科治疗无效，吸氧改善症状，但不能逆转病程，肺血管扩张。

（7）电解质和酸碱平衡紊乱 低钾、低钠、低氯血症与代谢性碱中毒。

（8）门静脉血栓形成 急性完全阻塞时剧烈腹痛，血便，休克，脾脏迅速增大，腹水迅速增加。

4. 现存及潜在的护理诊断

（1）营养失调 低于机体需要量与肝功能减退、门脉高压引起的消化、吸收障碍有关。

（2）体液过多 与低蛋白血症、水钠潴留有关。

（3）有体液不足的危险 尿量过多、胃肠道出血、凝血功能障碍。

（4）有皮肤完整性受损的危险 黄疸、紫癜、腹水、腹壁静脉曲张、蜘蛛痣和肝掌。

（5）潜在并发症 肝肺综合征。

5. 主要护理措施

（1）指导患者合理饮食，患者的能量来源以碳水化合物为主；少量多餐，给高热量、高蛋白、多维生素、低脂少渣饮食；饮食中适当增加维生素，尤其是脂溶性维生素，因为胆汁分泌不足，脂溶性维生素吸收能力差；有腹水时给低盐或无盐饮食；必要时遵医嘱给予肠内或肠外营养支持。

（2）遵医嘱限制液体出入量；给低盐或无盐低钠饮食；遵医嘱使用利尿剂。利尿剂过量可引起脱水和急性肾小管硬化和肝肾综合征；协助医生做腹腔穿刺放液。

（3）根据医嘱给予静脉补液，必要时输血；使用利尿剂期间，密切观察生命体征的变化；若发生胃肠道出血，立即通知医生并开放静脉通路，增加输液量，做好输血准备，密切监测生命体征，注意血压和脉搏的变化；观察出血量；呕血时，使患者头偏向一侧，防止窒息；安慰患者，让患者保持安静；遵医嘱给予止血剂，并配合医生积极止血。

（4）协助患者用温水清洗皮肤；鼓励患者不抓挠皮肤，否则容易引起细菌侵入和局部感染；可以给患者戴手套；遵医嘱使用抗组胺药。

（5）遵医嘱吸氧；抬高床头，使患者半卧位，可减轻腹水对膈肌和肺部的压力，有利于呼吸；协助患者进食或饮水，以减少误吸的危险；如果患者神志不清，禁止患者进食和饮水；鼓励患者翻身、咳嗽和深呼吸；必要时吸痰。

6. 饮食指导 饮食上应以清淡易消化、不易引起胀气、富含维生素的食物为主。香蕉、苹果、草莓等水果；花生油、茶籽油、芝麻油等；瘦肉、草鱼、水豆腐等；还应该有少量的蔬菜（西红柿、小白菜、冬瓜、丝瓜等）。红薯，土豆，莴苣应少吃。应采用清淡饮食，即平常所说的素食，少吃高脂肪的油腻食物。高蛋白食物的摄入也要适量，以免增加肝脏的负担。要多吃新鲜蔬菜，如胡萝卜、白菜、菜花、圆白菜、西红柿、黄瓜。可以经常吃香菇、木耳、豆腐、豆浆、花生、核桃、芝麻等。另外，每天吃一些新鲜水果如桃、苹果、梅子、西瓜、猕猴桃等。

（1）日常饮食要定时、定量、少食多餐以减少胃肠道的负担。

（2）多吃含维生素 A、C、E 的食品，多吃绿色蔬菜和水果。

（3）常吃含有抑癌作用的食物，如芥蓝、包心菜、胡萝卜、油菜、植物油、鱼等。

（4）坚持食用低脂肪、高蛋白质、易消化的食物，如瘦肉、鸡蛋及酸奶、鲜果汁、鲜菜汁。

（5）食物要新鲜，不吃发霉变质的食物。

（6）要保持大便通畅，便秘患者应吃富有纤维素的食物，以及每天喝一些蜂蜜。

（7）主要食物应包括有牛奶、鸡蛋、豆浆、藕粉、果汁、菜汁、瘦肉泥、肝泥等。

三、急腹症（急性胰腺炎）

【病例】

王某，男，56 岁，主诉：上腹部胀痛伴恶心、呕吐、排气不畅、左肩部放射痛 14 小时。

患者 14 小时前进食大量油腻食物后出现上腹部胀痛伴恶心、呕吐、排气不畅、左肩部放射痛，呕吐物为胃内容物，无发热及其他不适，未予重视。今晨因症状无缓解来我院就诊，行血常规、血淀粉酶、尿淀粉酶检查后急症入院。

现症：上腹部胀痛伴恶心、呕吐、排气不畅、左肩部放射痛。

平素身体状况良好；否认冠心病史；否认高血压病史；否认血脂异常；否认糖尿病史；否认脑梗死、脑出血等病史；否认肺结核、肝炎等传染病史；否认外伤手术史；否认输血史；无食物及药物过敏史。

体格检查：体温 36.8℃，脉搏 94 次 / 分，呼吸 22 次 / 分，血压 124/84mmHg。皮肤黏膜正常，无水肿；淋巴结正常；颈部正常；胸部正常；周围血管正常；脊柱四肢正常；腹部柔软，无液波震颤。左上腹部横向性压痛（＋），反跳痛（＋），无肌紧张。腹部无肿块；肝脏未触及肿块；双肾区叩痛阴性。

辅助检查：血常规：白细胞 $10.36×10^9$/L，淋巴细胞 18.10%。尿淀粉酶 610U/L，血淀粉酶 151 U/L，脂肪酶 55.2 U/L。

问题：

1. 该患者的诊断是什么？

2. 本病的病因有哪些？

3. 该患者目前存在哪些护理问题？

4. 护士应采取哪些护理措施？

【答案解析】

1. 诊断　急性胰腺炎。

2. 病因　最常见的是胆道疾病和酗酒。

3. 护理问题

（1）饮食模式的改变 与胃肠减压有关。

（2）排尿模式的改变 与带尿管有关。

（3）焦虑 与疾病的发生、发展有关。

（4）有体液不足的危险 与炎性渗出、呕吐、禁食有关。

4.护理措施

（1）饮食模式的改变 与胃肠减压有关。

1）向患者讲解留置胃肠减压管的重要性，妥善固定好胃管，防止自行拔出、脱落、扭曲、受压，保持有效引流，注意观察颜色变化，如出现血性胃内容物，应及时通知医生。

2）每日早晚各一次口腔护理，指导患者漱口，保持口腔清洁无异味。

（2）排尿模式的改变 与带尿管有关。

1）向患者讲解留置尿管的重要性，妥善固定好尿管，防止脱落、扭曲、受压。

2）每日早晚各一次尿口护理，更换一次尿袋，尿袋位置注意不要高于尿口，防止逆流感染。

3）每日定时开放尿管，训练排尿功能。

（3）焦虑 与疾病的发生、发展有关。

1）加强与患者的沟通，告知发病突然、发展迅速并不可怕，安慰鼓励患者。介绍治疗需经历的阶段，用药情况及康复的基本过程。

2）保持环境安静、清洁，轻柔、熟练地进行各项护理操作。

（4）有体液不足的危险 与炎性渗出、呕吐、禁食有关。

1）严密监测生命体征的变化，监测电解质及酸碱平衡。

2）遵医嘱给予静脉通路，补充血容量，禁食期间给予肠外营养支持。

3）准确记录 24 小时出入量。

第四节　泌尿系统疾病综合护理

一、肾病综合征

【病例】

姜某，女，60 岁，主诉：间断性乏力 3 年，伴双下肢轻度水肿 15 天。

患者 3 年前无明显诱因出现乏力、眼睑浮肿，于某大学一院就诊，查尿蛋白（+++），尿潜血（++），入院后行肾穿活检，结果显示膜性肾病，用激素治疗（具体用药不详），症状好转后出院。出院后 7 天再次出现眼睑水肿，于我院就诊，予口服醋酸泼尼松片治疗至今，现减量至醋酸泼尼松片 10mg，日 1 次，口服半年，间断性口服肾炎康复片。自觉症状恢复良好，复查尿蛋白（+++），尿潜血（++）。15 天前因劳累后出现乏力加重，眼睑浮肿，7 天前于我院门诊查：尿蛋白（+++），尿潜血（++），今日为中西医系统治疗，由门诊收入院。

现症：乏力，双下肢轻度水肿，眼睑水肿，泡沫样尿，小便量约 1200mL，大便正常。

否认冠心病史；否认高血压史；否认糖尿病史；否认肺结核史；否认外伤史；无食物过敏史；无药物过敏史。

体格检查：体温 36.7℃，脉搏 76 次 / 分，呼吸 18 次 / 分，血压 135/82mmHg。双下肢轻度浮肿，眼睑浮肿。

辅助检查：尿蛋白（+++），尿潜血（++）。尿蛋白定量：24 小时总蛋白 0.59g/L，甘油三酯 6.43mmol/L，总胆固醇 8.58mmol/L，总蛋白 53g/L，白蛋白 23.4g/L。泌尿系统彩超显示：右肾大小 9.6cm×4.5cm，左肾 9.6cm×4.9cm，双肾被膜光滑，皮质厚度正常，集合系统结构尚清晰、增宽、回声增强。

问题：

1. 结合病例提出该患者的疾病诊断。

2. 简述本病的病因和发病机制。

3. 简述本病可能出现的并发症。

4. 写出现存及潜在的护理诊断。

5. 写出主要护理措施。

【答案解析】

1. 诊断　肾病综合征。

2. 病因病机　免疫介导的炎症所致的肾损害；蛋白尿的发病机制为肾小球滤过膜通透性增高，原尿中的蛋白含量增多，当蛋白增加超过肾小管的重吸收能力时，导致大量的蛋白尿溢出尿中，形成蛋白尿。

低蛋白血症的发生机制：大量蛋白尿从尿中丢失，肝脏相对合成不足。

水肿：因低蛋白血症导致血浆胶体渗透压明显下降而出现水肿。

病因：膜性肾病。

3. 并发症　感染、血栓形成、急性肾衰竭。

4. 现存及潜在的护理诊断

（1）营养失调　低于机体需要量，与大量蛋白尿有关。

（2）体液过多　与低蛋白血症致血浆胶体渗透压下降有关。

（3）知识缺乏　缺乏与本病有关的防治知识。

（4）有感染的危险　与机体抵抗力降低，应用激素有关。

（5）有皮肤黏膜完整性受损的危险　与水肿、营养不良有关。

（6）有血栓形成的危险　与水肿、有效循环血容量减少、血液浓缩有关。

5. 护理措施

（1）营养失调　低于机体需要量，与大量蛋白尿有关。

1）高热量饮食。热量按 0.13 ～ 0.15MJ（30 ～ 35kcal）/kg/d。粮谷类和薯类食物含碳水化合物较多，是主要的热量来源。

2）增加优质蛋白的摄入。1.5 ～ 2.0g/kg.d，每天的总量控制在 100 ～ 120g 以内，宜食优质蛋白，如鱼、瘦肉、乳类等。

3）低盐饮食。2 ～ 3g/d。忌食咸菜、熏肉、香肠、罐头等含盐量高的食物。

4）控制脂肪的摄入。低胆固醇饮食，脂肪总量为 50 ～ 70g/d，忌食蛋黄类、动物内脏、肥肉等食物。

（2）体液过多　与低蛋白血症致血浆胶体渗透压下降有关。

1）记录 24 小时出入量，每天晨起空腹排尿后测体重，定期评估水肿程度。

2）控制水的摄入，1000mL /d 以内。

3）用软枕等适当抬高下肢。

（3）知识缺乏　缺乏与本病有关的防治知识。

1）介绍疾病的发生、发展规律。

2）介绍用药目的、方法、注意事项、不良反应等，不可以自行停药、减量或增量。

3）学会自我观测病情，如监测体重、尿量、观察尿的颜色、有无泡沫等。

（4）有感染的危险　与机体抵抗力降低，应用激素有关。

1）注意个人卫生，饭后用淡盐水漱口等。

2）少到公共场所，避免呼吸道感染。

（5）有皮肤黏膜完整性受损的危险　与水肿、营养不良有关。

1）衣服宽松、柔软，防止衣服磨破皮肤。

2）定期修剪指甲，防止指甲过长而抓破皮肤。

3）观察皮肤有无红肿、破溃和化脓等情况发生。

（6）有血栓形成的危险　与水肿、有效循环血容量减少、血液浓缩有关。

1）适当活动肢体，一般情况好转后可逐步增加活动量。

2）遵医嘱按时应用降脂药。

二、慢性肾衰竭

【病例】

孙某，女，57 岁，主诉：乏力 2 年，加重 2 天。

患者两年前无明显诱因出现乏力，查血肌酐 107μmol/L，未重视，两天前无明显诱因乏力加重，就诊于某医院，查肌酐 472μmol/L，为中医系统治疗，经门诊收入我疗区。

现症：乏力，腰痛，头晕，夜尿 1 ～ 2 次，大便正常，食欲可，睡眠可。

平素身体健康状况一般；否认冠心病史；高血压病史 10 余年，（血压最高达

200/100mmHg），口服施慧达每日 1 次，每次 37.5mg，血脂异常 5 天；多囊肾 27 年；贫血 2 年；否认糖尿病史；否认外伤史；否认输血史；无食物过敏史；无药物过敏史。

体格检查：体温 36.5℃，心率 70 次 / 分，脉搏 18 次 / 分，血压 165/94mmHg。皮肤无水肿，双肾区叩击痛阴性。

辅助检查：尿素 21.4mmol/L，肌酐 477μmol/L，二氧化碳结合力 18.5mmol/L，血常规：红细胞 3.55×10^{12}/L，血红蛋白 95g/L。泌尿系统彩超显示：双肾体积增大，形态正常，内可见多个无回声区，较大者大小：右侧 7.5cm×6.4cm；左侧 9.0cm×6.4cm，内可见细点状强回声漂浮。

问题：

1. 结合病例提出该患者的疾病诊断。

2. 结合案例简述各种症状的发生原因。

3. 结合病例，简述加重该疾病的危险因素。

4. 写出该患者现存和潜在的护理诊断。

5. 写出主要护理措施。

【答案解析】

1. 诊断　慢性肾脏病 5 期。

2. 原因

（1）水电解质和酸碱平衡失调。

（2）尿毒症毒素，如尿素、尿酸、胍类等小分子物质；甲状旁腺激素等中分子物质；核糖核酸酶、β_2 微球蛋白等大分子物质。

（3）肾脏内分泌功能障碍，促红细胞生成素分泌减少引起肾性贫血；骨化三醇引起肾性骨病。

3. 引起慢性肾衰竭急性加重的危险因素　累及肾脏的疾病复发或加重；有效循环血容量不足；肾脏灌注急剧减少；严重高血压未控制；使用肾毒性药物；尿量梗阻；其他（如严重感染、其他器官衰竭等）。

4. 现存及潜在的护理诊断

（1）营养失调，低于机体需要量　与长期限制蛋白质的摄入、尿毒症所致的消化吸收功能障碍有关。

（2）活动无耐力　与贫血有关。

（3）知识缺乏　缺乏与本病有关的防治知识。

（4）跌倒危险　与突发眩晕、血压不稳定有关。

（5）潜在并发症　囊肿破裂。

5. 主要护理措施

（1）营养失调，低于机体需要量　与长期限制蛋白质的摄入、尿毒症所致的消化吸收功能障碍有关

1）限制蛋白质的摄入，以优质蛋白为主，0.4 ～ 0.6g/kg/d。宜用低蛋白、瘦肉、鲜

牛奶等，肉蛋的烹饪方法以清水煮为宜。优质蛋白占蛋白总量的 70% 以上。忌食豆制品、肥肉、动物内脏等。

2）限制盐的摄入，2～3g/d。忌食咸菜、熏肉、香肠、罐头等食物。可以使用食醋替换烹饪，以增加食物的口味。

3）供给患者足够的热量，一般每天供应的热量为 126～147kj/kg，主要由碳水化合物供给。可选用热量高、蛋白质低的食物，如藕粉、小麦淀粉、薯类、粉丝等。

4）变化食物的烹煮方法，青菜等含钾高的食物可以用清水煮或开水炒过，挤去水分后食用，即去除了蔬菜中钾的含量，又保证了充足的维生素的摄入。

（2）活动无耐力　与贫血有关。

1）注意卧床休息，将生活物品放在随手可以拿到的位置，减少活动。

2）帮助生活所需，做好各项生活护理。

3）遵医嘱应用促红细胞生成素。

（3）知识缺乏　缺乏与本病有关的防治知识。

1）介绍本病的发生、发展规律，使患者对疾病的知识有一定认识。

2）介绍日常起居注意事项、饮食宜忌，介绍用药目的、方法、注意事项、不良反应等。

3）学会自我观测病情，如口中有尿素味、尿的颜色、尿量等。

（4）跌倒危险　与突发眩晕、血压不稳定有关。

1）出现头痛、血压增高时注意卧床休息。

2）保持病房肃静，保持情绪稳定，避免不必要的言语、行为等刺激因素。

3）遵医嘱应用降压药，按时监测血压。

（5）潜在并发症　囊肿破裂。

1）活动时动作宜慢，禁止肾区碰撞到硬物。

2）注意观察尿的颜色，如大量肉眼血尿，及时到医院就诊。

三、前列腺增生症

【病例】

唐某，男，75 岁，主诉：尿频、排尿困难 3 年，无法自行排尿 1 天。

患者 3 年前无明显诱因出现尿频、排尿困难，并逐渐加重，尿线细，尿等待，未曾就诊，曾先后 2 次出现尿潴留，经给予导尿及口服保列治等药物，疗效一般，拔出尿管后尚能自行排尿，现患者尿频及排尿困难严重，夜尿达 4～6 次，影响患者睡眠及休息，1 天前无法自行排尿，经门诊给予留置尿管后入院。

现症：尿频及排尿困难严重，无法自行排尿，饮食、夜眠差，大便正常。

平素身体健康状况良好；否认血脂异常；否认糖尿病史；否认脑梗死、脑出血等病史；无食物及药物过敏史。

体格检查：体温 36.8℃，脉搏 94 次 / 分，呼吸 18 次 / 分，血压 124/84mmHg。皮

肤黏膜未见异常，无水肿；淋巴结未见异常；颈部未见异常；胸部未见异常；周围血管未见异常；脊柱四肢未见异常；腹部柔软，肝脾未触及肿块。双肾区叩痛阴性。直肠指诊：前列腺大小约 6.0×6.0cm，质韧，被膜表面光滑，无结节，中央沟消失，无触痛，肛门括约肌紧张度良好。

辅助检查：泌尿系统彩超：重度前列腺增生，膀胱壁毛糙，膀胱内置管，前列腺大小约 6.0×5.7×6.4cm，内部回声欠均匀。尿常规：尿白细胞：39.30/μl，尿红细胞：46.30/μl。

问题：

1. 该患者的诊断是什么？

2. 该患者存在哪些护理问题，护士应采取哪些护理措施？

3. 对患者进行哪些健康教育？

【答案解析】

1. 诊断　前列腺增生症。

2. 护理问题及措施

术前护理

（1）恐惧　与手术有关。前列腺增生症患者多系老年人，大多数患者对即将进行的手术恐惧不安，精神压力较大，具体表现为性情暴躁，情绪低落，遇事主观、多疑，休息睡眠差。因此应及时向患者及家属进行心理护理，讲解手术医师、术前应注意的事项，介绍病区环境，戒烟酒，减少术后咳嗽，以及成功病例，讲解前列腺汽化电切术与既往开放手术相比，具有无腹部切口、出血少、住院时间短、痛苦小的特点，向患者讲解 BPH 病因症状及诱因、体征、手术指征、药物治疗等，解除患者紧张恐惧的心理，使之能积极配合治疗。

（2）术前准备　患者入院后做各项常规检查，术前一天做好术前各项准备，皮肤准备、交叉配血、术前晚及术日晨清洁灌肠，术日晨禁饮食，更换方便穿脱的衣裤。

术后护理

（1）疼痛　因老年患者耐受性差，术后膀胱冲洗、膀胱痉挛的出现均易造成不同程度的不适及恐慌不安，及时安慰体贴患者，向患者讲解电切术后常见的症状，并给予对症处理。

（2）生命体征的变化　生命体征的监测，患者安全返回病房后，先了解术中情况及出血量，去枕平卧 6 小时，定时测血压、脉搏，呼吸至平稳后逐渐延长监测间隔时间。如患者为老年人，多伴有心血管疾病，加之麻醉及手术刺激可引起血压下降或诱发心肺并发症。术后严密观察患者生命体征变化，特别是意识状态、呼吸、血压及脉搏的变化，如有异常及时报告医生处理。

（3）术后并发症的观察和预防　术后并发症主要有出血、电切综合征、膀胱痉挛和术后尿失禁等。

（4）三腔气囊导尿管护理　术中放置的三腔气囊导尿管起压迫止血的作用，要妥善固定，防止受压扭曲、脱落，保持冲洗及引流通畅，防止堵塞。术后常规用等渗冲洗液持续冲洗膀胱，冲洗速度根据冲出液颜色而调整，冲洗液以室温 (20～24℃) 为准，温度过高，加重出血；温度过低，易诱发膀胱痉挛。若患者自觉腹胀、有憋尿感，引流管无液体引出，提示有血块或组织碎片堵塞导尿管，可挤压引流管，或用 20mL 注射器抽取生理盐水反复冲洗，吸出残留血块，以保持冲洗通畅。每天更换引流袋，注意无菌操作，防止逆行感染。

（5）拔管后护理　术后 2～3 天膀胱冲洗无血性液流出，引流液澄清，活动后无出血，可适当减慢滴速直至停止冲洗，可试行拔管。拔管后注意观察患者排尿情况，多数患者拔出尿管后出现短暂尿道刺激症状，嘱多饮水，保持会阴部及尿道外口清洁。拔管后嘱患者早期下床活动，动作轻柔。如尿失禁，指导患者做提肛运动，勤换内衣裤，局部清洁干燥，防止感染。

3. 健康教育

（1）配合家庭康复方法　①坐浴：用温热水坐盆浴，水温以能耐受的热度为宜，每日 1～2 次，每次 10～20 分钟。坐浴时要放松肛门括约肌，并配合用手指在水中按压会阴部和肛门周围，也可用温热水流冲击肛围。②按摩：手指按摩会阴部，可间歇用力深压，以局部感到酸麻胀微痛为度。每日 1～2 次，在午休和晚睡前进行。③提肛：经常进行肛门括约肌和提肛肌的收缩练习，可改善盆腔及会阴部的血液循环，减少局部瘀血。每日 1～3 次，每次 10 分钟。④勤喝浮小麦：取浮小麦 50 克，炒焦黄，泡水喝，每天当茶水饮用，对前列腺肥大患者有良好的治疗作用。

（2）前列腺增生症的生活护理　①保持乐观情绪，坚持体育锻炼，减少局部血液瘀滞。②不要憋尿，一有尿意应立即排出。③保持大便通畅。④不宜久坐和长时间骑自行车，以免前列腺部血流不畅。⑤性生活不宜过度频繁。⑥衣着要暖和，气温骤降要多穿，冬日注意保暖，避免着凉感冒。⑦忌服阿托品一类药物，以免发生急性尿潴留。

（3）前列腺增生症的饮食疗法　①饮食上注意少食甜、酸、辛辣食品，多食蔬菜、大豆制品及粗粮，适量食用鸡蛋、牛肉，以及种子类食物，如核桃、南瓜子、葵花子等。②若膀胱有热，尿道涩痛，可饮用绿豆汤或食绿豆粥。亦可用黑木耳煎汤服或凉拌黑木耳食之。③豆瓣酱是降低前列腺增生症及肠癌发病率的良药，食之益。④禁饮酒。

第五节　血液系统疾病综合护理

缺铁性贫血

【病例】

宋某，女，43 岁，主诉：间断乏力 10 个月，加重 4 个月并伴有头晕、头痛和气短。

患者 10 个月前无明显诱因出现乏力，未引起本人注意，未经系统诊治，自觉症状逐渐加重，4 个月前上述症状明显加重，遂就诊于我院，行血常规检查提示贫血，给予中药口服（具体不详），上述症状未见明显缓解。3 天前于我院门诊查血常规：红细胞 3.12×10^{12}/L，血红蛋白 56g/L，平均细胞血红蛋白量 20pg，平均细胞血红蛋白浓度 280g/L，血清铁 6μg/L，血清铁蛋白 8μg/L。现为寻求中医药系统诊治，由门诊以缺铁性贫血收入我疗区住院治疗。病程中无发热、盗汗，无呕吐，无腹胀、腹泻，无尿频、尿急、尿痛及肉眼血尿，无呕血及黑便，体重约下降 15kg。

现症：乏力，头晕，心悸，胸闷，皮肤干燥，毛发干枯，饮食、睡眠差，二便尚可。

平素身体健康状况一般；缺铁性贫血病史 8 年；慢性胃炎病史 7 年；否认冠心病史；否认血脂异常；否认糖尿病史；否认脑梗死、脑出血等病史；否认肺结核、肝炎等病史；否认外伤手术史；否认输血史；无食物及药物过敏史。

体格检查：体温 36.5℃，脉搏 100 次 / 分，呼吸 20 次 / 分，血压 100/60 mmHg。贫血貌，皮肤黏膜无黄染，无皮疹；皮肤无水肿，未见出血点及蜘蛛痣；淋巴结未见异常；颈部检查未见异常；胸部检查未见异常；周围血管检查未见异常；脊柱四肢检查未见异常；双肾区叩痛阴性。

辅助检查：心率 100 次 / 分，律齐。心音正常，未闻及病理性杂音。无心包摩擦感，未触及心脏震颤。血常规：红细胞 3.12×10^{12}/L，血红蛋白 56g/L，平均细胞血红蛋白量 20pg，平均细胞血红蛋白浓度 280g/L，血清铁 6μmol/L，血清铁蛋白 8μmol/L。

问题：

1.该患者的诊断是什么？

2.简述该疾病的病因及发病机制。

3.该疾病的并发症是什么？

4.如何预防该疾病？

5.该疾病的主要护理诊断是什么？

6.该疾病的主要护理措施是什么？

【答案解析】

1.诊断　缺铁性贫血。

2.病因及发病机制

（1）病因

1）铁摄入量不足　这是妇女、儿童缺铁性贫血的主要原因。饮食结构不合理，铁摄入量不足，导致铁的负平衡进而引起缺铁性贫血。青少年的挑食或偏食，也是导致缺铁的重要原因。

2）铁吸收不良　主要与胃肠功能紊乱或某些药物作用导致胃酸缺乏或胃肠黏膜吸收功能障碍而影响铁的吸收。常见于胃大部切除、慢性萎缩性胃炎，胃空肠吻合术后、长期原因不明的腹泻、慢性肠炎等病症。

3）铁丢失过多　慢性失血是成人缺铁性贫血最常见和最重要的病因，反复多次或持续少量的失血，如消化性溃疡、肠息肉、肠道癌肿、月经过多、钩虫病、痔疮等可增加铁的丢失，使体内贮存铁逐渐耗竭。其他如反复多次献血、血液透析等，另外，幽门螺杆菌的感染也是缺铁性贫血的重要病因之一。

（2）发病机制

1）缺铁对铁代谢的影响　当体内贮存铁逐渐减少以补偿功能状态的铁时，则可出现铁代谢指标的异常，包括血清铁蛋白、血清铁、转铁蛋白饱和度及总铁结合力等。

2）缺铁对造血系统的影响　体内缺铁时，大量原卟啉不能与铁结合成为血红素，多以游离原卟啉的形式积累在红细胞内或与锌原子结合成为锌原卟啉，血红蛋白生成减少，从而发生红细胞胞质少、体积小的小细胞、低色素性贫血；严重时粒细胞、血小板的生成也受影响。

3）缺铁对组织细胞代谢的影响　缺铁可导致黏膜组织病变和外胚叶组织的营养障碍，从而引起缺铁性贫血的一些特殊的临床表现。此外，缺铁可致组织细胞内含铁酶及铁依赖酶的活性降低，进而影响患者的神经精神、行为、体力、免疫功能、少年儿童的生长发育及智力。

3. 缺铁性贫血的潜在并发症　贫血性心脏病。

4. 缺铁性贫血的预防措施

（1）疾病预防指导

1）饮食指导　提倡均衡饮食，荤素结合，以保证足够热量、蛋白质、维生素及相关营养素（尤其铁）的摄入。为增加食物铁的吸收，可同时服用弱酸类食物，避免与抑制铁吸收的食物、饮料或药物同服。家庭烹饪建议使用铁制器皿，可得到一定量的无机铁。

2）易患人群食物铁或口服铁剂的预防性补充　如婴幼儿要及时添加辅食，包括蛋黄、肝泥、肉末和菜泥等；生长发育期的青少年要注意补充含铁丰富的食物，避免挑食或偏食；妊娠与哺乳期的女性应增加食物铁的补充，必要时可考虑预防性补充铁剂，特别是妊娠期的妇女，每天可口服元素铁 10 ～ 20mg。

3）相关疾病的预防和治疗　慢性胃炎、消化性溃疡、肠道寄生虫感染、长期腹泻、痔疮出血或月经过多等疾病的预防和治疗，不仅是缺铁性贫血治疗的关键，也是预防缺铁性贫血的重点。

（2）疾病知识指导　提高患者及其家属对疾病的认识，如缺铁性贫血的病因、临床表现、治疗、护理等相关知识，让患者及其家属能主动参与疾病的治疗与康复。

（3）病情监测指导　监测内容主要包括自觉症状，静息状态下呼吸与心率变化、能否平卧、有无水肿及尿量变化等。

5. 主要护理诊断

（1）营养失调，低于机体需要量　与铁摄入不足、吸收不良、需要量增加或丢失过多有关。

（2）活动无耐力　与贫血引起全身组织缺氧有关。

6. 主要护理措施

（1）营养失调的饮食护理

1）纠正不良的饮食习惯　食物是机体内铁的重要来源，应指导患者保持均衡的饮食，避免偏食或挑食；养成良好的进食习惯，定时、定量，细嚼慢咽，必要时可少量多餐；尽可能减少刺激性过强食物的摄取。

2）增加含铁丰富食物的摄取　鼓励患者多吃含铁丰富且吸收率较高的食物（如动物肉类、肝脏、血、蛋黄、海带与黑木耳等）或铁强化食物。

3）促进食物铁的吸收　建立合理的饮食结构，增加食物铁的吸收，提倡均衡饮食的同时，还应指导患者多吃富含维生素C的食物，也可加服维生素C；尽可能避免同时进食或饮用可减少食物铁吸收的食物或饮料。

（2）铁剂治疗的配合与护理　合理使用铁剂，密切观察并预防其不良反应。

1）口服铁剂的应用与指导　应向患者说明服用铁剂的目的，并给予必要的指导：①口服铁剂的常见不良反应有恶心、呕吐、胃部不适和排黑便等胃肠道反应，严重者可致患者难以耐受而被迫停药。因此，为预防或减轻胃肠道反应，建议患者饭后或餐中服用，反应过于强烈者宜减少剂量或从小剂量开始。②应避免铁剂与牛奶、茶、咖啡同服，为促进铁的吸收，还应避免同时服用抗酸药（碳酸钙和硫酸镁）以及 H_2 受体拮抗剂，可服用维生素C、乳酸或稀盐酸等酸性药物或食物。③口服液体铁剂时须使用吸管，避免牙染黑。④服铁剂期间，粪便会变成黑色，此为铁与肠内硫化氢作用而生成黑色的硫化铁所致，应做好解释，以消除患者顾虑。⑤强调要按剂量、按疗程服药，定期复查相关实验室检查，以保证有效治疗、补足贮存铁，避免药物过量而引起中毒或相关病变发生。

2）注射铁剂的护理　注射用铁剂的不良反应主要有注射局部肿痛、硬结形成，皮肤发黑和过敏反应。铁剂过敏反应常表现为脸色潮红、头痛、肌肉关节痛和荨麻疹，严重者可出现过敏性休克。为减少或避免局部疼痛与硬结形成，注射铁剂应采用深部肌肉注射法，并经常更换注射部位。首次用药须用 0.5mL 的试验剂量进行深部肌肉注射，同时备用肾上腺素，作好急救的准备。若 1 小时后无过敏反应即可按医嘱给予常规剂量治疗。为了避免药液溢出引起皮肤染色，可采取以下措施：①不在皮肤暴露部位注射。②抽取药液后，更换注射针头。③采用"Z"型注射或留空气注射法。

（3）原发病的治疗配合与护理　原发病的治疗是有效根治缺铁性贫血的前提和基础，详见备有关疾病的治疗与护理。

（4）病情观察　为了解患者治疗的依从性、治疗效果及药物的不良反应，要关注患者的自觉症状，特别是原发病及贫血的症状和体征；饮食疗法与药物应用的状况；红细胞计数及血红蛋白浓度、网织红细胞；铁代谢的有关实验指标的变化等。

（5）活动无耐力的调护

1）休息与耐力　指导患者合理休息与活动，减少机体的耗氧量。若自测脉搏＞100 次 / 分或出现明显心悸、气促时，应停止活动。

2）给氧　严重贫血患者应给予常规氧气吸入，以改善组织缺氧。

第六节 内分泌系统疾病综合护理

一、甲状腺功能亢进

【病例】

范某，女，49岁，主诉：心悸，多汗1周。

患者1周前无明显诱因出现心悸、多汗，伴多食、善饥及消瘦，有性格改变，无胸痛，胸闷，无烦渴、多饮，无双手细颤，无水肿及尿量改变，就诊于某医科大学附属四院，查游离三碘甲状腺原氨酸11.72pmol/L，游离甲状腺素29.78pmol/L，促甲状腺激素0.007mIU/L，甲状腺球蛋白抗体55.40IU/ml，甲状腺粒抗体38.91IU/ml，未进行系统治疗，现为进一步诊治入我院，门诊以甲状腺功能异常收入我科。

现症：患者睡眠饮食尚可，小便如常，大便次数增加，每日2次，不成形，近1个月体重减轻约5kg。

否认高血压、糖尿病病史，否认肝炎、结核病史及密切接触史。

体格检查：体温36.8℃，脉搏98次/分，呼吸20次/分，血压94/47mmHg。神清语明，无口唇发绀，无颈静脉怒张，消瘦体质，皮肤潮湿，双手平举震颤阴性；甲状腺Ⅰ度肿大，质韧，无压痛，随吞咽活动度良好，甲状腺上极未闻及血管杂音。双肺呼吸音清，未闻及干湿啰音，心率98次/分，节律规整，各瓣膜听诊区未闻及额外心音及杂音，腹平软，无压痛、反跳痛及肌紧张，肝脾肋下未触及，无双下肢水肿。

辅助检查：游离三碘甲状腺原氨酸11.72pmol/L，游离甲状腺素29.78pmol/L，促甲状腺激素0.007mIU/L，甲状腺球蛋白抗体55.40IU/ml，甲状腺微粒抗体38.91IU/ml，ALT 66U/L，AST 41U/L；血管超声检查示主动脉硬化。

问题：

1. 该患者的诊断是什么？其依据是什么？

2. 对于本病的发生以及自己将来的预后该患者一直很困惑，作为责任护士应该怎样解答？

3. 作为护士如何观察本病术后的患者？

4. 该患者现存和潜在的护理问题有哪些？

5. 针对以上护理问题要给予哪些护理措施？

【答案解析】

1. 诊断 甲状腺功能亢进症。

（1）概念 甲状腺功能亢进简称甲亢，是由各种原因引起的循环中甲状腺素异常过多而出现以全身代谢亢进为主要特征的疾病。

（2）分类 ①原发性甲亢腺体多呈弥漫性肿大，两侧对称，常伴有眼球突出，可伴胫前黏液性水肿（最常见）。②继发性甲亢（较少见）腺体呈结节性肿大，两侧不对称，无眼球突出，容易发生心肌损害。③高功能腺瘤（少见）。

（3）临床表现 ①甲状腺激素分泌过多综合征：乏力、怕热、多汗；失眠、急躁易怒；胸闷、心悸、气促、脉快有力（脉率常在 100 次 / 分钟以上），脉压增大；食欲亢进消瘦；月经失调和阳痿。②甲状腺肿大：呈现出程度不等的弥漫性、对称性肿大，质软、无压痛，触诊可扪及震颤，听诊可闻及血管杂音。③突眼：分为单纯性突眼和浸润性突眼。典型者双侧眼球突出，眼裂增宽。

（4）辅助检查

1）基础代谢率 此项检查在清晨，患者空腹、静卧情况下测血压和脉搏。

计算公式 基础代谢率% ＝（脉率＋脉压）－ 111

判定标准 正常值为 ±10%；＋20%～＋30%为轻度甲亢，＋30%～＋60%为中度甲亢，＋60%以上为重度甲亢。

2）血清促甲状腺激素（TSH） 其浓度的变化是反映甲状腺功能最敏感的指标，甲亢时，TSH 通常 <0.1mU/L。

3）血清 T_3、T_4 含量测定 T_3 对甲亢诊断有敏感性，甲亢时 T_3 上升的早而快，高于正常值的 4 倍，T_4 上升较迟缓，高于正常值 2.5 倍。

4）血清游离甲状腺素（FT4） 与游离三碘甲状腺原氨酸（FT3），FT3、FT4 是循环血中甲状腺激素的活性部分，它不受血中甲状腺结合球蛋白（TBG）的影响，直接反应甲状腺功能状态。

5）甲状腺摄 ^{131}I 率测定 正常甲状腺 24 小时摄 ^{131}I 为总量的 30%～40%，如果 2 小时内摄 ^{131}I 超过 25%，或 24 小时内超过 50%，并且吸收高峰提前出现，表示有甲亢，但不反映其严重性。

基于以上理论知识，该患者的诊断为甲状腺功能亢进症，其诊断依据如下：

①心悸、多汗 1 周。②消瘦体质，皮肤潮湿，双手平举震颤阴性。③甲状腺Ⅰ度肿大，质韧，无压痛，随吞咽活动度良好，甲状腺上极未闻及血管杂音。④自带检验报告示游离三碘甲状腺原氨酸 11.72pmol/L，游离甲状腺素 29.78pmol/L，促甲状腺激素 0.007mIU/L，甲状腺球蛋白抗体 55.40%，甲状腺微粒抗体 38.91%，ALT 66U/L，AST 41U/L。

2. 从病因病机方面进行解答 该病属于自身免疫性甲状腺疾病，具有显著的遗传倾向。由于免疫功能障碍可以引起体内产生的甲状腺刺激免疫球蛋白与甲状腺细胞膜上的 TSH 受体结合，激活腺苷酸环化酶信号系统，刺激甲状腺细胞增生和甲状腺激素合成、分泌增强。环境因素，如细菌感染、性激素、应激等对本病的发生发展有重要影响，可能是疾病发生和病情恶化的重要诱因。本病病程较长，经积极治疗预后较好，少数患者可自行缓解。

3. 本病术后患者观察从以下几个方面

1）认真观察切口敷料是否完整及切口的渗出情况，对于有引流的患者，要密切观察引流的颜色、性质及量。

2）并发症观察：甲亢术后常见的五大并发症如下。

一是呼吸困难和窒息：表现为进行性呼吸困难、烦躁、发绀，甚至窒息。

二是喉返神经损伤：可导致失声或严重呼吸困难，甚至窒息。

三是喉上神经损伤：可至声调降低、患者进食尤其是饮水时发生误咽或呛咳。

四是手足搐搦：术中损伤或误切甲状旁腺而导致甲状旁腺功能低下、血钙下降、神经肌肉应激性显著提高而引起手足搐溺。表现为轻则面部、唇部、手足部有针刺感、麻木感，严重者可出现面肌和手足持续性痉挛且伴有疼痛，甚至可出现喉和膈肌痉挛，引起窒息。

五是甲状腺危象：术后 12～36 小时之内出现高热（＞39℃），脉快而弱（大于120 次/分钟）、大汗、烦躁不安、谵妄、甚至昏迷，常伴有呕吐、水泻，不及时处理可迅速发展至虚脱、休克、昏迷，甚至死亡。

4.该患者现存和潜在的护理诊断

（1）营养失调，低于机体需要量　与甲亢代谢需求显著增高有关。

（2）自我概念紊乱　与疾病相关知识缺乏有关。

（3）有组织完整性受损的危险　与浸润性突眼有关。

（4）潜在的并发症　呼吸困难和窒息、甲状腺危象、手足抽搐、喉返神经损伤、喉上神经损伤等。

5.护理措施

（1）定期检测体重，根据体重变化调整饮食，按饮食原则进食高热量、高蛋白、高维生素及钾、镁、钙等适量矿物质。

（2）向患者解释疾病的发生、发展过程及预后，提高患者的治疗信心；鼓励患者表达内心的感受，鼓励患者与家人、同伴多接触，多参与社会活动，护士要有同情心、理解、关心、体贴患者，让患者感到温暖，使患者心情愉快，促进患者康复。

（3）做好眼部护理，保护好角膜、结膜，防止感染和溃疡发生；经常滴眼药水湿润眼睛，对于眼睛闭合困难的患者，给予覆盖纱布或戴眼罩；外出戴墨镜或眼罩，以免强光及灰尘等刺激。

（4）并发症护理：①呼吸困难、窒息，多发生在手术后 48 小时内，是最危急的并发症，气管切开包应备在手术患者的床头，术后密切观察病情，如切口引流是否通畅、切口敷料渗血量等，避免术后出血导致呼吸困难和窒息，一旦出现上述情况，立即配合医生抢救。②甲状腺危象是甲亢术后严重并发症之一，多发生在手术后 12～36小时，表现为高热，体温 39℃以上，心率在 120 次/分以上，患者有烦躁、多汗、心悸、呕吐、腹泻等表现，手术后密切观察患者的神志，定时测体温、脉搏、血压、呼吸，做好记录，一旦发生危象，要立即通知医生并协助处理。③手足搐溺多发生在术后1～2 天后，如果患者出现手足搐溺，应立即遵医嘱注射 10% 的葡萄糖酸钙或氯化钙10～20mL。④甲亢术后患者喉返、喉上神经损伤，出现声音嘶哑或失音、呼吸困难、呛咳等症状，立即通知医生并配合处理。

二、糖尿病

【病例】

吕某，女，52 岁，主诉：间断口干渴、多饮多尿 6 年，加重 8 天。

患者 6 年前无明显诱因出现口干渴，多饮多尿症状，至我院门诊查空腹血糖 13.4mmol/L，诊断为 2 型糖尿病，予口服降糖药物降血糖。1 年前因为血糖控制不佳，再次于我院住院治疗，予人工胰岛素皮下注射以降血糖。病程中未坚持饮食运动疗法，未监测血糖。8 天前无明显诱因，上述症状加重，今日至我院门诊就诊，查空腹血糖 10.9mmol/L，糖化血清蛋白 309μmol/L，糖化血红蛋白 8.2%；尿常规示：酮体（++），葡萄糖（-）；血清 C 肽示空腹 1.64ng/mL；糖尿病自身抗体测定阴性。经门诊收入我疗区。

现症：多饮，多尿，乏力，偶有头晕、心慌、多汗、双手指皮肤瘙痒，可见脱屑，夜寐差，夜尿 1 次，大便调。

平素身体健康状况一般；子宫肌瘤病史 10 年；脑梗死、胆囊结石病史 1 年；1 个月前测血压 180/80mmHg，间断口服硝苯地平控释片，现未服用药物治疗。双手指红斑，丘疱疹，干燥，结痂，稍肿胀，左手较重；否认冠心病史；否认血脂异常；否认脑出血病史；否认肺结核、肝炎等病史；否认外伤手术史；否认输血史；无食物及药物过敏史。

体格检查：体温 36.4℃，脉搏 78 次 / 分，呼吸 20 次 / 分，血压 138/70mmHg。皮肤黏膜未见异常，无水肿；淋巴结未见异常；颈部未见异常；胸部未见异常；周围血管未见异常；脊柱四肢未见异常；口唇发绀，双肾区叩痛阴性。

辅助检查：空腹血糖 10.9mmol/L，糖化血清蛋白 309μmol/L；糖化血红蛋白 8.2%；尿常规示：酮体（++），葡萄糖（-）；血清 C 肽示：空腹 1.64ng/mL；糖尿病自身抗体测定阴性。

问题：

1. 该患者临床诊断是什么？其依据是什么？

2. 该患者对本病的发生原因以及自己将来的预后一直很困惑，作为护士如何为患者解答？

3. 患者对本病的认识不足，认为自己只是血糖增高，没什么关系。针对这种想法，怎样为患者做健康宣教？

4. 该患者现存和潜在的护理问题有哪些？

5. 针对以上护理问题要给予哪些护理措施？

【答案解析】

1. 诊断　2 型糖尿病；糖尿病酮症。

（1）概念　糖尿病是由遗传和环境因素相互作用而引起的胰岛素分泌缺陷或胰岛素

作用障碍而导致的一组以慢性高血糖为特征的代谢异常综合征。持续高血糖与长期代谢紊乱等可导致全身组织器官，特别是眼、肾、心血管及神经系统的损害及其功能障碍和衰竭。严重者可引起失水、电解质紊乱和酸碱平衡失调等急性并发症酮症酸中毒和高渗昏迷。

（2）分型　糖尿病分4型。1型糖尿病，由于胰岛B细胞受到细胞介导的自身免疫性破坏，自身不能合成和分泌胰岛素所致；2型糖尿病，有明显的家族遗传史，胰岛素靶细胞上的胰岛素受体或受体后缺陷在发病中占重要地位。长期的过量饮食，摄取高热量，体重逐渐增加，以至肥胖，肥胖后导致胰岛素抵抗，血糖升高；特殊类型糖尿病，病因明确，如感染、外伤或胰腺切除、甲状腺功能亢进等引起的高血糖；妊娠糖尿病，妊娠后出现的糖尿病，多在妊娠中后期发现，不包括糖尿病诊断之后妊娠者。

（3）临床表现　①多尿、多饮、多食、体重减轻。血糖升高引起渗性利尿，而致尿量增多，尿量多导致失水，患者表现口渴而多饮；机体不能利用葡萄糖，蛋白质和脂肪消耗增加，导致体重减轻，为补充能量，维持机体活动，患者容易饥饿，表现为多食。②高血糖及神经末梢病变导致皮肤干燥，而出现皮肤瘙痒。③其他症状，疲乏无力、四肢酸痛、性欲减退、视力模糊等。

（4）辅助检查

1）血糖测定　血糖是诊断糖尿病的主要依据。血糖测定，是监测病情变化和治疗效果的主要指标。空腹血糖的正常值为 $3.9 \sim 6.0$ mmol/L。

2）糖化血红蛋白　为糖尿病病情控制的监测指标之一，可反映 $2 \sim 3$ 个月血糖的总水平。

3）尿糖测定　血糖浓度超过肾糖阈时，尿糖呈阳性，尿糖受肾糖阈的影响，当肾糖阈升高时，血糖虽然升高，尿糖仍为阴性，因此，尿糖阴性也不排除糖尿病的可能性。

基于以上理论知识，根据糖尿病的诊断标准（糖尿病症状＋随机血糖 ≥ 11.1 mmol/L、空腹血糖 ≥ 7.0 mmol/L（126mg/dl）餐后2小时血糖 ≥ 11.1 mmol/L），结合患者症状，该患者的诊断为2型糖尿病，糖尿病酮症，其诊断依据如下：

（4）诊断依据

1）口干渴，多饮、多尿和体重减轻，空腹血糖10.9mmol/L，糖化血清蛋白309umol/L，糖化血红蛋白8.2%，尿常规显示酮体（++）。

2）皮肤瘙痒可见脱屑。

3）乏力、头晕、心慌、多汗、四肢酸痛等。

2. 向患者认真讲解本病的病因、发病机理、病理生理等理论知识，为其答疑解惑。本病病因及发病机理较复杂，至今尚未完全阐明，可归纳为以下两类：①遗传因素　糖尿病存在家族发病倾向，1型糖尿病和2型糖尿病均存在明显的遗传异质性。②环境因素　进食过多，体力活动减少导致的肥胖是2型糖尿病最主要的环境因素，使具有2型糖尿病遗传易感性的个体容易发病。1型糖尿病患者存在免疫系统异常，在某些病毒如柯萨奇病毒，风疹病毒，腮腺病毒等感染后导致自身免疫反应，破坏胰岛素 β 细胞。发病机制是不同病因导致胰岛素 β 细胞分泌胰岛素缺陷或外周组织胰岛素利用不足，引起糖、脂肪、蛋白质等物质代谢紊乱。

本病病理生理：①发生高血糖的主要原因是葡萄糖在肝、肌肉和脂肪组织的利用减少，肝糖输出多。糖尿病发生发展过程中，高血糖和脂代谢紊乱，进一步降低胰岛素敏感和损伤胰岛 β 细胞功能。②胰岛素不足，脂肪组织摄取葡萄糖及血浆移除甘油三酯减少，脂肪合成减少，脂蛋白酶活性减低，血游离脂肪酸和甘油三酯浓度升高。③血循环中血游离脂肪酸浓度过高，非脂肪细胞内酯质含量过多，导致胰岛素抵抗的发生，同时引起胰岛 β 细胞的脂性凋亡和分泌胰岛素功能缺陷。④胰岛素极度缺乏，脂肪组织动员分解增加，产生大量酮体，如果超过机体对酮体的氧化利用能力，则导致酮体堆积，形成酮症或发展为酮症酸中毒。

本病预后：本病为终身疾病，并发大血管病变和微血管病变可致残、致死。代谢控制良好者，可减少或延迟并发症的发生和发展，从而提高生活质量。

3. 告知患者本病会出现的并发症，严重并发症可致残甚至危及生命。

急性并发症有：①糖尿病酮症酸中毒，为内科急症之一，其诱因是感染、饮食不当、胰岛素治疗不当、严重刺激等，临床表现为食欲减退、恶心、呕吐、嗜睡、烦躁、呼吸深快伴有烂苹果味。晚期各种反射迟钝甚至消失，患者出现昏迷。②感染，以疖、痈等皮肤化脓性感染为多见，可引起败血症或脓毒血症。③低血糖，表现为饥饿感、心悸、出汗、面色苍白、软弱无力、头晕、嗜睡，严重时抽搐、昏迷，甚至危及生命。血糖 ≤ 2.8mmol/L 作为低血糖的诊断标准，而糖尿病患者血糖值 ≤ 3.9mmol/L 可诊断为低血糖。

慢性并发症有：①糖尿病大血管病变，是最严重而突出的并发症，患病率高于非糖尿病患者，表现为动脉粥样硬化。②糖尿病微血管病变，是糖尿病特异性并发症，主要发生在视网膜、肾等部位，最后可导致失明、肾功衰竭；当心肌组织出现病变时，可诱发心力衰竭、心律失常、心源性休克、猝死。③糖尿病神经病变可出现肢端感觉异常伴麻木、烧灼感，后期可出现肌萎缩和瘫痪。④糖尿病足，皮肤出现溃疡、水泡、烫伤、外伤等都是此并发症的诱因，表现为足部溃疡和坏疽，是患者截肢、致残的主要原因。

4. 现存和潜在的护理问题

（1）舒适受损　手部皮肤瘙痒，干燥、脱屑。

（2）有感染的危险　与血糖增高、脂代谢紊乱、营养不良、微循环障碍等因素有关。

（3）营养失调　低于机体需要量。

（4）潜在并发症　低血糖、酮症酸中毒、糖尿病足等。

5. 护理措施

（1）做好皮肤护理，保持皮肤清洁，避免热水、搔抓等刺激，预防感染发生。皮肤瘙痒严重者，可给予冷湿敷，以减轻症状。

（2）注意保暖，避免与上呼吸道感染、肺部结核等患者接触，以防止呼吸道感染；

定期沐浴、定期检查皮肤，皮肤干燥应用护肤品以保持皮肤完整，降低感染危险；保持会阴部清洁、干燥，定期冲洗外阴，勤换内裤，避免泌尿系统感染。

（3）①按饮食计划定时定量进餐，注射胰岛素的患者，饮食要与胰岛素注射时间配合。②强调饮食治疗是一个长期的过程，要建立有规律的饮食习惯，不偏食、不挑食。③根据患者性别、年龄、身高、体重、职业、饮食习惯等制定食谱，每日保证优质蛋白摄入，每天要进食一定量的牛奶、鸡蛋、瘦肉。④蛋白质摄入量占总热量 10% ～ 20%，脂肪摄入量占总热量的 20% ～ 30%。

（4）并发症的护理：①定期测血糖，必要时每天检测。②认真执行饮食计划。③遵医嘱合理用药，严格按计量、浓度服药，不随意减量或停药。④早期、轻度低血糖，给患者饮用糖水或进食含糖多的饼干、糖块；指导患者外出时随身携带饼干、面包等食物和写有姓名、联系电话、所患疾病等相关信息的卡片，以便发生意外情况时及时救助。严重低血糖给予 50% 葡萄糖静脉注射。⑤告知患者切不可随意停药或者减量，保证充足的水分摄入；护士应密切观察患者生命体征、神志、24 小时出入量并做好记录，闻体味有无烂苹果味道，以预防酮症酸中毒发生。一旦发生酮症酸中毒，绝对卧床休息，保暖、吸氧；迅速建立两条静脉通路，一条快速补液，一条注入胰岛素。⑥糖尿病足预防及护理：每日从足部有无感觉减退、麻木、刺痛感、皮肤颜色、温度、足部动脉搏动情况等方面检查双足，避免感染，保持足部清洁，每日温水清洁足部，不能烫脚，勤换鞋袜，穿柔软、舒适、透气的鞋，不要赤脚走路，避免一切导致足部受伤的因素。采取步行和腿部运动的方法促进血液循环，避免跷二郎腿。

第七节　神经系统疾病综合护理

一、脑梗死

【病例】

黄某，女，55 岁，主诉：右侧肢体活动不利伴言语謇涩 10 天。

患者 12 天前无明显诱因出现右侧肢体瘫，言语謇涩，就诊于某医科大学附属医院。行头颅 MRI 示脑梗死，经治好转，现遗留有右侧肢体活动不利，言语謇涩。现为中医药系统治疗而入我疗区。病程中无意识障碍，无抽搐，无发热，小便偶有失禁，无恶心及呕吐。

现症：右侧肢体活动无力，言语蹇涩，饮食一般，睡眠尚可，大小便正常。

既往高血压病 15 年（血压最高时达 220/110mmHg），现应用苯磺酸氨氯地平片及酒石酸美托洛尔片治疗，糖尿病病史 10 余年，现应用二甲双胍治疗；否认脑出血，否认肺结核、肝炎等传染病史，否认外伤手术史，否认输血史，无食物及药物过敏史。

体格检查：体温 36.2℃，脉搏 76 次 / 分，呼吸 18 次 / 分，血压 131/73mmHg。神志清楚，意识内容无异常，记忆力检查、定向力检查配合，不完全运动性失语，无失认及体像障碍。右利手，偏瘫步态，右侧鼻唇沟略变浅，左上肢肌力Ⅴ级，肌张力正常，右上肢肌力Ⅰ级，肌张力减低，左下肢肌力Ⅴ级，肌张力正常，右下肢肌力Ⅱ级，肌张力减低。

辅助检查：头部CT示左侧基底节、双侧半卵圆中心区可见斑片状低密度影，边界不清。

问题：

1. 写出该患者最可能的医疗诊断。

2. 简述该病的主要病因。

3. 写出该患者现存及潜在的护理诊断。

4. 写出主要护理措施。

【答案解析】

1. 诊断　脑梗死。

2. 病因　最常见的病因是动脉粥样硬化，其次为高血压、糖尿病和血脂异常等。

3. 现存及潜在的护理诊断

（1）躯体活动障碍　与运动中枢损害致右侧肢体活动无力有关。

（2）语言沟通障碍　与语言中枢损害致言语蹇涩有关。

（3）有跌倒的危险　与患者躯体活动障碍有关。

4. 主要护理措施

（1）躯体活动障碍　与运动中枢损害致右侧肢体活动无力有关。

1）生活护理　保持床单位整洁、干燥、无渣屑，提供特殊的餐具、牙刷、衣服等，方便和协助患者洗漱、进食、如厕、沐浴和穿脱衣服等，增进舒适感和满足患者基本生活需求。

2）运动训练　根据患者实际情况选择合适的运动康复方式，从助力活动开始，鼓励主动活动，逐步训练抗阻力活动。训练前应告知患者并帮助做好相应准备，如合适的衣着、管路的固定等。训练过程中应分步解释动作顺序与配合要求，并观察患者的一般情况，注意重要体征、皮温、颜色，以及有无局部疼痛不适；同时注意保护或辅助，并逐渐减少保护和辅助量。

3）安全护理　防止坠床、跌倒，确保患者的安全。使用床栏，呼叫器和经常使用的物品应置于床头患者伸手可及处；运动场所要宽敞明亮，无障碍物阻挡，建立"无障碍通道"，走廊厕所要装扶手，地面保持平整干燥，防湿防滑，去除门槛；患者衣着宽松，穿棉布衣服，防滑鞋；患者行走时不要在其身旁擦过，避免突然呼唤患者，以免分散其注意力；不让患者自行打开水或用热水瓶倒水，防止烫伤。

4）心理护理　应关心、尊重患者，鼓励其表达自己的感受，避免任何刺激和伤害患者的言行。多与患者和家属沟通，耐心解答患者和家属提出的问题，解除患者思想顾虑。鼓励患者和家属主动参与治疗、护理活动。

5）用药护理　护士应熟悉患者所用药物的药理作用、用药注意事项、不良反应和观察要点，遵医嘱正确用药。

（2）语言沟通障碍　与语言中枢损害致言语蹇涩有关。

1）心理护理　患者常因无法表达自己的需要和感情而烦躁、自卑，护士应耐心解释疾病发生的原因，关心体贴、尊重患者，避免挫伤其自尊心的言行；鼓励克服羞怯心理，大声说话，当患者进行尝试和获得成功时给予肯定和表扬；鼓励家属、朋友多与患者交谈，并耐心、缓慢、清楚地解释每一个问题，直至患者理解、满意；营造一种和谐的亲情氛围和轻松、安静的语言交流环境。

2）沟通方法指导　鼓励患者采取任何方式向医护人员或家属表达自己的需要，可借助描画、图片、表情、手势、交流板、交流手册、手机等提供简单而有效的双向沟通方式。与患者沟通时说话速度要慢，应给与足够的时间做出反应。

3）语言康复训练　制定个体化的全面语言康复计划，并组织实施，口音障碍的康复以发音训练为主，遵循由易到难的原则。护士每天深入病房，可以在专业语言治疗师的指导下，协助患者进行床旁训练。具体方法有肌群运动训练、发音训练、复述训练、命名训练、刺激法训练。

（3）有跌倒的危险　与患者躯体活动障碍有关（注：此项参照临床）。①悬挂"防跌倒"警示标识。②环境方面保持病房物品放置有序，患者行走的地方无障碍物，通道安全，扶手牢固；洗手间地板有防滑设施，保持病区内地面干净，干爽。③使用床栏，呼叫器和经常使用的物品应置于床头患者伸手可及处。④患者衣着宽松，穿棉布衣服，防滑鞋。⑤加强预防患者跌倒的宣传教育。

二、脑出血

【病例】

李某，女，81岁，家属代诉：右侧肢体瘫，言语不能，嗜睡6个月，呕吐1天。

患者6个月前饮酒后因突然意识模糊，鼾式呼吸，遂就诊于市中心医院，头颅CT检查结果为左侧基底节出血破入脑室，诊断为脑出血，经治疗遗留右侧肢体瘫，言语不能，嗜睡，一天前患者出现呕吐，呕吐物为痰液，现为中医药系统治疗而入我疗区。患者发病过程中有意识障碍，无发热，有呕吐，无四肢抽搐，无二便失禁。

现症：嗜睡，右侧肢体瘫，左侧肢体活动力弱，言语不能，偶有呼吸暂停，咳痰，鼻饲饮食，二便正常。

平素身体状况一般，既往脑梗死病史1年余，既往心律失常病史3个半月，既往肺炎病史3个月，既往高血压病病史6个月（未规律服药治疗）；冠状动脉粥样硬化性心脏病病史1个月（应用复方丹参滴丸0.27g，日3次鼻饲）；否认糖尿病史；否认高脂血；否认肺结核、肝炎等病史；否认外伤手术史；否认输血史；无食物及药物过敏史。

体格检查：体温36.3℃，脉搏98次/分，呼吸22次/分，血压170/90mmHg。嗜睡，意识内容检查不配合，记忆力检查不配合，理解力检查不配合，定向力检查不配合，完全性失语。左上肢肌力Ⅱ级，肌张力正常，右上肢肌力0级，肌张力减低，左下肢肌力Ⅱ级，肌张力正常，右下肢肌力0级，肌张力减低。

辅助检查：头部CT示左侧基底节区脑出血破入脑室内；脑白质脱髓鞘。

问题：

1. 写出该患者最可能的医疗诊断。

2. 简述该病的主要病因。

3. 写出该患者现存及潜在的护理诊断。

4. 写出主要护理措施。

【答案解析】

1. 诊断　脑出血。

2. 病因　最常见的病因是高血压合并细、小动脉硬化，其他病因包括脑动脉粥样硬化、颅内动脉瘤和脑动脉炎、血液病、脑梗死后出血、脑淀粉样血管病、脑底异常血管网病、抗凝或溶栓治疗等。

3. 现存及潜在的护理诊断

（1）躯体活动障碍　与运动中枢损害致右侧肢体瘫，左侧肢体活动力弱有关。

（2）语言沟通障碍　与语言中枢损害致言语不能有关。

（3）有误吸的危险　与患者鼻饲有关。

4. 护理措施

（1）躯体活动障碍　与运动中枢损害致右侧肢体瘫，左侧肢体活动力弱有关。

1）生活护理　卧床及瘫痪患者应保持床单位整洁、干燥、无渣屑，必要时使用气垫床或按摩床，抬高患肢并协助被动运动，预防压疮和下肢静脉血栓形成；帮助患者建立舒适卧位，协助定时翻身、拍背；每天全身温水擦浴 1 ～ 2 次，促进肢体血液循环，增进睡眠；患者需在床上大小便时，为其提供方便的条件、隐蔽的环境和充足的时间，指导患者学会和配合使用便器，保持大便通畅；注意口腔卫生，每天口腔护理 2 ～ 3 次，增进舒适感和满足患者基本生活需求。

2）运动训练　保持肢体功能位（良肢位的摆放），勤巡视病房，加强对患者的肢体进行被动的功能训练，对患侧肢体进行局部按摩，防止肌肉萎缩。

3）安全护理　使用床档，24 小时留随员，防止坠床、烫伤等意外发生。

4）用药护理　护士应熟悉患者所用药物的药理作用、用药注意事项、不良反应和观察要点，遵医嘱正确用药。

（2）语言沟通障碍　与语言中枢损害致言语不能有关。患者嗜睡，待患者神志清楚后进行如下护理措施。

1）心理护理　患者常因无法表达自己的需要和感情而烦躁、自卑，护士应耐心解释疾病发生的原因，关心体贴、尊重患者，避免挫伤其自尊心的言行；鼓励克服羞怯心理，大声说话，当患者进行尝试和获得成功时给予肯定和表扬；鼓励家属、朋友多与患者交谈，并耐心、缓慢、清楚地解释每一个问题，直至患者理解、满意；营造一种和谐的亲情氛围和轻松、安静的语言交流环境。

2）沟通方法指导　鼓励患者采取任何方式向医护人员或家属表达自己的需要，可借助描画、图片、表情、手势、交流板、交流手册、手机等提供简单而有效的双向沟通方式。与患者沟通时说话速度要慢，应给予足够的时间做出反应。

3）语言康复训练 制定个体化的全面语言康复计划，并组织实施，构音障碍的康复以发音训练为主，遵循由易到难的原则。护士每天深入病房，可以在专业语言治疗师的指导下，协助患者进行床旁训练。具体方法有肌群运动训练、发音训练、复述训练、命名训练、刺激法训练等。

（3）有误吸的危险 与患者鼻饲有关（注：此项参照临床）。

护理措施：①加强口腔护理，及时吸出口腔分泌物。②进食时，根据患者病情床头摇高 30°～ 45°。③鼻饲后 30 ～ 60 分钟内不可翻身、搬动患者，以防止食物返流误吸。

三、脑外伤

【病例】

汪某，男，42 岁，外伤后意识不清 2 小时。

患者 2 小时前被人发现时即意识不清，到当地医院就诊，行头部 CT 检查示脑挫裂伤，家属为进一步诊断和治疗，来我院就诊，门诊以颅脑损伤收入院。病程中患者意识不清，无恶心呕吐，无抽搐及小便失禁。入院检查浅昏迷，躁动状态，查体不合作。头颅大小形态无异常，双侧瞳孔等大同圆，直径约 3.0mm，对光反射迟钝。颅脑多排 CT 平扫示，左侧额顶颞部硬膜下血肿、右侧额颞部硬膜外血肿伴硬膜下血肿、蛛网膜下腔出血、左侧额骨骨折。立即在全麻下行幕上开颅左侧额颞顶部硬膜下血肿清除术、去骨瓣减压术、气管切开术。现为术后第一天，处于 ICU 监护中，格拉斯哥（GCS）昏迷评分为 7 分。

否认高血压、糖尿病、冠心病、肾功能不全、胃溃疡等病史；否认肺结核、肝炎、伤寒等传染病史；否认外伤手术史；否认输血史；无食物、药物过敏史。

体格检查：体温 39.1℃，脉搏 108 次 / 分，呼吸 32 次 / 分，血压 168/89mmHg。浅昏迷状态，双侧瞳孔等大同圆，直径约 3.0mm，对光反射迟钝。病理反射未引出。皮肤黏膜未见异常，无水肿；淋巴结未见异常；颈部未见异常；双肺呼吸音粗，心脏各瓣膜听诊未见明显异常；腹部柔软，未触及肿块，肝脾肋下未及；脊柱四肢未见异常。

辅助检查：颅脑多排 CT 平扫示左侧额顶颞部硬膜下血肿、右侧额颞部硬膜外血肿伴硬膜下血肿、蛛网膜下腔出血、左侧额骨骨折。肺部多排 CT 平扫示双肺纹理增强，各叶见散在条片状高密度影，边缘欠清。

问题：

1. 简述意识障碍的程度分级。
2. 如何使用 GCS 计分对患者的昏迷程度进行判断？
3. 在临床护理工作中如何观察瞳孔？
4. 写出现存及潜在的护理诊断。
5. 写出主要护理措施。

【答案解析】

1.意识障碍的程度分级　意识障碍的程度一般可分为①嗜睡，是最轻度的意识障碍。患者处于持续睡眠状态，但能被言语或轻度刺激唤醒，醒后能正确、简单而缓慢地回答问题，但反应迟钝，刺激去除后又很快入睡。②意识模糊，其程度较嗜睡深，表现为思维和语言不连贯，对时间、地点、人物定向力完全或部分发生障碍，可有错觉、幻觉、躁动不安、谵语或精神错乱。③昏睡，患者处于熟睡状态，不易唤醒。压迫眶上神经、摇动身体等强刺激可被唤醒，醒后答话含糊或答非所问，停止刺激后即又进入熟睡状态。④昏迷是最严重的意识障碍。昏迷按其程度分为a.浅昏迷：意识大部分丧失，无自主运动，对声、光刺激无反应，对疼痛刺激（如压迫眶上缘）可有痛苦表情及躲避反应。瞳孔对光反射、角膜反射、眼球运动、吞咽反射、咳嗽反射等可存在。呼吸、心率、血压无明显改变，可有大小便失禁或潴留。b.深昏迷：意识完全丧失，对各种刺激均无反应。全身肌肉松弛，肢体呈弛缓状态，深浅反射均消失，偶有深反射亢进及病理反射出现。机体仅能维持循环和呼吸的最基本功能，呼吸不规则，血压可下降，大小便失禁或潴留。

2. GCS 评分　格拉斯哥昏迷指数的评估有睁眼反应（E，eye opening)、语言反应(V，verbal response) 和肢体运动（M，motor response) 三个方面组成，三个方面的分数加总即为昏迷指数。评分内容及分值见下表（表6-1）。

表6-1　成人 GCS 评分表

分值 项目	睁眼反应 (E)	语言反应 (V)	运动反应 （M）
6分			可依指令动作
5分		对人物、时间、地点等定向正确	对刺痛能定位
4分	自动睁眼	对话混淆不清，对有关人物、时间、地点等应答错误	对刺痛能躲避
3分	呼唤睁眼	言语错乱，但字意可辨	刺痛肢体有屈曲反应
2分	疼痛刺激睁眼	语言模糊不清，字意难辨	刺痛肢体有过伸反应
1分	刺激不睁眼	任何刺激均无语言反应	无反应

昏迷程度以 E、V、M 三者分数加总来评估，得分值越高，提示意识状态越好，15分属于清醒状态，按意识障碍的差异分为轻、中、重三度，轻度：13分到14分，中度：9分到12分，重度：3分到8分，低于8分者为昏迷，昏迷程度越重者的昏迷指数越低分，3分多提示脑死亡或预后极差。

3.瞳孔变化　瞳孔变化是许多疾病变化的一个重要指征。观察瞳孔要注意两侧瞳孔的形状、位置、边缘、大小、反应等。正常瞳孔为等大、同圆，位置居中，边缘整齐，在自然光线下直径为 2～5mm，对光反射和调节反射两侧均存在。伤后一侧瞳孔进行性散大，对侧肢体瘫痪、意识障碍，提示脑受压或脑疝；双侧瞳孔散大、对光反应消失、眼球固定伴深昏迷或去皮质强直，多为原发性脑干损伤或临终表现；双侧瞳孔大小形状多变、对光反应消失，伴眼球分离或异位，多为脑损伤；有无间接对光反射可以鉴别视神经损伤与动眼神经损伤。观察瞳孔时应注意某些药物、剧痛、惊骇等也会影响瞳孔变化，如吗啡、氯丙嗪可使瞳孔缩小，阿托品、麻黄碱可使瞳孔散大。眼球不能外展且有复视者，多为展神经受损；双眼同向凝视提示额中回后份损伤；眼球震颤常见于小脑或脑干损伤。患者瞳孔突然扩大，常是病情急剧变化的标志。

4.现存及潜在的护理诊断

（1）意识障碍　与硬膜下血肿及蛛网膜下腔出血后的脑血管痉挛、脑水肿、脑代谢障碍有关。

（2）有皮肤受损的危险　与意识障碍、肢体瘫痪患者不能自行改变体位，局部长时间受压有关。

（3）清理呼吸道低效　与脑损伤后意识障碍有关。

（4）中枢性高热　与丘脑下部、脑干损害或病变，导致中枢性体温调节失常有关。

（5）潜在并发症　有颅内压增高、脑疝、废用综合征及感染的危险。

5.主要护理措施

（1）意识障碍

1）监测神志，并以GCS评分标准记录患者对外界刺激的反应，每小时1次。

2）保持患者体位舒适，并按时翻身叩背，每2小时1次。

3）保持呼吸道通畅。

4）预防继发性损伤，以床档、约束带保护患者，防止坠床。悬挂防坠床的提示牌，提醒各班护士注意采取相应的护理措施。患者昏迷，吞咽、咳嗽反射障碍不可经口喂进食，以免引起误吸。对于眼睑不能闭合者，以眼药水滴眼，每天3次，眼药膏涂眼，每晚一次，并以眼罩覆盖眼睛，以免发生暴露性角膜炎。

5）做好生活护理，给予患者口腔护理，每天2次；抹澡夏季每天2次，冬季每天1次；定时鼻饲饮食；大小便后及时清洁肛周及会阴；保持肢体功能位置，并行肢体按摩，每天3次，必要时可应用间歇气压治疗仪以预防下肢深静脉血栓的形成。

（2）有皮肤受损的危险

1）应用Braden压疮风险评估表对患者的感觉（对压迫有关的不适感受能力）、潮湿（皮肤暴露于潮湿的程度）、活动度（身体活动程度）、移动力（改变和控制体位的能力）、营养（日常食物摄取状态）、摩擦力和剪切力等六个维度进行测评。总分6～23分，≥18分无压疮发生的危险，15～17分轻度危险，12～14分中度危险，9～11分高度危险，9分以下提示极度危险。首次评估在患者入院后2小时之内进行，手术患者、病情危重患者可随时进行。

2）注意患者的全身营养状况，因患者昏迷不能自主进食，遵医嘱尽早给予鼻饲，必要时给予补液、输血及静脉输注高营养物质，以增强抵抗力及组织修复能力。

3）间歇性解除局部压迫是预防压疮的首要措施。30°侧卧更换体位法可有效缓解骨突部位压力，提高预防压疮的效果。建立床头翻身记录卡，记录翻身时间、卧位变化及皮肤情况。按时翻身，翻身间隔时间不得大于2小时。半卧位或坐位时间每次缩短至

30 分钟内。

4）保护骨隆突处和支持身体空隙处。可选择泡沫类敷料或水胶体类敷料，裁剪后固定于骨隆突处。采用软枕或表面支撑产品垫于身体空隙处，使支持面积加大。根据患者情况也可采用防压疮的静态床垫，可有效延长翻身时间。

5）做好皮肤护理，主要是保持皮肤清洁干燥，避免潮湿、摩擦物、排泄物的刺激，床铺应保持平整清洁，干燥，且厚薄适度，对大小便失禁、呕吐及出汗者，应及时擦洗干净，不可使用破损的便盆，使用时不可硬拉硬塞。干燥皮肤预防发生压疮时要进行滋润，用赛肤润喷局部皮肤，一天 2 次。避免使用刺激性强的清洁剂。按摩无助于防止压疮，因软组织受压变红是正常皮肤的保护性反应，解除压力后一般 30 ～ 40 分钟会自动退色，不会形成压疮；如果持续发红，则表明软组织损伤，按摩必将加重损伤程度。

6）避免或减少摩擦力和剪切力的作用，扶抱或转移患者时，避免他们的身体与床铺发生摩擦和碰撞。固定体位后，适当做抚平护理可消除剪切力和摩擦力。

（3）清理呼吸道无效

1）体位。昏迷患者取侧卧位或侧俯卧位，以免误吸呕吐物、分泌物。

2）及时清除呼吸道分泌物，该患者意识障碍，丧失正常的咳嗽反射和吞咽功能，不能有效排除呼吸道分泌物，可引起误吸，应及时清除，定时吸痰。呕吐时将患者的头转向一侧以免误吸。翻身时予以拍背，以促使呼吸道痰痂松脱，便于引流。吸痰前先吸入纯氧或过度通气，每次吸痰时间 < 15 秒，防止脑缺氧。痰液黏稠时，遵医嘱气管内滴药，每小时 1 次，气道湿化或雾化吸入每 4 ～ 8 小时 1 次，必要时行气道冲洗，以湿化痰液。

3）做好气管切开术后护理，保持病室清洁，维持室温 18 ～ 22℃，湿度 50% ～ 60%，避免空气干燥，用紫外线空气消毒机进行消毒，每日 3 次，物表用含氯消毒剂擦拭。气管切开术后 24 小时内要严密观察有无活动性出血、皮下气肿。保持内套管清洁是术后护理极其重要的一步，因为术后内套管经常结痂，或有痰痂堵塞，因此需及时取出清洗并按时更换，如分泌物不多，每天只更换一次。注意防止套管堵塞及脱管，注意无菌操作。为了防止感染，术后每天换药 2 次。保持伤口清洁，气管切开周围的纱布，每日更换 3 ～ 4 次，分泌物多时要随时更换。气管切开后要定期做痰培养和药物敏感试验，根据药敏试验结果选择应用抗生素。痰培养有铜绿假单胞菌感染，要进行隔离，并做彻底消毒。

4）患者 PaO_2<60mmHg 或 $PaCO_2$>50mmHg 时，应吸氧，使 $PaCO_2$ 维持在 25 ～ 35mmHg、血氧饱和度在 90% 以上；若低血氧分压无改善，及早使用呼吸机辅助呼吸。

（4）中枢性高热

1）室内光线宜暗，做好物品准备，测量和记录生命体征、意识状况、瞳孔和神经系统体征。

2）遵医嘱给予冬眠药物，待自主神经被充分阻滞，患者御寒反应消失，方可施行物理降温，如头部戴冰帽、体表大血管走行处置冰袋，有条件时安置患者卧冰毯。降温速度以每小时 1℃为宜，维持肛温在 32 ～ 34℃，腋温 31 ～ 33℃较为理想。体温过低易诱发心律失常，低血压，凝血障碍等并发症。一般持续 2 ～ 3 日，如患者休克、全身衰竭或有房室传导阻滞者禁用。

3）低温冬眠期间，应观察和记录体温、脉搏、呼吸、血压，当脉搏超过 100 次 / 分、收缩压低于 100mmHg、呼吸低于 10 次 / 分或不规则时，应报告医生，停止冬眠疗法或更换冬眠药物。

4）观察受冷处皮肤和肢体末端血液循环情况，定时按摩，防止冻伤。

5）冬眠药物最好经静脉滴注，便于调整和控制冬眠药物的静滴速度，防止体温波动过大。

6）定期翻身、拍背，防止肺部并发症，并注意动作要轻、缓、稳，以防体位性低血压。

7）适用鼻饲者，食物温度应当与当时体温一致。冬眠期间机体代谢率降低，对能量及水分的需求减少，每日液体入量不宜超过 1500mL。

8）观察冬眠疗法的并发症，如胃潴留、腹胀、便秘、胃出血、肺炎、压疮等。

9）停止冬眠疗法时，先分批停用物理降温，再停用冬眠药物，并加盖毛毯，待体温自然回升。

（5）潜在并发症的预防

1）消除脑水肿，预防和处理颅内压增高和脑疝：a. 抬高床头 15º ～ 30º，以利脑静脉回流，减轻脑水肿。保持头与脊柱在同一直线上，头部过伸或过屈均会影响呼吸道通畅及颈静脉回流，不利于降低颅内压。b. 在损伤后的 3 天左右，护理的重点是密切观察病情，及时发现继发性病变。为患者建立观察记录单，密切观察及记录患者的意识状况、瞳孔、生命体征、神经系统体征等情况。c. 观察有无脑脊液漏、呕吐及呕吐物的性质，有无剧烈头痛或烦躁不安等颅内压增高表现或脑疝先兆，注意 CT 和 MRI 扫描结果及颅内压监测情况。d. 遵医嘱采用降低颅内压的方法，如脱水、激素、过度换气或冬眠亚低温治疗等。e. 避免造成颅内压骤然增高的因素，如躁动、呼吸道梗阻、高热、剧烈咳嗽、便秘、癫痫发作等，及时处理这些因素。

2）预防废用综合征，脑损伤患者因意识不清或肢体功能障碍，可发生关节挛缩和肌肉萎缩。预防废用综合征要赶早，术后早期注意保持患者肢体于功能位，防止足下垂。进行四肢关节被动活动及肌肉按摩，每日 2 ～ 3 次，防止肢体挛缩和畸形。

3）预防感染：a. 进行无菌操作时，严格遵守操作规程。b. 密切观察患者感染的征象，遵医嘱合理使用抗生素。c. 控制探视，减少外源性感染因素。d. 给予患者营养丰富的食物，以增强机体抵抗力。e. 正确护理气管切开及其他管道。f. 如有引流，每天更换引流袋。对留置导尿管患者，每天尿道口清洁、消毒 2 次。g. 加强呼吸道护理，定期翻身拍背，保持呼吸道通畅，防止呕吐物误吸引起的窒息和呼吸道感染。

第八节 风湿免疫系统疾病综合护理

一、系统性红斑狼疮

【病例】

姜某，23岁，主诉：四肢关节疼痛7年余，间断发热10天。

患者7余年前无诱因出现双手近端指间关节、双膝关节疼痛，伴肿胀，曾就诊于某医科大学附属医院，经检查后诊断为"系统性红斑狼疮"，未接受治疗，前往当地诊所，给予强的松30mg/日口服，中药（具体用药用量不详）口服，症状改善，随后激素逐渐减停，连续应用中药两年后自行停用，其后患者反复出现关节疼痛不适、面部红斑，2017年、2019年先后于我院住院治疗，给予硫酸羟氯喹片及醋酸泼尼松等治疗后，症状改善出院。其后患者病情相对稳定，10天前出现间断发热，体温最高达38℃，自服退热药后可缓解，发热多于下午或晚间明显，现为求中医药系统诊治，经门诊收入我疗区。患者有口眼干，无脱发、雷诺现象、口腔溃疡、光敏等。

现症：双手关节、双膝关节疼痛，间断发热，时有恶寒，乏力，饮食欠佳，睡眠尚可，大便正常，小便黄。

平素健康状况良好，否认高血压、糖尿病、冠心病等病史；否认脑梗死、脑出血等病史；否认伤寒、肝炎、肺结核传染病史；否认手术外伤史；否认输血史；否认药物、食物过敏史。

体格检查：体温37.4℃，脉搏124次/分，呼吸18次/分，血压106/69mmHg。神志清楚，发育正常，体型中等，营养良好，步入病房，正常面容，自主体位，查体合作，语声清晰，皮肤正常，皮肤无水肿，未触及浅表淋巴结，头颅大小正常，巩膜正常，双侧眼球活动自如，瞳孔等大、等圆，对光反射灵敏，耳郭正常，鼻外形正常，口唇红润，咽部无充血，扁桃体无肿大，颈软，颈部无抵抗感，颈静脉不显露肝颈静脉回流征阴性，气管居中，甲状腺无肿大，胸廓未见异常，呼吸正常，呼吸运动正常，肋间隙正常，呼吸音轻，未闻及干湿啰音，语音传导正常，心尖搏动正常，心尖搏动位置正常，无剑突下搏动，心前区无隆起，心脏相对浊音界正常，心率124次/分，心律齐，心音正常，正常第二心音，未闻及病理性杂音，无心包摩擦感，未触及心脏震颤，腹部平坦，肝脏未触及，胆囊未触及，Murphy征阴性，双侧肾区无叩痛，活动正常，四肢正常，生理反射存在，病理反射未引出。双手近端指间关节、双膝关节压痛阳性，舌质红，苔白腻，脉数。

辅助检查：血常规：中性粒细胞百分比83.10%，淋巴细胞百分比13.90%，单核细胞百分比2.60%，嗜酸性粒细胞百分比0.20%，淋巴细胞计数$0.81×10^9$/L，血红蛋白104.00g/L，血细胞比容33.70%，红细胞平均体积77.50fL，平均血红蛋白量23.90pg，平均血红蛋白浓度309g/L，红细胞分布宽度CV 15.90%，血沉56mm/h，免疫球蛋白G

24.1gL，免疫球蛋白 A 4.81g/L，补体 C_3 0.466g/L；抗核抗体谱：抗 nPNP/sm 抗体（＋），抗 SSA 抗体（＋），抗 Ro52 抗体（＋），抗 SSB 抗体（＋），抗核小体抗体（＋），抗组蛋白抗体（＋），抗核糖体 P 蛋白（＋）；呼吸道病毒检测：腺病毒 IgG 抗体（＋），人呼吸道合胞病毒 IgG 抗体（＋），人副流感病毒 IgG 抗体（＋）。

问题：

1. 试述该患者可能的临床诊断。

2. 试述该患者现存及潜在的护理诊断。

3. 试述该患者的护理措施。

5. 试述应用激素治疗的注意事项。

6. 试述皮肤护理措施。

7. 试述心理护理措施。

【答案解析】

1. 诊断　系统性红斑狼疮。

2. 现存及潜在的护理诊断

（1）疼痛　与自身免疫反应有关。

（2）皮肤完整性受损　与病情所致的血管炎性反应等因素有关。

（3）口眼干　与自身免疫反应、应用激素等有关。

（4）发热　与感染有关。

（5）焦虑　与病情反复发作、迁延不愈、面容改变及多脏器功能受损有关。

（6）知识缺乏　与患者的理解能力有关。

3. 护理措施

（1）一般护理　①休息、体位。指导患者卧床休息，待病情稳定后适当活动。病情完全稳定后，鼓励患者参加文娱活动，使活动量逐步增加，一定要注意劳逸结合，避免过度劳累。②饮食护理。指导患者低盐、低脂、优质蛋白饮食，进食富含维生素、高热量、营养丰富易于消化的食物，忌食芹菜、无花果、蘑菇、烟熏、油炸和辛辣食物。记录 24 小时出入量。

（2）病情观察　定时测量生命体征，检测肝肾功能、电解质的改变。注意观察关节疼痛的性质和程度。注意观察口腔、皮肤和黏膜的情况，加强口腔及皮肤的护理。观察患者是否有运动、泌尿、呼吸、循环、消化、血液、神经系统的变化。

4. ①非甾体抗炎药：最主要的不良反应为胃肠道反应，宜饭后服用，同时服用胃黏膜保护剂，可减轻损害。注意观察有无神经系统的不良反应，如头痛、头晕、精神错乱等。久用此药可产生肝肾毒性、抗凝作用和皮疹等，用药期间应严密观察，监测肝肾功能。②糖皮质激素：常见的不良反应有向心性肥胖、肌肉萎缩无力、血压升高、血糖升高、低钾血症，加重或引起消化性溃疡、骨质疏松、停药反跳等，也可诱发精神失常，还可出现各种感染。服药期间应给予低盐、高蛋白、高钾、高钙食物，补充钙质和维生素 D，定期监测血压、血糖的变化，做好皮肤和口腔的护理，注意患者的情绪变化。强调按医嘱服药的重要性，不能自行停药或减量过快，以免引起反跳。

5. 皮肤护理　①鼓励患者摄入足够的蛋白质、维生素和水分，满足组织修复的需要。②保持皮肤清洁干燥，每日以温水清洁，忌用碱性肥皂及化妆品。③避免在烈日下活动，外出时可采取遮阳措施，避免阳光直射，如穿长衣长裤、戴保护性眼镜、太阳帽等。④避免接触刺激性的物品，如染发烫发剂、定型发胶、农药等。

6. 心理护理　系统性红斑狼疮不能治愈，易反复发作，给患者及家属带来巨大的心理压力。医护人员应加强与患者的沟通，使患者认识到不良心态不利于疾病的治疗。同时，鼓励亲人朋友多陪伴患者，使其获得精神上的支持。

二、类风湿关节炎

【病例】

周某，43 岁，主诉：反复多关节肿痛 6 年，加重 2 个月。

患者 6 年前无明显诱因相继出现双手关节、双腕关节肿痛，晨起双手指僵硬，活动后缓解，双肩疼痛，双肘疼痛，双膝、双踝关节肿痛，曾就诊于某医科大学第一医院，诊断为类风湿关节炎，给予硫酸羟氯喹片、甲氨蝶呤片治疗，症状好转后逐渐停药。1 年前症状加重，口服来氟米特片治疗，症状好转后停药。上述症状反复出现，多次就诊于汽车厂医院，静滴云克治疗，症状有所改善。病程中无发热、皮疹，无口干、眼干，无口腔溃疡、脱发及雷诺现象。两个月前无诱因上述症状加重，口服甲氨蝶呤片 10mg 每周 1 次、戴芬 1 片日 1 次，症状无明显改善，现为求进一步中医药系统治疗，经门诊收入我疗区。

现症：双手指间关节疼痛，双手第 2、3 指掌指关节肿胀，晨起双手指僵硬，活动后缓解，右膝疼痛，右踝疼痛，乏力，心烦易怒，口干口苦，饮食正常，睡眠正常，二便正常。

平素健康状况良好，否认高血压、糖尿病、冠心病等病史，否认脑梗死、脑出血病史，否认肺结核、肝炎、伤寒传染病史，否认手术外伤史，否认输血史，无食物、药物过敏史。

体格检查：体温 36.8℃，脉搏 82 次 / 分，呼吸 18 次 / 分，血压 102/70mmHg。神志清楚，发育正常，体型中等，营养良好，步入病房，表情自然，自主体位，查体合作，呼吸平顺，言语流利，语声有力，皮肤弹性良好，皮肤黏膜未见异常，全身无皮疹，浅表淋巴结无肿大，头颅大小正常，巩膜正常，双侧眼球活动自如，瞳孔等大、等圆，对光反射灵敏，耳郭正常，鼻外形正常，口唇红润，咽部无充血，扁桃体无肿大，颈软，颈部无抵抗感，颈静脉不显露肝颈静脉回流征阴性，气管居中，甲状腺无肿大，胸廓正常，呼吸正常，呼吸运动正常，肋间隙正常，呼吸音轻，未闻及干湿啰音，语音传导正常，心尖搏动正常，心尖搏动位置正常，无剑突下搏动，心前区无隆起，心脏相对浊音界正常，心率 82 次 / 分，心律齐，心音正常，正常第二心音，未闻及病理性杂音，无心包摩擦感，未触及心脏震颤，腹部平坦，肝脏未触及，胆囊未触及，Murphy征阴性，双侧肾区无叩痛，肝浊音界正常。脊柱未见异常，脊柱活动正常，四肢无水肿，无畸形，双手指间关节压痛阳性，右膝压痛阳性，右踝压痛阳性，舌质淡红，苔薄黄，脉滑。

辅助检查：淋巴细胞百分比 19.70%，红细胞 3.60×10^{12}/L，血红蛋白 107.00g/L，血细胞比容 32.40%，血小板分布宽度 8.80%；类风湿因子 125.71IU/ml，超敏 C 反应蛋白 2.98mg/dL，血沉 58mm/h，抗环瓜氨酸多肽抗体 185.3RU/ml。

问题：

1. 该患者现存及潜在的护理诊断有哪些？

2. 该患者的护理措施有哪些?

【答案解析】

1. 现存及潜在的护理诊断

（1）疼痛　与炎症反应有关。

（2）自理缺陷　与关节疼痛、僵硬、功能障碍有关。

（3）焦虑　与疾病久病不愈、关节可能致残、影响生活质量有关。

（4）知识缺乏　与患者的理解能力有关。

2. 护理措施

（1）一般护理

1）休息、体位　保证充足的休息，适当的体位，合理使用物理疗法缓解局部关节的疼痛。限制受累关节的活动，保护关节的功能，但不宜绝对卧床休息，病情缓解时，应指导患者进行适当的功能锻炼。

2）饮食护理　给予足量蛋白质、高维生素、营养丰富易于消化的食物，多食富含钙、铁等的食物，预防骨质疏松与贫血。忌食辛辣、刺激性食物。

（2）病情观察　了解关节疼痛的部位、关节肿胀和活动受限的程度，有无关节畸形，晨僵的程度、持续时间等，以判断病情及疗效。同时应注意观察关节外的症状。

（3）治疗配合　类风湿关节炎至今尚无特效疗法，治疗的目的以减轻关节肿痛、控制病情发展、保持受累关节的功能及促进已破坏的关节的修复为主。为达到上诉目的，早期诊断、早期治疗极为重要。及时、有效地与患者沟通，使其明了治疗的目的及达到的效果，以便更加积极地配合治疗。

（4）用药护理　抗风湿药主要包括非甾体抗炎药、慢性抗风湿药、肾上腺糖皮质激素等。抗风湿药多与非甾体抗炎药联合应用。肾上腺糖皮质激素适用于活动期有关节外症状者，或者关节炎明显而非甾体抗炎药无效者。类风湿关节炎是一种慢性病，用药时间长，药物副作用多，应指导患者按照治疗计划定时、定量服药，不可随意加、减药量，或者擅自停药。

（5）对症护理

疼痛

1）评估疼痛的程度、持续时间等。

2）协助完成日常生活护理。

3）应用药物及物理疗法缓解疼痛。

4）关于晨僵的护理应注意保暖，指导患者早晨起床后以温水洗浴，或用热水浸泡僵硬的关节，而后活动关节。

自理缺陷

1）给患者以必要的协助。

2）合理安排患者的生活。

3）鼓励患者进行主动和被动的关节活动锻炼，活动量以患者能够忍受为度。

焦虑

1）评估患者的心理反应，以判断患者的焦虑程度。

2）提供心理支持。采取心理疏导、解释、安慰、鼓励等方法让患者表达出内心的悲伤情感。

3）鼓励患者自我护理。帮助患者改变依赖模式，激发患者对家庭、社会的责任感，调动患者的潜力，正确对待疾病，积极与医护人员配合，训练独立生活能力，体系生存价值。

4）建立社会支持体系。嘱咐家属亲友给患者以物质支持和精神鼓励，亲人的关心会使患者情绪稳定，从而增强战胜疾病的信心。鼓励患者参加集体活动，增强战胜疾病的信心。

知识缺乏　根据患者的理解能力讲解疾病的相关知识，帮助患者及家属了解疾病发生的原因、治疗要点、治疗方案，促使患者及家属积极配合治疗，减少因知识缺乏引起的心理反应。

第九节　传染病患者的综合护理

病毒性肝炎

【病例】

王某，男，47岁，主诉：右胁肋部疼痛10年，加重两天。

患者10年前无明显诱因出现右胁肋部疼痛，曾就诊于某医科大学附属二院，诊断为"乙型病毒性肝炎"，应用药物症状有所缓解，此后反复发作，两天前无明显诱因上述症状加重，现为中医药系统治疗，前来我院就诊，门诊以"肝炎"收入疗区。

现症：右胁肋疼痛，口干苦，纳可，小便黄，大便不成形，质黏，2～3日1次。

平素身体健康状况一般；既往冠心病病史7年；否认高血压病史；高脂血症17年；脂肪肝17年；糖尿病病史4年；否认脑梗死、脑出血等病史；结核性胸膜炎30年；大叶性肺炎咯血病史30年；肾小球肾炎病史；否认输血史；无食物及药物过敏史。

体格检查：体温36.0℃，脉搏88次/分，呼吸20次/分，血压103/68mmHg。皮肤黏膜正常，无水肿；淋巴结未见异常；颈部未见异常；胸部未见异常；周围血管未见异常；腹部未见异常；脊柱四肢未见异常；神经系统未见异常。

辅助检查：ALT 85IU/L，AST 50IU/L，GGT 701IU/L，尿酸 535μmL/L。乙肝病毒定量 1.01E+002IU/mL，HBsAg（＋），AnTi-HB（＋）。

问题：

1. 该患者的入院诊断是什么？

2. 如何理解该病的概念？

3. 该病的病因有哪些？说出简单的发病机制。

4. 该病的并发症都有哪些？

5. 该患者现存及潜在的护理诊断有哪些？

6. 主要护理措施是什么？

7. 如何为该患者做饮食指导？

【答案解析】

1. 诊断　乙型病毒性肝炎。

2. 概念　乙型病毒性肝炎，简称乙肝，是一种由乙型肝炎病毒（HBV）感染机体后所引起的疾病。乙型肝炎病毒是一种嗜肝病毒，主要存在于肝细胞内并损害肝细胞，引起肝细胞炎症、坏死、纤维化。乙型病毒性肝炎分急性和慢性两种。急性乙型肝炎在成年人中90%可自愈，而慢性乙型肝炎表现不一，分为慢性乙肝携带者、慢性活动性乙型肝炎、乙肝肝硬化等。我国目前乙肝病毒携带率为7.18%，其中约三分之一有反复肝损害，表现为活动性的乙型肝炎或者肝硬化。随着乙肝疫苗的推广应用，我国乙肝病毒感染率逐年下降。

3. 病因及发病机制　慢性乙肝形成原因：①急性或隐匿起病的无黄疸型肝炎患者，比急性黄疸型肝炎患者容易发展为慢性，这与不能得到及时休息和治疗有一定关系。②最初感染乙肝病毒时的患者年龄。新生儿感染乙肝病毒，90%～95%会发展为慢性携带者；儿童期感染乙肝病毒后约20%发展为慢性携带者；成人约10%发展为带毒状态。③免疫功能低下者感染病毒。肾移植、肿瘤、白血病、艾滋病血液透析者感染乙肝病毒后常易演变为乙型肝炎。乙型肝炎发病的急性期使用肾上腺糖皮质激素等免疫抵制剂治疗者，常能破坏患者体内的免疫平衡，也容易使急性肝炎转变为慢性。

病毒性肝炎发病机制较复杂，多数学者认为乙肝病毒对肝脏的损害不是直接的，而是通过免疫应答介导肝细胞坏死及炎症，其中细胞毒性 t 细胞 (ctl) 通过溶细胞机制及非溶细胞机制造成肝脏的病变，其实 ctl 直接造成肝细胞损伤仅占肝细胞病变的一小部分，而细胞因子如 tnf-α 及细胞凋亡信号 fas/fasl 的激活起很大作用。tnf-α 及 inf-γ 在免疫清除病毒中起重要作用，另外 nk 细胞及 nkt 细胞的溶细胞机制也起协同作用。

4. 该病的主要并发症

（1）肝炎后脂肪肝　肝脏中的脂肪含量明显增加，超过肝脏重量的5%，甚至40%以上。在肝细胞内充满了脂肪，易发生脂肪变性，其中主要是甘油三酯发生变性。引起脂肪肝的原因很多，其中病毒性肝炎合并脂肪肝者约占 49.4%。

（2）糖尿病 肝脏是糖代谢的重要场所。当肝脏发生病变时，可使糖代谢发生障碍。患病毒性肝炎时可引起糖代谢紊乱。据统计，肝炎并发糖尿病的发生率在 5%～10%，肝硬化患者糖尿病的发生率可高达 37.5%～50%。

（3）胰腺炎 其发生率在 5% 左右，肝炎是一种全身性疾病，除了肝脏本身有病以外，其他内脏组织器官都可受到不同程度的影响，因此有些人患肝炎后同时发生胰腺损害。并发胰腺炎的原因可能是病毒感染致胰腺炎症，同时也可能存在免疫机制损害。

（4）胆道感染 肝炎患者并发胆道感染较常见，可能是由于肝炎时肝脏分泌胆汁不足或胆汁排泄不畅，胆汁成分发生改变，使胆道的运动能力下降，致患者的抵抗力降低，从而造成细菌感染。

（5）血液系统并发症 包括溶血性贫血、血小板减少性紫癜、粒细胞缺乏症及再生障碍性贫血等各种血液并发症。其原因多数学者认为是自身免疫功能缺陷所造成的。当然，肝炎病毒感染直接损害骨髓造血系统或毒素损害骨髓造血系统及外周血细胞也可能是一个重要因素。

（6）肝炎后血胆红素增高症 一些肝炎患者可能残留轻度黄疸，且持续不退，医学上叫做肝炎后血胆红素增高症。

（7）肝炎后肝硬化 主要见于乙型、丙型肝炎患者，尤其是乙型、丙型混合重叠感染者，发生肝硬化的比例相对较高。

（8）肝炎后肝癌 肝硬化与肝癌的关系十分密切，在肝炎的基础上，受到其他因素的作用而转变成肝癌的可能性较大。

（9）肾炎 16%～18% 的肾小球性肾炎是由感染乙肝病毒引起的。发病机制是乙肝病毒抗原与体内相应的抗体形成免疫复合物沉着在肾组织，使肾小球的基膜发生病变，从而影响肾功能。轻者可有眼睑水肿、腰酸痛、全身乏力、尿少等；重者可出现高血压、血尿、水肿，实验室检查尿液有红细胞、蛋白及管型。最后可发展为慢性肾衰竭。

（10）心脏疾病 肝炎病毒累及心脏，可出现心悸、气短、胸闷，少数患者可发生心电图改变。患者年龄越小，心电图异常发生率越高，但若不及时做心电图检查则难以发现。随着肝炎的康复，绝大多数心脏改变会逐渐消失。

5. 该病现存及潜在的护理诊断

（1）缺乏知识。

（2）活动无耐力 。

（3）营养失调，低于机体需要量。

（4）有体液不足的危险。

6. 主要的护理措施

（1）指导患者和家属有关疾病的传播知识；向患者介绍接受隔离及隔离的方法，以防止疾病传播；告知患者配合治疗可改善预后，并减少发生严重并发症的危险。

（2）嘱患者多卧床休息，寻找一个舒适的体位；共同制定活动计划，循序渐进地增加活动量，以患者不感到疲劳为宜。

（3）遵医嘱给患者在饭前使用止吐药以减轻恶心，增加患者的摄入量；给予高碳水化合物、高维生素、低脂、易消化饮食，因为碳水化合物容易代谢；指导患者少量多餐，以增加全天摄入量；鼓励患者早餐多进食，因为一般一天中越接近晚上食欲越差；告诉患者不要饮含酒精的饮料，酒精会损伤肝细胞；遵医嘱补充维生素；遵医嘱给予静脉高营养。

（4）鼓励口服补液，遵医嘱给予静脉补液。

7. 饮食指导　由于该患者是慢性肝炎患者，饮食应以高蛋白、高热量、高维生素且易消化的食物为主，摄入蛋白质 1.5 ～ 2g/（kg.d），以优质蛋白为主，如牛奶、鸡蛋、瘦肉、鱼等，避免进食高糖、过高热量的食物及饮酒，以防发生糖尿病，缓解脂肪肝。

参考书目

1. 沈翠珍 . 内科护理学 [M].2 版 . 北京：中国中医药出版社，2016.

2. 尤黎明，吴瑛 . 内科护理学 [M].6 版 . 北京：人民卫生出版社，2017.

3. 徐桂华 . 内科护理学 [M]. 北京：中国中医药出版社，2013.

4. 杨丽春 . 内科护理学规范化操作 [M]. 北京：人民军医出版社，2011.

5. 吕静 . 急救护理学 [M].3 版 . 北京：中国中医药出版社，2016.

6. 许虹 . 急救护理学 [M].2 版 . 北京：人民卫生出版社，2016.

7. 张波，桂莉 . 急危重症护理学 [M].4 版 . 北京：人民卫生出版社，2017.

8. 钱义明 . 实用急救医学 [M].2 版 . 上海：上海科学技术出版社，2018.

9. 熊旭东 . 中西医结合急救教材 [M].9 版 . 北京：中国中医药出版社，2019.

10. 周立 . 危重症急救护理程序 [M].3 版 . 北京：科学出版社，2019.

11. 安力彬，陆虹 . 妇产科护理学 [M].6 版 . 北京：人民卫生出版社，2017.

12. 谢幸，孔北华，段涛 . 妇产科学 [M].9 版 . 北京：人民卫生出版社，2018.

13. 安力彬 . 妇产科护理规范化操作 [M]. 北京：人民军医出版社，2011.

14 梁伍今 . 儿科护理学 [M].10 版 . 北京：中国中医药出版社，2016.

15. 崔焱，仰曙芬 . 儿科护理学 [M].6 版 . 北京：人民卫生出版社，2017.

16. 姜小鹰 . 护理学综合实验 [M]. 北京：人民卫生出版社，2012.

17. 段红梅 . 儿科护理学 [M]. 北京：人民卫生出版社，2012.

18. 沈南平 . 儿科护理技术 [M]. 北京：人民卫生出版社，2011.

19. 陆静波，蔡恩丽 . 外科护理学 [M].10 版 . 北京：中国中医药出版社 .2016.

20. 李乐之，路潜 . 外科护理学 [M].6 版 . 北京：人民卫生出版社，2017.

21. 叶国英，熊云新 . 外科护理学实训与学习指导 [M]. 北京：人民卫生出版社，2018.

22. 孙树椿，赵文海 . 中医骨伤科学 [M]. 北京：中国中医药出版社，2005.

23. 许蕊丰 . 实用骨科护理技术 [M]. 北京：人民军医出版社，2009.

24. 陆静波 . 骨伤科护理学 [M].2 版 . 北京：中国中医药出版社，2012.

25. 玛勒·梅尔，卡罗·潘克里兹 . 内科 – 外科护理 [M]. 南昌：江西科学技术出版社，2001.

26. 中医护理常规技术操作规程 [M]. 北京：中国中医药出版社，2006.